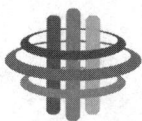

全国高等职业教育康复治疗技术专业"十三五"规划教材

康复心理学

（供康复治疗技术专业使用）

主　编　孙　萍

副 主 编　李巍巍　邓湘穗

编　者　（以姓氏笔画为序）

王小许（皖西卫生职业学院）

邓湘穗（长沙卫生职业学院）

任佳伟（长春医学高等专科学校）

孙　萍（重庆三峡医药高等专科学校）

杨　阳（沧州医学高等专科学校）

李明芳（重庆三峡医药高等专科学校）

李倩雯（广东食品药品职业学院）

李巍巍（大庆医学高等专科学校）

侯　丽（江苏护理职业学院）

中国健康传媒集团

中国医药科技出版社

内 容 提 要

　　本教材是"全国高等职业教育康复治疗技术专业'十三五'规划教材"之一。编写原则坚持理论为基、实践为要、能力为重，突出应用性、实用性、科学性和普及性。全书共分12章，按康复心理学基础理论，心理社会因素与健康、心身疾病、心理障碍，康复心理学基本技能、康复心理及临床常见疾病的心理康复三大板块编写。强化心理学基础理论知识和基本技能与临床康复实践技术应用相统一，重视学生知识、素质、能力的统合培养。本教材为书网融合教材，即纸质教材有机融合电子教材、教学配套资源（PPT、微课、图片等）、题库系统、数字化教学服务（在线教学、在线作业、在线考试）。

　　本教材可供三年制康复治疗技术专业使用，也可供其他医学相关专业的师生学习及培训使用。

图书在版编目（CIP）数据

康复心理学 / 孙萍主编. —北京：中国医药科技出版社，2019.12
全国高等职业教育康复治疗技术专业"十三五"规划教材
ISBN 978-7-5214-1437-0

Ⅰ. ①康…　Ⅱ. ①孙…　Ⅲ. ①康复医学-精神疗法-高等职业教育-教材　Ⅳ. ①R493

中国版本图书馆 CIP 数据核字（2019）第 266932 号

美术编辑　陈君杞
版式设计　易维鑫

出版　**中国健康传媒集团** | 中国医药科技出版社
地址　北京市海淀区文慧园北路甲 22 号
邮编　100082
电话　发行：010-62227427　邮购：010-62236938
网址　www.cmstp.com
规格　889×1194mm　1/16
印张　13 1/2
字数　300 千字
版次　2019 年 12 月第 1 版
印次　2023 年 8 月第 3 次印刷
印刷　三河市万龙印装有限公司
经销　全国各地新华书店
书号　ISBN 978-7-5214-1437-0
定价　**39.00 元**

获取新书信息、投稿、为图书纠错，请扫码联系我们。

数字化教材编委会

主　　编　孙　萍

副 主 编　李巍巍　李明芳　邓湘穗

编　　者　（以姓氏笔画为序）

王小许（皖西卫生职业学院）

邓湘穗（长沙卫生职业学院）

任佳伟（长春医学高等专科学校）

孙　萍（重庆三峡医药高等专科学校）

杨　阳（沧州医学高等专科学校）

李明芳（重庆三峡医药高等专科学校）

李倩雯（广东食品药品职业学院）

李巍巍（大庆医学高等专科学校）

侯　丽（江苏护理职业学院）

全国高等职业教育康复治疗技术专业"十三五"规划教材

出版说明

为深入贯彻《现代职业教育体系建设规划（2014－2020 年）》以及《医药卫生中长期人才发展规划（2011－2020 年）》文件的精神，满足高职高专康复治疗技术专业培养目标和其主要职业能力的要求，不断提升人才培养水平和教育教学质量，在教育部、国家卫生健康委员会及国家药品监督管理局的领导和指导下，在全国卫生职业教育教学指导委员会康复治疗技术专业委员会有关专家的大力支持和组织下，在本套教材建设指导委员会主任委员江苏医药职业学院陈国忠教授等专家的指导和顶层设计下，中国医药科技出版社有限公司组织全国 80 余所高职高专院校及其附属医疗机构近 150 名专家、教师历时 1 年精心编撰了"全国高等职业教育康复治疗技术专业'十三五'规划教材"，该套教材即将付梓出版。

本套教材包括高等职业教育康复治疗技术专业理论课程主干教材共计 13 门，主要供全国高等职业教育康复治疗技术专业教学使用。

本套教材定位清晰、特色鲜明，主要体现在以下方面。

一、紧扣培养目标，满足职业标准和岗位要求

本套教材的编写，始终坚持"去学科、从目标"的指导思想，淡化学科意识，遵从高等职业教育康复治疗技术专业培养目标要求，对接职业标准和岗位要求，培养能胜任基层医疗与康复机构的康复治疗或相关岗位，具备康复治疗基本理论、基本知识，掌握康复评定和康复治疗的基本技术及其应用能力，以及人际沟通、团队合作和利用社会康复资源能力的高端技能型康复治疗技术专门人才，教材内容从理论知识的深度、广度和技术操作、技能训练等方面充分体现了上述要求，特色鲜明。

二、体现专业特色，整体优化，紧跟学科发展步伐

本套教材的编写特色体现在专业思想、专业知识、专业工作方法和技能上。同时，基础课、专业基础课教材的内容与专业课教材内容对接，专业课教材内容与岗位对接，教材内容着重强调符合基层岗位需求。教材内容真正体现康复治疗工作实际，紧跟学科和临床发展步伐，具有科学性和先进性。强调全套教材内容的整体优化，并注重不同教材内容的联系与衔接，避免了遗漏和不必要的交叉重复。

三、对接考纲，满足康复（士）资格考试要求

本套教材中，涉及康复医学治疗技术初级（士）资格考试相关课程教材的内容紧密对接《康复医学治疗技术初级（士）资格考试大纲》，并在教材中插入康复医学治疗技术初级（士）资格考试"考点提示"，有助于学生复习考试，提升考试通过率。

四、书网融合，使教与学更便捷更轻松

全套教材为书网融合教材，即纸质教材与数字教材、配套教学资源、题库系统、数字化教学服务有机融合。通过"一书一码"的强关联，为读者提供全免费增值服务。按教材封底的提示激活教材后，读者可通过 PC、手机阅读电子教材和配套课程资源（PPT、微课、视频等），并可在线进行同步练习，实时反馈答案和解析。同时，读者也可以直接扫描书中二维码，阅读与教材内容关联的课程资源，从而丰富学习体验，使学习更便捷。教师可通过 PC 在线创建课程，与学生互动，开展在线课程内容定制、布置和批改作业、在线组织考试、讨论与答疑等教学活动，学生通过 PC、手机均可实现在线作业、在线考试，提升学习效率，使教与学更轻松。此外，平台尚有数据分析、教学诊断等功能，可为教学研究与管理提供技术和数据支撑。

编写出版本套高质量教材，得到了全国知名专家的精心指导和各有关院校领导与编者的大力支持，在此一并表示衷心感谢。出版发行本套教材，希望受到广大师生欢迎，并在教学中积极使用本套教材和提出宝贵意见，以便修订完善，共同打造精品教材，为促进我国高等职业教育康复治疗技术专业教育教学改革和人才培养做出积极贡献。

中国医药科技出版社

2019 年 11 月

全国高等职业教育康复治疗技术专业"十三五"规划教材

建设指导委员会

主 任 委 员　陈国忠（江苏医药职业学院）
副主任委员　（以姓氏笔画为序）
　　　　　　刘柏炎（益阳医学高等专科学校）
　　　　　　李　渤（聊城职业技术学院）
　　　　　　张立祥（山东中医药高等专科学校）
　　　　　　周建军（重庆三峡医药高等专科学校）
　　　　　　屈　刚（长沙卫生职业学院）
　　　　　　胡忠亚（安庆医药高等专科学校）
　　　　　　葛淑兰（山东医学高等专科学校）
委　　　员　（以姓氏笔画为序）
　　　　　　马永臻（山东医学高等专科学校）
　　　　　　方　新（北京社会管理职业学院）
　　　　　　刘　尊（沧州医学高等专科学校）
　　　　　　刘红旗（盐城市第一人民医院，南通大学第四附属医院）
　　　　　　孙　萍（重庆三峡医药高等专科学校）
　　　　　　孙秀玲（山东中医药高等专科学校）
　　　　　　杨　毅（湖北职业技术学院）
　　　　　　李古强（滨州医学院）
　　　　　　李雪甫（江苏护理职业学院）
　　　　　　汪宗保（安徽中医药大学）
　　　　　　沈爱明（江苏省南通卫生高等职业技术学校）
　　　　　　张光宇（重庆三峡医药高等专科学校）
　　　　　　张绍岚（江苏医药职业学院）
　　　　　　张海霞（聊城职业技术学院）
　　　　　　陆建霞（江苏医药职业学院）
　　　　　　陈　轶（大庆医学高等专科学校）
　　　　　　孟宪国（山东医学高等专科学校）
　　　　　　孟繁伟（山东中医药高等专科学校）
　　　　　　胡　德（湖南省残疾人康复研究中心，湖南省残疾人康复协会）
　　　　　　钟建国（核工业四一六医院）
　　　　　　章　琪（宁波卫生职业技术学院）
　　　　　　颜益红（长沙卫生职业学院）
　　　　　　薛秀琍（郑州澍青医学高等专科学校）

前 言
Foreword

为全面贯彻落实我国医学职业教育改革新要求、新任务,体现高等医学职业教育鲜明的医药行业特色和培养应用技术技能型人才特点,全国高等职业教育康复治疗技术专业教材建设指导委员会组织编写了"全国高等职业教育康复治疗技术专业'十三五'规划教材"。

本教材编写根据三年制专科层次康复治疗技术专业人才培养方案和康复治疗技术专业教学标准,结合现代康复治疗技术理论和临床实践技能,采用三大板块知识能力递进的方式构成教材的核心内容。第一,康复心理学基础理论板块:揭秘正常人的心理构成,展现个体心理行为发生、发展过程和个性心理特征,建立人的整体观、新的疾病认知观。第二,心理社会因素与健康、心身疾病、心理障碍板块:阐述心理社会因素对人类健康、疾病、治疗、康复的影响,以新医学模式的视角揭示人类复杂的致病因素。第三,康复心理学基本技能、康复心理以及临床常见疾病的心理康复板块:以康复心理基本技能和心理干预为编写骨架,以解决临床康复实践中心理行为问题为导向,以促进医学生应用心理学知识、心理技能支持重建康复患者的心理为核心组织编写内容。

本教材为书网融合教材,即纸质教材有机融合电子教材、教学配套资源(PPT、微课、视频、图片等)、题库系统、数字化教学服务(在线教学、在线作业、在线考试)。

本教材在编写过程中,得到了全体编者所在院校,特别是重庆三峡医药高等专科学校、大庆医学高等专科学校等单位的大力支持,在此表示衷心感谢。

由于学识、水平有限,加之编写时间仓促,教材中难免存在不足之处,恳请广大读者多提宝贵意见和建议,以便再版时修订完善。

编 者
2019 年 9 月

目 录
Contents

第一章

绪　　论

学习目标 ························

1. **掌握**　康复心理学概念与学科性质；康复心理学的基本观点、研究对象与研究任务。
2. **熟悉**　医学模式的转变与康复心理学的发展。
3. **了解**　康复心理学发展简史；康复心理学研究方法。
4. 具有在临床医疗实践中关注、运用康复心理学知识的能力。
5. 养成生理–心理–社会医学模式下的健康观与疾病观。

随着医学模式的发展与转变，新的健康观、疾病观被广泛应用于生命科学研究领域和临床医疗实践中，心理、社会因素对疾病发生、发展及康复的重要影响日益受到关注和重视。心理学的理论和技术也在康复医学中显示出不可替代的作用。为此，在临床康复治疗中应用心理学知识与技术，从而达到更好的治疗效果是每一个从事康复治疗工作的医务人员的必修课，也是医学院校康复类专业医学生的专业必修课程。

第一节　康复心理学概述

🩺 **案例讨论** ························

扫码"学一学"

【案例】

患者，女，30岁，外企白领，事业有成。在一次意外事故中小腿骨骨折急症入院救治。手术很成功，术后伤口及骨头断面愈合好，医生交代术后 10 天可借助拐杖下床活动，但患者拒绝下床，终日卧床一动不动，自述伤口及小腿骨折处剧痛，生活不能自理，均由母亲照顾，情绪处于极度恐慌和焦虑不安中，固执地认为自己就是一"瘸子"，无脸见人，不吃、不喝、不睡，并有严重自杀倾向，拒绝所有检查和治疗。家属情绪受其影响，拒不执行医嘱，更不愿与医生、护士配合，护患关系紧张。

【讨论】

1. 对照教材目录，该情景可能会涉及本书哪些章节的内容？
2. 康复心理学知识可能给予该患者及家属怎样的专业帮助？

1

一、康复心理学的概念

康复心理学（rehabilitation psychology）是一门研究康复领域中有关心理行为问题的学科，是医学心理学的分支学科，是心理学在康复领域中的应用和发展。它运用心理学的理论、技术，研究揭示康复中的心理活动、心理现象及规律。康复心理学的目的是解决康复对象的一系列心理问题和心理障碍，帮助他们接受并逐渐适应残疾现实，挖掘他们的潜能，重新回归社会。

康复心理学是在康复医学和心理学相互交叉、相互渗透的基础上发展起来的一门新兴学科。重点关注心理因素在疾病的发生、发展、变化和康复过程中的积极作用，以及如何使患者重新保持其心理与环境、社会之间的平衡等内容。从传统意义看，康复医学更偏重于从生物学角度关注人的健康和疾病。心理学是研究人类大脑运动规律的科学，偏重人的精神层面关注个体心理活动以及变化规律。人是身心合一的统一体，"细胞－组织－器官"构成了生命的生物学特征，"意识－情感－个性"等构成了生命个体独特的精神心理活动。所以，人的任何心理活动也同其生理活动一样，必然会反映在健康和疾病的问题上，康复心理学就成为康复医学与心理学之间相互联系的重要桥梁和纽带。二者间的相互影响表现在以下几个方面。

1. 心理社会因素是致病的重要原因　与心理社会因素有关的疾病日趋增多。经济社会的快速发展带来人们生活方式上的巨变，人类的疾病谱和死亡谱也发生了深刻的变化。我国人群中最常见的病死原因已从过去的传染病，转变为心、脑血管疾病和肿瘤等，而这些疾病被认为与心理社会因素有密切关系。

2. 心理学理论知识已成为现代医学理论的重要基础　如心理学中的应激与应对、心理诊断与心理咨询、心理评估手段和方法、心理学基本理论中的人本主义理论、认知理论等均已被广泛应用于现代康复医学治疗中，并支撑着现代康复医学理论的创新发展。

3. 心理学知识有助于建立良好的医疗人际关系　医患关系是医疗实践过程中形成的医生与患者之间的一种特殊医疗人际关系。医患关系决定着医患之间的沟通与互动，直接影响临床医疗质量和医疗效果。"语言能治病，也能致病"，良好的医患人际交流本身就具有康复治疗上的重要价值。

4. 心理学技术和方法有助于疾病的治疗和康复　事实上许多躯体疾病特别是生理上的残疾往往伴随有心理行为和情绪改变，特别是在残缺疾病早期，有些患者非常敏感，易出现强烈的心理行为和情绪改变，而这种变化可加剧病患的躯体症状，也为患者的诊断治疗带来困惑。因此，应用心理学的观察方法和测量技术，及时发现残疾病患的心理行为和情绪改变，为疾病诊断和康复治疗提供重要基础。同时，在患者康复治疗过程中，应用心理学技术和方法评估患者心理状态也是整体康复医学的重要程序。

📋 **知识拓展**

调查显示：发达国家综合性医院的门诊患者中，躯体性疾病的患者约占 1/3；神经症和心身疾病患者约各占 1/3；与心理社会因素有关的患者数占门诊患者总数 60%～70%。这些在国内也有类似报道。

二、康复心理学的学科性质及相关学科

人是一个开放的系统，与自然环境之间的平衡以及生命个体内在的平衡与新陈代谢是生命得以延伸的基础；与社会、人群之间的交互影响是个体心理发展成熟的源泉和必备条件。因此，康复心理学既关注生命个体生理活动的过程，也关注生命个体在社会和自然环境中心理发展的过程。它必兼有自然科学和社会科学的双重属性，是自然科学和社会科学相结合的交叉学科，同时还是多学科知识交融的一门新型边缘学科。

了解康复心理学的相近学科，有助于我们更全面地认识人的生理心理的整体联动性，也更有利于医学从人的生命现象的宏观大体认识到微观和精神心理层面的认知。

1. 健康心理学（health psychology） 心理学与预防医学相结合的一门学科。它侧重应用心理学知识与技术来增进心身健康和预防疾病，将心理学的知识和技术应用于预防医学，研究维持心身健康的原则和措施，保持和促进心身健康，以达到预防疾病的目的。

2. 医学心理学（medical psychology） 将心理学的理论知识和实验技术应用于医学领域，研究心理因素在人体健康以及疾病发生、发展、诊断、治疗等过程中相互作用的科学。

3. 神经心理学（neuropsychology） 从神经科学角度来研究大脑的神经过程与心理、行为活动关系的学科，包括实验神经心理学和临床神经心理学。

4. 心身医学（psychosomatic medicine） 研究心身疾病的病因、发病机制、病理、临床表现、诊断、治疗和预防，即研究生物、心理和社会因素对人类健康和疾病影响及其相互关系的学科。随着心身疾病的发病率越来越高，心身医学研究范畴更是不断扩大，已成为康复心理学的一个重要分支学科。

5. 心理生理学（psychological physiology） 研究心理活动与各种行为引起某些生理变化机制的学科。生理心理学侧重探讨生理活动，尤其是脑神经活动所导致的心理功能的变化。其研究成果为康复心理学的心身中介机制提供了许多理论依据。

6. 临床心理学（clinical psychology） 应用心理学的一个分支，是根据心理学知识和技术，解决人们心理问题的应用心理学科。1896 年首次由美国心理学家韦特默（Witmer.L）提出，以创建的第一个心理诊所为其产生标志。该学科研究重点是借助心理测验对患者心理和行为进行评估，并通过心理咨询和心理治疗等手段调整和解决个体心理困扰和心理问题。

7. 异常心理学（abnormal psychology） 也称病理心理学（pathological psychology），属于康复心理学的基础分支学科。研究异常心理活动与病态行为的发生、发展、变化的原因以及发病机制及演变规律。变态心理学的某些研究成果是康复心理学理论的重要来源，同时其研究的多种异常心理又是康复心理学中心理咨询、诊断、治疗等的服务内容。

8. 心理诊断学（psychodiagnostics） 应用心理测验和临床评估等手段，对个体进行心理诊断的学科，是康复心理学重要的应用分支学科。

9. 心理治疗学（psychotherapeutics） 在心理学理论指导下，应用多种技术治疗各种心理行为障碍的学科。也是康复心理学重要的分支学科。

10. 咨询心理学（counseling psychology） 研究心理咨询理论、咨询过程和咨询方法等的学科，是应用心理学的理论指导生活实践的一个重要领域。为解决人们在学习、工作、生活、保健和防治疾病等方面的心理问题提供理论指导和实践依据，以更好地适应社会、适应环境增进身心健康。同时，也对心身疾病、变态心理、神经症和精神疾病恢复期的

患者及家属进行疾病的诊断、治疗和康复等方面的指导，也是康复心理学的重要应用分支学科。

扫码"学一学"

第二节　康复心理学的兴起与发展简史

一、现代心理学的诞生与演变

2000 多年以前，人类就已经开始追寻心理现象的奥秘，但心理学从哲学的母腹中分化出来成为一门独立的科学，是以 1879 年德国心理学家冯特在德国莱比锡建立第一个心理实验室为标志的。心理学在百余年时间内以飞快的速度发展，特别是在 20 世纪 20～30 年代形成了许多心理学流派，同时也派生出许多分支学科，不断揭示人类心理的奥秘，推动了心理学的科学发展。诞生于 19 世纪末叶的构造主义心理学，其创始人是冯特；19 世纪 90 年代产生于美国的功能主义心理学，其创始人是杜威（Dewey.J）；产生于 19 世纪末 20 世纪初的精神分析理论，创始人是奥地利的精神病学家弗洛伊德（Freud.S）；其后产生于美国的行为主义心理学和德国的完形心理学，其创始人是分别是华生（Watson.JB）和韦特默；产生于 20 世纪 50 年代末 60 年代初的人本主义心理学，创始人是美国心理学家马斯洛（Maslow）；20 世纪 50 年代后期产生于美国的认知心理学，创始人是西蒙（Simon.HA）等人。

📋 知识链接

冯特的生平

威廉·冯特（Wilhelm Wundt，1832～1920），德国心理学家，哲学家，第一个心理学实验室的创立者。先后求学于杜宾根大学和海德堡大学，主修医学，后改行研究生理学，1866 年冯特获得医学博士学位，1875 年任莱比锡大学哲学教授。他的《生理心理学原理》是近代心理学史上第一部最重要的著作。1879 年，冯特在莱比锡大学建立了世界上第一个心理学实验室。该实验室的出现，可以说是心理学史上的一个里程碑，标志着现代心理学的诞生。

冯特认为心理学是研究人的直接经验的，它和一切以间接经验为研究对象的科学不同，因此必须找出一种能够测定直接经验的特殊实验方法，这种实验方法就是内省实验法。他请对方向内反省自己，然后描写他们自己对自己的心理工作方法的看法。他创造了特殊的方法来训练对方，让他们更仔细和完善地来看待自己，但不过分地解释自己的心理。冯特依循实验程序得出的内省报告使纯内省的哲学心理学开始变为历史；另一方面，由于内省实验的研究对象是以直接经验为特征的心理活动，因而冯特又使实验心理学和生理心理学实验严格区分开来。

由于冯特在理论和研究工作两方面的努力，才使心理学既脱离哲学又同生理学分开，走向真正独立的道路。尽管冯特的内省实验法仍有许多难以克服的缺陷，以至引起后来实验心理学家的许多非难，但心理学家大都承认他作为第一位实验心理学家的历史贡献。

冯特是构造主义心理学的代表人物。自称他的心理学为内容心理学，他的某些观点由铁钦纳继承，发展成为构造心理学。

二、康复心理学的产生与发展简史

康复心理学是康复医学的一个重要组成部分，与康复医学同时出现，并随着康复医学的发展而发展。第一次世界大战后，在美国、加拿大和西欧等一些国家相继出现主要采用作业疗法治疗伤病者的康复机构。特别是第二次世界大战以后，由于战争而引起的情感创伤更需要心理治疗与心理康复，美国政府采取了一系列措施，成立了各种各样的康复机构，使康复医学得到迅猛发展，康复心理学也在美国迅速兴起并发展。美国在部队中开展了大量的心理咨询、心理治疗、心理测验与心理康复工作。康复的目标也由只重视器官、肢体等生物功能转向人的心身并重整体功能的康复，并提出了由医学康复、教育康复、职业康复、社会康复等构成的全方位的康复体系。总之，国外康复心理学的发展不仅从理论上丰富了康复医学和心理学的理论基础知识，而且直接为人类康复医学与治疗做出了积极贡献。

康复心理学得以发展不是偶然的，而是有其诞生的历史背景。如果说社会的进步和发展为康复心理学创造了发展的基础，科学的发展则为康复心理学提供了多学科的理论和实践的指导，而医学模式的发展与转变则是康复心理学产生发展的重要前提条件。

三、医学模式的转变与康复心理学的发展

医学模式是指一定时期内人们对疾病和健康总的观点与认识，并成为医学发展的指导思想。在社会发展的不同历史时期，随着医学自身的发展以及人类对健康需求的不断变化与提高，医学模式也不断发展和完善。康复心理学正是随着医学模式及人类健康观的转变而得到快速的发展和广泛应用。医学模式的发展经历了以下几个阶段。

1. 神灵主义医学模式 在原始社会，生产力水平低下，科学技术思想尚未确立，人们对健康和疾病的理解是超自然的，相信"万物有灵"，认为人类的生命和健康由上帝神灵主宰，疾病和灾祸是天谴神罚。因此，当时治疗疾病的方法是祈求神灵和巫医、巫术。这种模式随着生产力水平的提高逐渐失去存在的意义，但在一些偏远地区和某些文化群体还可见到它的遗迹。

2. 自然哲学医学模式 于公元前 3000 年前后开始出现。在我国医学著作中提出了"天人合一""天人相应"的观点；在西方希波克拉底指出了"治病先治人""一是语言，二是物"的治疗观。这些观点至今仍有一定的指导意义，但毕竟是朴素的唯物论，带有一定的局限性。

3. 生物医学模式 诞生于欧洲文艺复兴后，随着自然科学的发展，人类自身的奥秘得以揭示，西方医学开始摆脱宗教的禁锢，进入了一个崭新发展的时期。特别是哈维创立的血液循环说和魏尔啸在细胞病理学方面取得的重要成就，解剖学、生理学、微生物学和免疫学等生物科学体系的形成，外科领域消毒和麻醉技术的出现，各种抗生素和激素研究的成功，以及研究者在细胞和分子领域取得的研究成果，人们在认识疾病和治疗疾病、预防

疾病方面都取得了突破性进展。

生物医学模式使人类对疾病的认识从宏观到微观纵深发展，实现了医学发展的第一次质的飞跃，对人类健康与疾病有着不可磨灭的贡献。但在其发展中也逐渐暴露出生物医学的片面性和局限性。在认识论上，它往往倾向于将人看成生物的人，而忽视了人的社会属性；在实际工作中，它重视躯体因素而不重视心理和社会因素；在科学研究中，它较多地着眼于躯体生物活动过程，而较少注意行为和心理过程，忽视了后者对健康的作用；在思维的形式上，它往往强调"不是……就是……"（不是有病就是健康），因而对某些功能性或心因性疾病，无法做出正确的解释，更无法得到满意的治疗效果，更将人类对疾病和健康的认识带入狭小的天地，也无法完全阐明人类健康和疾病的全部本质。在生物医学模式的影响下，人类对疾病的认知和关注更多地集中在机体生理病理的变化上，而忽略了心理社会因素对疾病的影响和作用，由此形成了医学发展的第一时期——"以疾病为中心"阶段。医学理论和实践都关注的是疾病的病症和所导致的躯体障碍，及其治疗措施和与之配套的治疗操作程序。

4. 生物-心理-社会医学模式 随着社会及医学科学的发展，疾病谱和死亡谱发生了根本变化，人们已经认识到不良生活方式、行为、心理、社会和环境因素同细菌、病毒一样成为健康的主要危害因素。1977年，美国医生恩格尔在《科学》杂志上著文提出"需要新的医学模式"，批评了生物医学模式的"还原论"和"心身二元论"的局限，提出了生物-心理-社会医学模式。这一观点认为，对于疾病和健康问题来说，无论是致病、治病、预防、康复及医学，都应将人视为一个整体，充分考虑到患者的心理因素和社会因素的特点，综合地考虑各方面的交互作用，而不能机械地将它们分割开。生物-心理-社会医学模式的主要特征：①承认心理社会因素是致病的重要原因；②关注与心理社会因素有关的疾病日益增多的趋势；③全面了解患者，尤其是他们的心理状态，这是诊断和治疗的重要前提；④重视心理状态的改变，因为它常常为机体功能的改变提供早期信息；⑤懂得应用心理治疗和心理医学作为提高医疗质量的重要措施；⑥利用良好的医患关系来增强治疗效果。

第三节 康复心理学的研究内容

一、康复心理学的基本观点

1. 心身统一的观点 一个完整的个体应包括心、身两个部分，两者相互影响。对外界环境的刺激，心、身是作为一个整体来反应的。

2. 个体与社会保持和谐的观点 人不仅具有生物属性，而且具有社会属性。一个完整的个体不仅是生物的人，而且是一个社会的人。他生活在特定的社会环境之内，生活在不同层次的人际关系网中。各层次之间既有纵向的相互作用，又有横向的相互影响。人需要同这个外界环境系统保持和谐统一，才能维护身心健康。

3. 认知与评价的观点 心理、社会因素能否影响健康或导致疾病，不仅取决于心理、社会因素的性质和强度，还取决于个体对外界刺激的认知和评价，有时后者甚至占主导地位。

4. 主动适应与自我调节的观点 心理的主动适应和自我调节是个体与环境保持相对和

扫码"学一学"

谐一致的主要因素，也是个体抵御疾病和保护健康的重要力量。

5. 情绪因素作用的观点 情绪是人的精神活动的重要组成部分，对人类心理活动和社会实践有着极其重要的影响，其作用主要通过情绪对行为的调节和对外界环境的适应来实现。

6. 个性特征作用的观点 在成长发育的过程中，个体逐渐对外界事物形成了一个特定的反应模式，这种模式构成了个体相对稳定的个性特点，也成为某些疾病的易患因素。

上述六个观点贯穿于康复心理学研究和临床康复医疗实践的各个领域，不断丰富和完善康复心理学的理论并指导其实践工作。

二、康复心理学的研究对象与研究任务

康复心理学研究的对象是人，包括康复医学情景中的患者和医学人员。患者是指患有各种生理残缺及疾病的人，以及具有潜在健康问题的人。康复心理学主要研究伤、病、残患者的心理现象及行为规律，特别是心理因素对残疾的发生、发展和转归的重要作用。

1. 研究心理社会因素在残缺疾病的发生、发展和康复治疗过程中的作用 人类的疾病大体分为三类：①躯体疾病；②心身疾病；③精神疾病。在后两类疾病中，心理社会因素不仅是致病或诱发因素，也可以表现在疾病的症状上。第一类疾病，心理社会因素虽然不是直接的原因，但患病后不同的心理状态影响着疾病的进展，有的还能产生明显的心理障碍。

2. 研究心理因素，特别是情绪对康复的作用 重点研究应激和残疾的关系。生命个体对外界刺激的瞬息变化保持动态的平衡，其内部的生理、生物化学活动必须随外界刺激的变化而变化，并伴随一定程度的情绪反应。情绪反应的程度，受到个体的认知评价、人格特征和应激应对方式等因素的制约。这种情绪反应反过来又调节着个体生理功能、生物化学功能的强弱。长期的负性情绪往往预示着心身障碍发生的可能性增加，更对残疾的康复产生重要影响。

3. 研究个性心理特征或行为模式在疾病康复和康复医学中的作用 研究表明，不同性格特征的个体对不同应激源（stressor）产生各不相同的相对固定的生理、心理反应形式，这就是个性心理特征的表现。早年的生活事件、药物和环境因素的影响，当前的生活处境、人际关系、认知评价模式、应对方式等个体心理特征，均对疾病的发生、康复和医学有着重要的意义。如 A 型行为与心脑血管病，C 型行为与癌症，饮食行为与糖尿病、肥胖有着密切关系。另一方面，个性心理特征或行为模式也影响着疾病或伤残的康复，如何使患者的心理活动在医学情景保持最佳状态，也是康复心理学所要研究的重要课题之一。

4. 研究心理评估手段在康复医学中的作用 心理评估是现代康复心理学研究的重要内容，也是使心理学变得可操作的一项重要任务。要了解伤、病、残者的心理状态和心理特征，明确生物功能、心理功能和社会功能在其身上的相互影响以及心理障碍的类型，明确心理干预与康复医学的效果及预后，这些均离不开心理评估手段的应用。

5. 研究如何运用心理治疗的方法达到对伤、病、残者的治疗与康复 人的心理活动不仅伴有生理功能的变化，还能调节生理功能，使之受控于自己的意识。因此，通过积极的认知行为干预，使大脑对人的生理功能发挥良好的影响，如放松训练、心理治疗、医学气功、生物反馈等都是通过改善人的心理状态，从而调动大脑的自我调节机制，促进疾病的好转，增强伤、病、残者的社会适应能力，提高其生命质量。

三、康复心理学的研究方法

康复心理学是康复医学和心理学相交叉而形成的应用学科，所以它的科学研究方法兼有自然科学和社会科学的特点。根据所使用的研究手段，其研究方法可分为观察法、调查法、测验法和实验法；根据所研究的对象多少，可分为个案法和抽样法；根据所研究问题的事件性质，可分为纵向研究和横向研究。

（一）观察法

观察法是指研究者通过有目的的直接观察和记录个体或团体的行为活动，了解事实，发现问题的方法。人的外貌、衣着、举止、言语、表情，人际交往的兴趣、爱好、风格，对人对事的态度，面临困难时的应对等，都可以作为观察的内容。观察法的优点是可以取得被试者不愿意或者没有报告的行为数据，缺点是观察的质量在很大程度上依赖于观察者的能力。而且，观察活动本身也可能影响被观察者的行为表现，使观察结果失真。观察法在心理评估、心理治疗、心理咨询中广泛使用。常用的观察法有如下几种。

1. 自然观察法 在自然情景中对人或动物的行为做直接观察、记录和分析，从而解释某种行为变化的规律。优点是方法简便，不使被观察者产生紧张反应，材料来源合乎生活实际，缺点是费时、费力，得到的结果有偶然性。

2. 控制观察法 在预先设置的情景中进行观察。其优点是快速，所得资料易做横向比较分析，缺点是易对被试者产生影响，有时不易获得真实情况。

此外尚有主观观察、客观观察、日常观察、临床观察、直接观察和间接观察等。为了避免观察活动对被观察者行为的影响，原则上不宜让被观察者发现被人观察。为此可在实验室设监控电视，或在隔墙上安装单向玻璃，也可用照相、录音、录像等方法，以防止人为因素带来的偏差。对同一方式的重复观察进行时间抽样比较，综合分析得到的资料，具有较大的代表性和客观性。

（二）调查法

调查法是通过晤谈、访问、座谈或问卷等方式获得资料，并加以分析研究。根据调查方式不同可分为晤谈法和问卷法。

1. 晤谈法 康复心理学最基本的方法，也是最重要的方法。这种方法的特殊之处在于谈话时很强的目的性和在特定情景下谈话，因此它不同于一般的交谈，而是一种专门的技术。晤谈法应用于临床患者和健康人群，在心理评估、心理治疗、心理咨询和病因学研究中均被广泛采用。

2. 问卷法 事先设计调查表或问卷，当面或通过邮寄方式供被调查者填写，然后收集问卷，对其内容进行分析研究。问卷调查的质量取决于设计者事先对问题的性质、内容、目的和要求的明确程度，也取决于问卷内容设计的技巧性以及被试者的合作程度。问卷法的优点是简便易行，信息量大。

（三）测验法

心理测验法作为一种有效的定量手段在康复心理学工作中使用得很普遍，如人格测验、智力测验、症状量表等，具体将在第七章心理评估中介绍这种方法。

（四）实验法

实验法在康复心理学研究中占有重要位置。根据其实施方式可分为实验室内实验和实验室外实验。前者在实验室条件下研究，便于控制条件、使用仪器和使用工具，是主要的实验方式；后者可在实际生活和临床工作等情景中进行，接近自然，如果做得好，更有价值，但条件不易控制，结果分析难度大。

实验法运用刺激变量和反应变量来说明被操作的因素和所观察记录到的结果之间的关系，同时还严密注意控制变量的影响。实验法的刺激变量可以是物理的刺激，如声、光刺激；也可以是心理和行为的刺激，如心紧张刺激；还可以是社会性刺激，如情景刺激。同样，反应变量也可以是生理指标，如血压、脑电波；或心理行为指标，如记忆、情感、操作指标；或社会性指标，如功能活动变化等。实验法在科学上是最严谨的方法，但实验研究的质量在很大程度上取决于实验设计，例如由于实验组与对照组的不匹配，或受到许多中间变量，特别是心理变量的干扰，都可能影响实验结果的可靠性。

（五）个案法和抽样法

个案法是对单一案例使用观察、交谈、测量和实验等手段进行研究的方法。个案法必须建立在丰富翔实的个案资料的基础上。需要搜集的基本资料包括：身体健康状况史、家庭生活背景、教育背景史、职业、婚姻史、社会生活背景以及通过晤谈得到的人格发展历程和目前心理特征等。这些资料构成一个系统的传记，是一个发展变化的历史纪录，因而对研究极为有用。个案法对于如狼孩、猪孩及无痛儿童等少见案例的全面、深入和详尽的考察和研究有重要意义。

抽样法是针对某一问题通过科学抽样所做的较大样本的研究。如研究人群的行为特征与某种疾病的相关性就可采用抽样法。抽样法的关键是所抽取的样本要有代表性。

本 章 小 结

本章学习以康复心理学的发展简史为主线，通过对康复心理学概念、研究对象、学科性质及相近学科的介绍，使学生对本课程有一个初步的认识，激发其学习本课程的兴趣，知晓学习本课程的意义和重要性。学习重点是康复心理学研究任务、医学模式的转变与康复心理学的发展；难点是康复心理学的基本观点和研究任务。通过学习，使学生明白心理社会因素在 21 世纪的今天已成为人类健康和致病的重要因素，也使学生能站在更高的视角诠释人类疾病、认识健康，并将新的健康观、疾病整体观应用于康复医疗的实践工作之中。

习 题

扫码"练一练"

一、选择题

1. 关于康复心理学表述不正确的是（ ）

A. 交叉学科　　　　　　　　　　B. 边缘学科

C. 思想教育学科　　　　　　　　D. 心理学的重要分支

E. 医学的重要分支

2. 康复心理学的研究对象不包括（ ）

A. 患者　　　　　　　　　　　　B. 亚健康状态的人

C. 健康人　　　　　　　　　　　D. 社会工作者

E. 医生

3. 康复心理学的主要研究任务是（　　）

A. 研究身心交互作用对心身健康的影响 　　B. 研究心理行为的化学基础

C. 研究心理行为的物理化学基础 　　D. 研究心理行为的生物学和社会学基础

E. 研究心理行为的人类学基础

4. 我国康复心理学发展的标志性特征是（　　）

A. 研究成果显著 　　B. 临床应用实效性强

C. 教材的编写和出版 　　D. 增加心理学课程设置

E. 康复心理学理论和技术的广泛应用

5. 现代医学模式是（　　）

A. 神灵医学模式 　　B. 自然哲学医学模式

C. 生物医学模式 　　D. 生物－心理医学模式

E. 生物－心理－社会医学模式

6. 1977 年提出生物－心理－社会医学模式的人是（　　）

A. 笛卡儿 　　B. 恩格尔 　　C. 哈维 　　D. 冯特

E. 希波克拉底

7. 心理作为一门科学诞生于（　　）

A. 1796 年 　　B. 1879 年 　　C. 1890 年 　　D. 1905 年

E. 1908 年

8. 运用量表测验患者焦虑程度的研究方法为（　　）

A. 控制观察 　　B. 问卷调查 　　C. 访谈法 　　D. 测验法

E. 以上均不是

二、思考题

刘大爷，76 岁，一向性情急躁，缺乏耐心，做事风风火火。几天前偶然听到大儿子因出事进拘留所，当即突发心肌梗死入院，经抢救脱离危险，近日病情稳定。今早得知其儿当时是误判被拘留，今被释放。老人异常高兴，当即晕倒，再没抢救成功。

思考：

1. 从康复心理学关于健康与疾病的基本观点分析刘大爷的情况。

2. 此案例反映了什么样的医学模式？

（孙　萍）

第二章

康复心理学的理论基础

学习目标

1. **掌握** 精神分析理论、行为主义理论、人本主义理论的基本人性观及其心理病理观点。

2. **熟悉** 精神分析理论、心理生理理论、行为主义理论、人本主义理论对心理疾病发病机制的解释。

3. **了解** 精神分析理论、心理生理理论、行为主义理论、人本主义理论的基本概念。

4. 具有康复心理学的基本理论知识，为后续专业课程的学习打下基础并建立学科间的联系。

5. 养成在实际工作中给予患者人文关怀的理念。

20 世纪初，康复心理学进入快速发展时期，由此也产生了许多学派。不同的学派按照各自的学派理论和观点对人类生理疾病、心理疾病的发生机制做出了解释，下面介绍几种有影响的学派理论。

第一节　精神分析理论

精神分析理论（psychoanalysis）也称心理动力理论，产生于 1900 年，创始人是奥地利的精神病学家弗洛伊德，主张把无意识作为精神分析心理学的主要对象，并提出人格结构理论、人的"性欲"理论等。

一、基本理论及观点

（一）无意识理论

弗洛伊德认为：范畴广泛的精神过程本身都是无意识的，而那些有意识的精神过程，只不过是一些孤立的动作和整个精神生活的局部而已。

1. 意识 人能认识自己和认识环境的心理部分，在人的注意集中点上的心理过程都属于意识层次。如人对时间、地点、人物的定向力和对外界各种刺激的感知力等。意识实际上是心理能量活动浮于表面的部分。有学者把它比作海平面以上的冰山之巅部分。

2. 潜意识 又称为无意识，是人无法直接感知到的那一部分心理活动，包括原始冲动和本能，以及一些不被社会标准、道德理智所接受的被人压抑着的欲望，或明显导致精神痛苦的过去的事件。所以潜意识是人们经验的最大储存库，它虽然不被意识所知觉，但它

11

是整个心理活动中最具动力性的部分，弗洛伊德认为它是各种精神活动的原动力。

3. 前意识 在意识和潜意识之间还有一种前意识，这就是指目前未被意识到，但在自己集中注意或经过他人的提醒下可以被带到的意识区域的心理活动和过程。

精神分析理论认为，被压抑到潜意识中的各种欲望，如果不能被允许进入意识中，就会以各种变相的方式出现，如神经症、精神症状、梦和失误。潜意识是精神分析理论的主要概念之一。

（二）人格结构理论

弗洛伊德将人格划分为三个相互作用的部分，即本我（id）、自我（ego）和超我（superego）。

1. 本我 人格中最为原始、最为隐秘和最不易把握的部分，它处于无意识的深层。本我代表人的本性中的自然性或动物性的一面，不遵循逻辑，不知道善恶与是非，不关心社会的要求、价值和道德，它只是寻求直接满足，服从于不可抗拒的"快乐原则"。

2. 自我 在本我的基础上发展起来，是人格组织中专司管理和执行的。它负责保持人的心理活动的完整性，协调人格结构中各部分之间的关系以及自身同外界环境之间的关系，遵循"现实原则"行事。

3. 超我 从自我中分离并发展而来，是人格结构中最为道德的部分，也是人心理的高级和超越个体的部分，遵循"道德原则"。

弗洛伊德认为人格是由上述本我、自我和超我三个部分交互作用而构成的。人格是在企图满足无意识的本能欲望和努力争取符合社会道德标准两者长期冲突的相互作用中发展和形成的。自我在本我和超我间起协调作用，使两者之间保持平衡，如果两者之间的矛盾冲突达到自我无法调节时，就会产生各种精神障碍和病态行为。

（三）性发展理论

性本能是心理分析理论中的一个重要的课题。这里的"性"已经不限于生殖器，而是含义更为广泛的概念。弗洛伊德认为它是驱使人活动甚至创造的一种潜在的力量。他将这种内在的力量称作"力必多"（libido）。性心理发展的大致过程如下。

1. 口欲期（0～1 岁） 这一时期，口唇是本我努力争夺的主要中心。如果婴儿在该阶段的需要得不到适当的满足（如由于断奶过早）或者过度的满足，便可能形成"口欲性格"，在成年期发展为过度的依赖性、不现实、富于幻想、执拗，以及过度的"口欲习惯"（如贪食、嗜烟酒和挖苦人等）。

2. 肛欲期（1～3 岁） 这一时期，幼儿主要从保留和排泄粪便中获得满足。如果在这一阶段发生问题，幼儿便会体验到强烈的焦虑。这种焦虑如果持续存在，就会使其心理或行为"固着"于肛欲期，到成年时便会表现出固执、吝啬、整洁、过于节俭和学究气等。这种性格被称为"肛欲性格"。据推测，这类人容易罹患强迫症。

3. 性欲期（3～5 岁） 这一时期，儿童发现可以从抚弄生殖器中获得性欲满足。这个阶段对于儿童的心理发展极为重要，因为这一时期正是俄狄浦斯情结（oedipus complex，又称恋母情结）活跃、儿童开始由自恋转向他恋的时期，易出现恋母或恋父情结。

4. 潜伏期（6～12 岁） 这一时期不意味着性心理发展的中断或消失，而是儿童在外界影响下性欲被暂时"冻结"。潜伏期可能隐藏着两种发展倾向：一种是被积累起来的性能量脱离性目标本身而转向其他方面，升华为更高的文明行为；另一种是性能量被压抑，使得性活动倒退，回复到性发展的初期，形成神经症和性心理障碍。

5. 生殖期 这一时期大致相当于青春期。此时，性器官的发育已经趋向成熟，性欲开始朝着生殖这一生物学目标飞速发展，性爱的对象不单指向自身和异性的父母，而指向家庭以外的异性。这种异性之恋是性成熟的标志之一。另一个重要的标志是健康的功能活动，即在性、社会和精神等诸多方面都达到成熟和较完善的境界。具有这些特征的人，被称为"生殖型人格"者。

弗洛伊德认为，这五个阶段的发展顺序是由遗传决定的，但每个阶段是否能顺利渡过却是由社会环境决定的。每一发展阶段都有其特殊需要解决的问题。如果一个阶段的问题没解决，并被逐渐内化或被压抑到潜意识，就会影响下一阶段的成长，并且可能在不同的发展阶段再度明显化，成为行为或躯体功能障碍的原因。例如，口欲期个体的快感主要来自口腔的活动，如吮食、进食。如果婴儿口腔的欲求因某种外部因素而受挫折（如断乳过早等），可能会产生固着现象，以后虽然年龄已超过 1 岁，但仍可能留在以口腔活动（如过食行为）为主的方式来减轻焦虑的阶段，这被称为"口欲期人格"。

二、精神分析理论提出的依据

弗洛伊德早期在用催眠术治疗歇斯底里患者时发现，在催眠状态下，患者如果能回忆与他的疾病有关的情感体验，叙说这些体验，并伴有相应的情感反应，醒后症状就会减轻，甚至消失。于是弗洛伊德认为，症状是由被患者压抑和排斥到其意识之外的曾经经历过的情感体验引起的。

三、精神分析理论对心理疾病发病机制的解释

弗洛伊德认为童年时代的创伤、经历、未得到满足的欲望其实都未被遗忘，而是被深深压抑在潜意识底层，通过转换作用造成了各种心理障碍，如有的转换成瘾症，有的转换成躯体症状而成为心身疾病。如他认为神经症的发生过程：童年压抑的欲望+现实心理冲突→焦虑→联用不恰当的心理防御→退化到童年的认识和行为中→各种症状出现。弗洛伊德认为只有通过各种方法（详见第七章中心理治疗部分）挖掘压抑的潜意识冲突，使其发泄，予以解释，使患者在意识领域，患者的症状即可缓解。

第二节　行为主义理论

扫码"学一学"

行为主义心理学产生于 1913 年，其创始人是美国心理学家华生（Watson），他提出心理学研究的对象不应是意识，而应是人和动物的行为或对现实的顺应，并提出"行为－学习"的假设理论，他把 S（刺激）－R（反应）作为解释行为的公式。

一、基本理论及观点

行为主义认为，人类任何行为，包括适应行为、适应不良行为都是通过学习获得，其学习的基本方式包括：经典条件反射、操作条件作用和观察学习。

（一）经典条件反射

经典条件反射在以狗为对象的研究中，巴甫洛夫发现，当给一只饥饿的狗呈现食物时，狗便会分泌唾液。巴甫洛夫将这种在出生时便可发生的反应（见到食物分泌唾液）称作"非条件反应"（UCR），将这种能直接引发非条件反射的刺激物（食物）称作"非条件刺激物"

（UCS）。巴甫夫发现，如果在呈现食物之前先响起铃声（铃声在这里称作"中性刺激"），几次配对呈现后，狗单独听到铃声也会分泌唾液，此时，一个经典条件反射便形成了。在这里铃声已成了食物即将出现的信号，此时被称作"条件刺激物"（CS），而听见铃声就分泌唾液，这种反应是在实验中习得的，称作"条件反应"（CR）。条件反应和非条件反应一起，构成了"应答行为"，即在对特定刺激的反应中自发反射式发生的行为。

（二）操作条件作用

斯金纳提出操作（或工具式）条件作用的概念，即人和动物为了达到某种合意的结果而作用于环境的过程。在一个典型的实验中，斯金纳将一只饥饿的老鼠放入一个被称作"斯金纳箱"的装置中。老鼠在箱内到处探索。一次偶然的机会，它跳到一个杠杆上，将杠杆压了一下，一粒食物自动地落到盘子里。老鼠从杠杆上跳下，吃了这粒食物。随后，它又到处探索，只要它压一下杠杆，便会得到一粒食物。逐渐地，老鼠减少了无效探索，越来越多地按压杠杆。最后，老鼠终于学会通过按压杠杆来获取食物，一个操作条件作用便完成了。在这里，实验动物通过作用于环境（按压杠杆）以达到合意的结果（食物）。斯金纳将这种行为称作"操作行为"。与应答行为不同，所有的操作行为都是条件作用的结果。在操作条件作用中，反应的后果决定了该反应再次发生的可能性，动物学会将反应同某种后果联系起来，并指导未来的行为。

（三）观察学习

观察学习是指通过观看其他人的行为和行为的后果（得到奖赏还是受到惩罚）而获得新行为的过程。以班都拉为代表的社会学习理论家认为，人类大多是在社会交往中通过榜样的示范行为的观察与模仿而进行学习的。与操作条件作用不同，人在观察学习中，可以不必做出外部反应（如模仿动作），也无须亲自体验强化，只要直接观察他人的行为，或通过观看电影、电视中人物的行为，便可获得新的行为。这是在替代性强化基础上发生的学习，故又称为替代性学习。

二、行为主义理论对心理疾病发病机制的解释

同适应行为和技能一样，适应不良或异常行为也可以通过学习而获得。不同的是，适应不良行为通常是在人无所觉知的情况下，通过经典条件反射、操作条件作用和观察学习的方式获得的，是"情境使然"。以恐怖症为例，从患者的病史中有时会发现"创伤性"的经历。一个本来无害的中性刺激物（如白兔），由于同创伤性刺激先后出现而建立联系，便逐渐变成恐惧反应的条件反应的条件刺激物。这是经典条件反射式的学习过程。行为心理学的开创者华生的著名的"小艾伯特"实验便是这么做的。他通过将小白鼠同强噪声配对呈现，使一个本来喜欢玩小鼠的 11 个月大的婴儿患上小白鼠恐怖症。此外，在恐怖症的习得中也包含操作条件作用，因为患者恐惧时会做出逃避反应，而逃避会导致恐惧体验减轻。这种减轻回过头来会强化患者的逃避反应（这种强化为负强化，符合操作条件作用的原理）。

第三节　人本主义理论

人本主义心理学产生于 20 世纪 50 年代末 60 年代初，创始人是美国心理学家马斯洛，主要代表人物有罗杰斯（Rogers）。主张心理学必须说明人的本质，研究人的尊严、价值、

扫码"学一学"

创造力和自我实现。反对行为主义只研究外显行为，也反对精神分析学派研究虚无缥缈的
"意识"。

一、基本理论及观点

罗杰斯将人的所有行为都看作是由一个单一的因素激发的，这就是"实现趋向"，一种
保护和提升自己的意愿。他将探索和实现个人潜能的过程，称作"自我实现"。自我实现是
人的最高的精神追求。马斯洛也认为，人的行为来自于自我实现的动机，心理障碍是由于
自我实现驱力受阻所致，并提出人的"需要层次说"。人本主义心理学家相信，在自然演化
过程中，人类已获得了一些高于其他动物的潜能或品质，包括友爱、自尊、创造性，以及
对真、善、美和公正等价值的追求。这些潜能或品质在社会生活中表现为人的高级需要。
在人的低级需要得到适当满足后，这些高级需要便可以成为支配人的动机和行为的优势力
量，促使人充分地实现其潜能。因此，人本主义心理学家认为，如果允许不太受限制地自
由发展，那么一个人便不仅会变成有理性的、社会化的人，而且会成为富有建设性的或自
我实现的人，即不仅专心于满足自己的生物学需要，而且有实现自己的高级需要的潜能。

二、人本主义理论对心理疾病发病机制的解释

人与其他动物的最主要区别是人有自我实现的需要或内驱力。当一个人自我实现的内
驱力受阻、自我实现的需要得不到满足的时候，他（她）便可能产生心理障碍。换句话说，
心理障碍是在不良社会环境影响下使人偏离自我实现方向所致。再进一步分析，造成自我
实现内驱力受阻碍的原因有两个：①由于个人的行为同其真实的自我之间不协调不一致（罗
杰斯的观点）；②由于个人的基本的需要得不到满足（马斯洛的观点）。

第四节　心理生理理论

美国著名生理学家坎农和苏联生理学家巴甫洛夫创立了心理生理学派，后来塞里、沃
尔夫等人又发展、丰富了这一学说。心理生理学观点认为，心、身是统一的，心理因素对
人类的健康和疾病产生的影响必须以生理活动为中介机制，即通过神经系统、内分泌系统
和免疫系统影响全身各个系统、器官、组织、细胞的结构和功能。

坎农经大量动物实验研究认为，强烈的恐惧、愤怒等情绪变化，主要通过交感神经－肾
上腺系统产生"战斗或逃跑反应"，以影响全身功能变化。

加拿大人塞里提出了应激适应机制说，认为应激主要通过对机体垂体－肾上腺皮质轴为
主的非特异反应，产生各种生理、病理变化，即一般适应综合征（GAS）。一般适应综合征
分为警戒期、抵抗期和衰竭期。警戒期是机体对刺激做好应激的准备，肾上腺皮质激素大
量分泌，警觉性提高。抵抗期是机体各部分对刺激产生适应性生理变化以抵抗紧张刺激，
使生理和心理恢复平衡。衰竭期是机体经过持久抗衡后，力量已衰竭，失去适应能力，出
现心身障碍和心身疾病。

巴甫洛夫学派的高级神经活动说和皮质内脏相关说认为，语言、文字、心理活动等都
可成为条件刺激物，通过条件反射影响体内任何一个器官的活动。巴甫洛夫学派强调大脑
皮质在心身调节、心身疾病的产生中起主导作用。美国人沃尔夫通过研究胃瘘患者发现，

扫码"学一学"

患者情绪愉快时，黏膜血管充盈，胃液分泌增加；患者愤怒、仇恨时，黏膜充血，胃液分泌增加；但在患者抑郁、自责时，黏膜苍白，胃液分泌减少，运动受到抑制。他还认为，情绪对生理活动的影响还受遗传因素和个体生理、心理特征的影响。

本章小结

本章通过对康复心理学学派理论的学习，使学生明白心理社会因素在 21 世纪的今天已成为人类健康和致病的重要因素，使学生站在更高的全新视角诠释人类的疾病、认识健康，建立新的健康观和疾病整体观。不同理论流派对人性的认识及其心理病理观是本章的重点；本章的难点是如何正确地理解、恰当地评价不同流派的观点，并将相关知识运用到对人性的认识和对人的心理和行为的理解上。精神分析理论强调潜意识的作用，重视人格不同部分之间的动态平衡对健康的影响，强调本能是推动人格发展的动力；心理生理学认为，心理因素对人类健康和疾病发生的影响，必须通过生理活动作为中介机制；行为主义重视环境对人的心理和行为的制约作用；人本主义主张需要是人格发展的动力，无条件积极关注是儿童健康成长的条件。

习　题

扫码"练一练"

一、选择题

A1 型题

1. 在精神分析理论中，遵循"享乐原则"行事的人格部分叫作（　　）

A. 自我　　　　　　B. 超我　　　　　　C. 理想我　　　　　　D. 本我

E. 现实我

2. 在弗洛伊德的人格结构中，属于道德、良心的部分叫作（　　）

A. 自我　　　　　　B. 超我　　　　　　C. 理想我　　　　　　D. 本我

E. 现实我

3. 下列不属于精神分析理论的概念的是（　　）

A. 焦虑　　　　　　B. 潜意识　　　　　　C. 前意识　　　　　　D. 心理防御机制

E. 自我失调

4. 潜意识理论属于（　　）

A. 精神分析理论　　B. 行为主义理论　　C. 人本主义理论　　D. 心理生理理论

E. 认知学说

5. 精神分析理论把无法被个体感知的心理活动称为（　　）

A. 意识　　　　　　B. 潜意识　　　　　　C. 前意识　　　　　　D. 梦

E. 第六感

6. 弗洛伊德认为，心理障碍的根源是（　　）

A. 自我与超我的冲突　　　　　　　　　　B. 本我太强大

C. 超我太强大　　　　　　　　　　　　　D. 自我无法调解本我与超我的矛盾

E. 理想我与现实我的矛盾

7. 认为自我失调是人类适应不良的根源的学派是（   ）

A. 精神分析　　　B. 人本主义　　　C. 行为主义　　　D. 社会学习

E. 认知学派

A2 型题

8. 女生，21 岁，大二学生，同学关系紧张，据同宿舍的同学反映，此人有洁癖、过分注意小节、固执、小气，因此大家都不喜欢和她来往。根据精神分析理论的观点，此人可能是在哪个心理发展时期出现了障碍（   ）

A. 口欲期　　　B. 肛欲期　　　C. 性欲期　　　D. 潜伏期

E. 生殖器期

9. 一家长因其 3 岁的孩子平时讲话总是大喊大叫而恼火，批评、教育都无济于事，于是来寻求心理学帮助。心理咨询师这样指导家长：当孩子再次大喊大叫时，家长可以装作没听见而不予理睬，一旦孩子心平气和讲话时及时夸奖。你认为，该咨询师的指导家长训练孩子的方法属于哪个心理学流派（   ）

A. 精神分析　　　B. 行为主义　　　C. 认知学派　　　D. 人本主义

E. 心理生理

A3/A4 型题

（10～12 题共用题干）

某学派认为每个人都生来具有自我实现的趋向，在心理治疗中，只要给患者提供自然的、和谐的、自由的环境氛围，患者就会摆脱自我概念不一致带来的困扰，修复受损的自我实现的潜力，重新走上自我实现、自我完善的道路，成为一个健康的人。

10. 在此理论基础上建立的心理治疗方法为（   ）

A. 冲击疗法　　　　　　　　　B. 以人为中心疗法

C. 精神分析疗法　　　　　　　D. 认知疗法

E. 生物反馈

11. 这个学派是（   ）

A. 精神分析学派　　B. 行为主义学派　　C. 人本主义学派　　D. 认知学派

E. 心理生理学派

12. 这一学派的主要代表人物是（   ）

A. 华生　　　B. 塞里　　　C. 弗洛伊德　　　D. 罗杰斯

E. 贝克

二、思考题

简述康复心理学的主要学术流派及其主要理论观点。

（孙　萍）

第三章

心理学基础

学习目标

1. **掌握** 心理现象的内容及心理的本质；感觉与知觉的概念与特性；记忆的过程与分类；思维的概念与特征；注意的分类与品质；情绪情感的概念与分类；意志的品质；人格的特征；气质类型；动机冲突。

2. **熟悉** 遗忘的规律及其影响因素；情绪情感与健康的关系；人格与疾病的关系；马斯洛的需要层次论。

3. **了解** 感觉与思维的种类；能力、气质、性格概念及关系；能力的个体差异。

4. 具有运用认知过程的基本知识解释生活及临床相关现象；运用记忆的相关知识提高记忆的效果；运用情绪调节方法有效调节不良情绪的能力。

5. 养成良好积极的情绪和健全和谐的人格，以积极乐观的心态面对学习生活以及工作。

案例讨论

【案例】

山东高密的乐乐今年 4 岁了，可是他还是不会说话，不会走路。据乐乐母亲小霞说，3 年前，当时的乐乐才 2 个月大，那天乐乐的父亲小张跟小霞吵架，大吼着让小霞"滚出去！"小霞说因为以前两人也吵过，后来都和好了，所以这次她也没想那么多就出去了，以为让大家冷静一下就没事了。谁知等她过了 1～2 个小时回来的时候却发现乐乐的脸已经肿得发紫，叫他也没有反应了。小霞想带乐乐去医院，可是小张竟然不答应。没有办法，过了一天小霞才带着乐乐来到医院，可是已经错过了黄金救援时间，经过医生诊断，乐乐颅内出血并伴有大量脑部积水，处于昏迷状态。

【讨论】

为什么乐乐 4 岁了还不会说话，不会走路？

第一节　心理现象及其本质

一、心理现象

心理学是研究人的心理现象发生、发展规律的科学。心理现象（mental phenomena）是个体心理活动的表现形式，也是我们最熟悉的现象，包括心理过程和个性心理两大部分（图 3-1）。

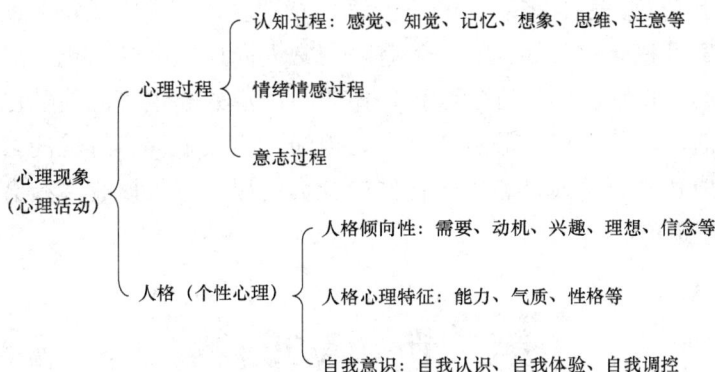

```
                        ┌─ 认知过程：感觉、知觉、记忆、想象、思维、注意等
                ┌ 心理过程 ┤  情绪情感过程
                │        └─ 意志过程
心理现象 ┤
（心理活动）        ┌─ 人格倾向性：需要、动机、兴趣、理想、信念等
                └ 人格（个性心理）┤  人格心理特征：能力、气质、性格等
                        └─ 自我意识：自我认识、自我体验、自我调控
```

图 3-1 心理现象结构图

心理过程就是人的心理活动发生、发展的过程，包括认知过程、情绪情感过程和意志过程。认知过程是接受、加工、贮存和理解各种信息的过程，也就是人脑对客观事物的现象和本质的反映过程，包括感觉、知觉、记忆、想象、思维等；情绪情感过程指个体在认知输入信息的基础上形成的态度和主观体验；意志过程是推动并维持个体行为的内部动力。

人格，即个体具有独特倾向性的总和。包括人格倾向性、人格心理特征和自我意识。人格倾向性是人进行一切行为活动的基本动力，如动机、需求、兴趣、信念等。人格特征是表现一个人稳定的内在特性，包括能力、气质和性格等。自我意识系统是一种自我调控系统，即人对自身的一种意识，由自我认识、自我体验和自我调控等构成。自我意识系统的产生与发展过程是个体不断社会化的过程，也是人格形成的过程。

二、心理的本质

（一）心理是脑的机能

脑是心理产生的器官，是一切心理活动产生的物质基础。人之所以能够有心理活动，尤其是高级心理活动，并不是脑的个别神经细胞或某一区域单独活动的结果，而是动态机能系统协同活动的产物。神经系统的发展水平决定着心理发展水平，一个人正是随着其脑的结构不断发育，心理活动才得以不断完善和发展的。此外，个体的健康状况也会制约着人的心理活动。人脑因为外伤或疾病受到损伤，相应的心理活动也会发生改变，如布洛卡区受损，将导致运动性失语症。因此，心理的发生和发展是以脑的发育为物质基础的，心理是脑的机能。

（二）心理是人脑对客观现实的主观能动性的反映

1. 心理反映的内容来自客观现实 脑是产生心理的器官，是对客观原材料进行加工的场所，但如若没有一定的客观现实作原材料，脑就无法加工出任何心理活动的产品。因此，客观现实是心理的源泉和内容，没有客观现实就没有心理。

2. 心理是对客观现实主观能动的反映 产生心理的内容是客观的，反映的都是外界事物和现象，是由外部事物决定的。但心理并非是脑对客观现实的客观、被动的反映，而是受到个人的经验、个性特征和自我意识等多种因素的影响，具有主观性。同时，脑对客观现实的反映还具有能动性。具体表现在人脑不仅反映客观现实的外部特性，并且经过抽象与概括揭示其本质和规律，产生巨大的能动作用，进而实现从反映客观世界到改造客观世界的提升。

3. 社会实践是心理产生的基础　科学心理学特别强调社会实践是人的心理活动的源泉和基础。长期脱离了社会实践的人，即使有着与常人同样的大脑，也不可能形成正常人的心理活动和人的心理特征。如印度的狼孩、撒哈拉沙漠的羊孩等，他们出生后由于种种原因脱离了社会生活，与兽为伍，导致心理发育停滞，养成了许多野兽的习性。所以即使那些心理发育已趋成熟的正常人，若由于自然或社会的原因，长期脱离社会生活，心理活动水平也会下降甚至退化。

扫码"学一学"

第二节　认知过程

案例讨论

【案例】

患者，男，78岁，从未有过脑卒中发作。近2年来逐渐记忆力减退，经常丢三落四，如经常丢掉物品、经常找不到刚用过的东西、看书读报后不能回忆内容等。近半年来症状持续加重，表现为出门不知归路，忘记自己亲属的名字，把自己的媳妇当作自己的女儿。言语功能障碍明显，讲话无序，不能叫出家中某些常用物品的名字。个人生活不能自理，有情绪不稳和吵闹行为。体格检查未发现神经系统定位征，CT检查提示轻度脑萎缩。

【讨论】 如何评估该患者的认知特点？

一、感觉与知觉

（一）感觉

1. 感觉的概念　感觉是人脑对直接作用于感官的客观事物的个别属性的反映。例如，看到颜色、听到声音、闻到气味等。客观事物的个别属性有很多，如颜色、形状、声音、气味、味道、大小、光滑度等。当个别属性直接作用于人的眼睛、耳朵、鼻子、嘴巴、皮肤等感觉器官时，就会引起相应的视觉、听觉、嗅觉、味觉、触觉等。

虽然感觉只能反映事物的个别属性，但是感觉是认识世界的开端，是一切知识的源泉，也是一切心理活动的基础。一切较高级、较复杂的心理现象，都是在感觉的基础上产生的。如果没有感觉，人不仅不能进行正常的认知活动，而且正常的心理功能也将遭到破坏。

知识拓展

感觉剥夺实验

1954年，加拿大科学家做了一个在当时看来有些莫名其妙的实验。他们让志愿者戴上半透明的塑料眼罩、纸板做的套袖和厚厚的棉手套，躺在一张床上什么也不用做，除

了吃饭和上厕所，时间要尽可能地长，每天的报酬是 20 美元。当时大学生打工一小时大约只能挣 50 美分，这让很多大学生都跃跃欲试，认为利用这个机会可以好好睡一觉，或者考虑论文、课程计划。但结果却令很多人大跌眼镜。没过几天，志愿者们就纷纷退出。他们说感到非常难受，根本不能进行清晰的思考，哪怕是在很短的时间内注意力都无法集中，思维活动似乎总是"跳来跳去"。更为可怕的是，50%的人出现了幻觉，包括视幻觉、听幻觉和触幻觉。视幻觉如出现光的闪烁；听幻觉似乎听到狗叫声、打字声、滴水声等；触幻觉则感到有冰冷的钢板压在前额和面颊，或感到有人从身体下面把床垫抽走。这些感觉经过数周才能消失。

2.感觉的分类　依据引起感觉的来源不同，可将人的感觉分为两类：外部感觉和内部感觉。

（1）外部感觉　接受外部刺激，反映外部客观事物属性的感觉。如视觉、听觉、嗅觉、味觉和皮肤感觉等。

（2）内部感觉　接受有机体内部刺激，反映机体内部变化的感觉。如内脏觉、平衡觉和运动觉等。

3. 感受性与感觉阈限

（1）感受性　感觉器官对适宜刺激的感觉能力。感受性的大小是用感觉阈限的大小来度量的。

（2）感觉阈限　可分为绝对感觉阈限和差别感觉阈限。绝对感觉阈限是指刚刚能够引起某种感觉的最小刺激量，觉察出最小刺激量的能力称为绝对感受性；刚刚能引起差别感觉的刺激间的最小差异量叫作差别阈限，人对这一最小差异量的感觉能力叫差别感受性。

感受性与感觉阈限成反比关系，即感觉阈限高则感受性低，感觉越迟钝。例如，老年人会随其年龄的增长，听力（听觉感受性）下降，对其说话声音要大一些才可以听到。

4. 感觉的特性

（1）感觉适应　由于刺激物对感受器的持续作用从而使感受性发生变化的现象。这种变化能使感受性提高或降低。通常，感受器在弱刺激的持续作用下，感受性会提高。如暗适应，在夜晚从亮的地方到暗的地方一开始看不见东西，后来逐渐能看清一些东西。感受器在强刺激的持续作用下，感受性会降低。如白天汽车在高速路上驶出长长的隧道时，最初很耀眼，看不清外界的东西，稍后才能逐步看清，视觉感受性会降低，所以要减速慢行。在各种感觉中痛觉的适应是最难发生的。如果一个人的手指被刺伤，就会立即感觉疼痛，但无论持续多久，这种疼痛也不会自行减弱。这样，痛觉就成为人体有伤害性刺激的信号，它警告人们注意自己的身体，采取保护措施去制止疼痛，它具有一定的生物学意义。

（2）感觉对比　两种不同的刺激物同时或先后作用于同一感受器，从而使感受性发生变化的现象。如两个身高差别比较大的人同时映入你的眼帘，看起来高的会显得更高，矮的会显得更矮；先吃糖再吃西瓜就很难吃出西瓜的甜味；先喝苦药，再喝白水，也能从白水中喝出一丝甜味。

（3）感觉的发展与补偿　人的某种感觉能力丧失后，为适应生活的需要，使其他感觉的能力获得突出的发展，以资补偿。例如，盲人丧失视觉后，可以通过听觉和触摸觉的高度发展来加以补偿，可以通过触摸阅读盲文；聋哑人丧失听觉后，他们能"以目代耳"学会看话，甚至学会"讲话"。根据这一原理，人们制造了"声呐眼镜""电子助听器"等产品，开辟了人工感觉补偿的领域。当然，正常人的感受性在生活和劳动实践的长期锻炼中，是可以大大提高和发展的，特别是通过某些特殊训练，可以提高到超过常人的水平。如调味师能够分辨出多种不同菜肴味道的细微差别。

（4）联觉　一种感觉引起另一种感觉的现象。生活中联觉的现象相当普遍。例如，听到美妙的音乐会使人觉得看到了绚丽多彩的景色，闻到花的芳香。颜色视觉最容易引起联觉，如可以引起冷暖觉、远近觉、轻重觉等。红、橙、黄色给人温暖的感觉，淡蓝色给人凉爽的感觉。深色的箱子让人感到重些，浅色的箱子让人感到轻些。因此，美术作品的创作、医院病房环境的布置等都可以充分利用联觉的作用。

考点提示▶ *感觉的特性及其应用。*

（二）知觉

1. 知觉的概念　知觉是人脑对直接作用于感官的客观事物的整体属性的反映。例如，看到一个苹果，听到一首歌曲，闻到一股玫瑰花香等，这些都是知觉现象。

感觉和知觉虽有区别，但又密不可分。感觉和知觉虽然都是人脑对当前事物的直接反映，但感觉反映的是事物的个别属性，知觉则反映事物的整体属性。但感觉和知觉都是对直接作用于感官的客观事物的反映，离开客观事物对感觉器官的直接作用，既不能产生感觉，也不能产生知觉。此外，知觉是在感觉的基础上产生的，没有感觉，就没有知觉；感觉越丰富，知觉才越完整。知觉需要借助个体的知识经验，对感觉信息进行组织和解释，形成更高阶段的认识，知觉是感觉的一种深入和发展。

2. 知觉的分类　根据事物都有空间、时间和运动的特性，可把知觉分为空间知觉、时间知觉、运动知觉。

（1）空间知觉　对物体的形状、大小、深度、方位等空间特性的反映。

（2）时间知觉　对客观事物延续性和顺序性的反映。

（3）运动知觉　对物体的静止和运动速度的反映。

3. 知觉的特性

（1）选择性　客观事物是多种多样的，人们总是有选择地把某一事物作为知觉的对象，而把周围的事物作为知觉的背景。这种把知觉对象从背景中区分出来的特性就叫知觉的选择性。知觉中的对象和背景是相对的，可以变换的，一定条件下，对象可以变成背景，背景也可以变成对象。心理学中的双关图（图 3-2）很好地说明了这一点。影响知觉的选择性的因素主要有对象与背景的差别、对象的动静状态以及人的主观状态。

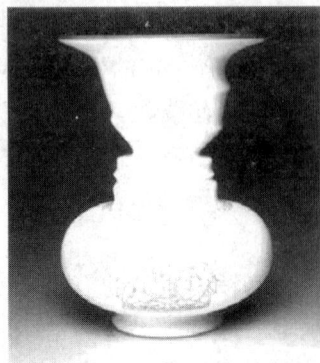

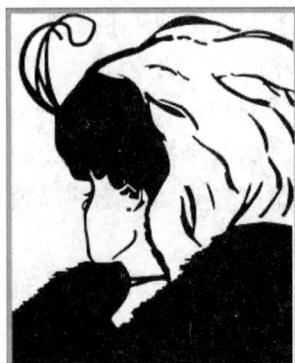

图 3-2　双关图

（2）整体性 人在过去经验的基础上把由多种属性构成的事物知觉为一个统一整体的特性。知觉之所以具有整体性，是因为客观事物对人而言是一个复合的刺激物。由于人在知觉时有过去经验的参与，大脑在对来自各感官的信息进行加工时，就会利用已有经验对缺失部分加以整合补充，将事物知觉为一个整体。

（3）理解性 人在知觉的过程中，总是以已有的知识经验为依据，对知觉对象做出某种解释，使它具有一定的意义。知觉的理解性与人的知识经验密切相关，正所谓"外行看热闹，内行看门道"，个体的知识经验越丰富，个体知觉的事物就越完整。如看一张 X 光片，外行只看到一些明暗不同的图形，放射科医生能出健康与疾病。此外，言语指导可以为知觉理解性指引组织方向，帮助个体唤起过去的知识经验，促进个体对知觉对象的理解。因此，在临床工作中，对不同生活经历和文化背景的患者，应充分考虑到患者能够理解的程度，要以不同的方式沟通，以使患者能够真正理解医嘱的含义。

（4）恒常性 人们在刺激适当变化的情况下对事物的知觉仍保持稳定不变的现象。知觉的恒常性对人类的生存和发展具有重要的意义。这种特性能帮我们更好地适应环境和认知世界。如果知觉不具有恒常性，人就难以适应瞬息万变的外界环境。知觉的恒常性普遍存在于各种感觉中，其中视知觉的恒常性最为明显，主要包括大小恒常性、形状恒常性、亮度恒常性和颜色恒常性等。如五星红旗，不管在白天或晚上，在路灯下或阳光下，在红光照射下或黄光照射下，人都会把它知觉为红色；我们坐在轻轨上看远处公路上的车时，虽然会觉得它很小，但是我们仍然能够知觉到这辆车的大小足以载人。当然，当知觉对象超出个体通常的经验范围后，知觉的恒常性就会被破坏。个体的经验越丰富，越有助于保持其感知对象的恒常性。

考点提示 知觉的特性及其应用。

（三）错觉

错觉指对客观事物歪曲的、不正确的知觉。常见的有大小错觉、形状和方向错觉、运动错觉、明暗错觉等。错觉是人们知觉事物的特殊情况，有时应加以避免，如飞行员在海面飞行时，由于海天一色，很可能产生倒飞错觉，如果能够知道错觉的机制，然后在训练时加以避免，就能避免事故的发生。而错觉很多时候还可以加以利用，在服装设计、建筑形状设计、艺术设计、房间布置、商品营销及军事上都有着广泛应用。

（四）幻觉

幻觉指在没有外界刺激物作用于感觉器官时出现的虚幻的知觉。幻觉与错觉不同：错觉的产生是确实有外界刺激作用于感觉器官，但感知错误；幻觉的产生并没有外界刺激作用于感觉器官，只是个体虚幻的知觉。幻觉种类很多，如视幻觉、听幻觉、嗅幻觉等，大多是病理性的。

二、记忆

（一）记忆的概念

运用信息加工的术语讲，记忆就是人脑对外界输入的信息进行编码、存储和提取的过程。凡是人们感知过的事物、思考过的问题、体验过的情感以及操作过的动作等，都会在头脑里留下一定的痕迹，随着时间的推移，这些痕迹有的没有受到强化而逐渐消退，有的受到了强化而被保持下来，在一定条件下，那些被保持下来的痕迹在人脑中重新得到恢复，这个过程就是记忆。记忆与感知觉不同，感知觉所反映的是当前直接作用于感官的客观事物，离开当前的客观事物，感知觉就不存在。而记忆总是指向过去，是人脑对过去经历过的事物的反映，发生在感知觉之后。

（二）记忆的分类

1. 根据记忆的内容分类

（1）形象记忆　以感知过的事物的形象为内容的记忆。它保持的是事物的具体形象，具有鲜明的直观性。

（2）语词记忆　以概念、判断、推理、对事物的关系以及事物本身的意义和性质等为内容的记忆。

（3）情绪记忆　以体验过的情绪或情感为内容的记忆。引起情绪、情感的事件虽然已经过去，但深刻的体验和感受却保留在记忆中。

（4）运动记忆　以过去经历过的运动状态或动作形象为内容的记忆。它以过去的运动或操作动作所形成的动作表象为前提的。运动记忆与其他类型记忆相比，识记比较困难，但一经记住则容易保持和恢复，不易遗忘。

2. 根据记忆中信息输入、编码方式和储存信息长短不同的分类

（1）感觉记忆　又叫瞬时记忆，它是人们通过感官获取某些信息后，在神经系统里的相应部位保留下来的一种时间极短的记忆，仅 0.25～2 秒。电影就是利用人的视觉暂留这种瞬时记忆特性，把本来是分离的、静止的画面呈现在脑子里，成为连续的动作。

（2）短时记忆　那些在脑子里存储 1 分钟左右的记忆称为短时记忆。短时记忆的容量很小，一般为（7±2）个组块，并且如果不复述，很快就会被遗忘。

（3）长时记忆　持续 1 分钟以上到许多年，甚至终身保持的记忆称为长时记忆。与短时记忆相比，长时记忆的容量非常大。其实，长时记忆是对短时记忆反复加工的结果。也就是说，对短时记忆进行重复，短时记忆就会成为长时记忆。

考点提示　记忆的分类。

（三）记忆的过程

记忆包括"记"和"忆"两个方面，可分为三个基本环节：识记、保持、再认或回忆。识记和保持属于"记"的方面，再认和回忆属于"忆"的方面。记忆就是通过识记、保持、再认或回忆的方式，在头脑中积累和保存个体经验的心理过程。

1. 识记　识别和记住事物的过程，即信息的输入和编码过程。识记是保持、回忆和再认的前提，没有识记就不会有信息的贮存和对信息的检索和提取。

（1）根据有无识记目的分类　分为无意识记和有意识记：①无意识记，事先没有预定目的，不需经过努力而进行的识记；②有意识记，事先有预定目的，并经过一定的意志努力，采取方法进行的识记。在现实生活有意识记比无意识记显得更重要，因为人们掌握系统的科学和技能，主要是依靠有意识记。

（2）根据识记的材料有无意义或识记者是否了解其意义分类　分为机械识记和意义识记。①机械识记，单纯依靠机械地重复进行的识记，平时所说的死记硬背，就是指机械识记；②意义识记，在对事物理解的基础上进行的识记。心理学研究表明，意义识记的效果优于机械识记。

2. 保持　将识记所获得的知识经验在头脑中储存和巩固的过程。保持是记忆的重要环节，借助于保持，识记的内容才得到进一步的巩固。保持也是实现回忆或再认的重要条件。但是，识记的内容并非都能永久地保存下来，因为在保持的过程中还会发生遗忘。遗忘是与保持相反的一种心理过程，遗忘的内容正是未能保持的，保持的内容则是未被遗忘的。

3. 再认或回忆

（1）再认 人们对感知过、思考过或体验过的事物，当它再度呈现时，仍能认识的心理过程。如在路上能够认出多年未见的老朋友。再认是否准确和迅速，受多种因素的影响，包括间隔时间、材料的性质和数量、已有知识经验、思维活动的积极性、个性特征等。

（2）回忆 人们过去经历过的事物的形象或概念在人们的头脑中重新出现的过程。如多年未见的老友，当朋友提到她时，在头脑中呈现出她的样子。再认与回忆没有本质的区别，再认比回忆简单。通常是能够回忆的内容都可以再认，但能够再认的内容不一定能够回忆。

考点提示 记忆的过程。

（四）遗忘

1. 遗忘的概念 遗忘是指个体对识记过的事物不能再认和回忆，或错误的再认或回忆。用信息加工的观点来说，遗忘就是信息提取不出来或提取错误。遗忘可分为暂时性遗忘和永久性遗忘两类。前者指已经转入长时记忆的内容一时不能被提取，但在适宜条件下还可能恢复；后者是指不经重新学习永远不能恢复的记忆。

2. 遗忘的规律 德国心理学家艾宾浩斯最早对遗忘现象进行了研究。为了使学习和记忆尽量避免受旧经验的影响，他采用无意义音节作为记忆材料，把识记材料学到恰能背诵的程度，经过一定时间间隔后再重新学习，以重学时节省的诵读时间或次数作为记忆的指标。根据艾宾浩斯的实验结果绘成的曲线图，称为艾宾浩斯遗忘曲线。从曲线图中可看出，遗忘的进程并不均衡，而是先快后慢。最初遗忘的速度很快，以后逐步变慢，最后稳定在一定水平上。这就是人们常说的遗忘规律。

考点提示 遗忘的规律。

3. 影响遗忘的因素

（1）时间 识记后间隔的时间越长，遗忘得越多。

（2）识记材料的性质 有意义的材料比无意义的材料遗忘较慢；熟练的动作、运动的或形象的材料保持的时间比较长。

（3）识记材料的数量 一次识记材料数量越大，识记后遗忘的也越多。

（4）识记程度 学习程度达到刚刚背诵时效果最差，而150％的过度学习是提高保持效果的最经济有效的选择。

（5）材料的系列顺序 一般是材料的首尾容易保持，中间部分容易遗忘。

（6）识记者 识记的方式、情绪、动机等。对人们意义不大的，不引起人们兴趣的，不符合人们需要的事物容易遗忘；经过人们的努力、积极加以组织的材料遗忘得较少，而单纯地重述材料，识记的效果较差，遗忘得也较多。

大脑的四个记忆高潮

一般而言，人的大脑有四个记忆高潮。

第一个记忆高潮：清晨起床后，大脑经过一夜休息，此刻学习一些难记忆而又必须记忆的东西较为适宜。

第二个记忆高潮：上午8点至11点。此时体内肾上腺素分泌旺盛，精力充沛，大脑具有严谨而周密的思考能力。

第三个记忆高潮：下午6点至8点，不少人利用这段时间来回顾、复习白天学习过的东西，加深记忆，分门别类，归纳整理。

第四个记忆高潮：睡前一小时。利用这段时间对难以记忆的东西加以复习，不易遗忘。

三、思维

（一）思维的概念

思维（thinking）是人脑对客观事物的本质及其规律间接的、概括的反映，是认识的高级形式。它和感知觉一样都是人脑对客观事物的反映，同属于心理活动的认识过程。所不同的是，感知觉是对客观事物的直接反映，而且反映的是外在特征或外在联系，具有直观性、形象性，属于认识的初级阶段，即感性认识阶段。而思维是建立在感知觉的基础上，揭露感知觉所不能揭示的事物的本质特征和内部规律，具有间接性、概括性，属于认识的高级阶段，即理性认识阶段。

（二）思维的分类

1. 根据思维解决问题的方式分类

（1）动作思维　又称操作思维，是在实际动作中进行的思维。3岁以前的幼儿的思维基本就属于动作思维。例如，幼儿一边做动作，一边背诵儿歌；幼儿通过数教具的方式思考1+1=2。

（2）形象思维　运用头脑中已有的表象进行的思维。它解决问题的方式是想象活动。学前儿童的思维主要是形象思维。例如，让三四岁的儿童计算1+1的算术，他会凭借头脑中1块糖和1块糖的实物表象进行相加计算出来。研究表明，形象思维是个体思维发展的重要阶段。发明家利用形象思维从事技术发明，作家、艺术家运用形象思维塑造艺术形象，学生运用形象思维来理解抽象的文字或概念。

（3）抽象思维　又叫逻辑思维，它是以概念、判断、推理等形式所进行的思维。例如，数学定理的证明，科学假设的提出，文章中心思想的概括，人物性格的分析等都要运用这种思维。

2. 根据思维探索答案的方向分类

（1）聚合思维　思维沿着单一的方向，从所给予的信息中产生逻辑结论的思维。其主要特点是求同。例如，医生通过多种手段对患者的疾病进行确诊。

（2）发散思维　从所给予的信息中产生众多的信息，或是指从一个目标出发，沿着各自不同的途径去思考，探求多种答案的思维。其主要特点是求异。例如，"一题多解""一物多用"等。

3. 根据思维的创造性程度分类

（1）常规性思维 运用已有的知识经验，按照惯常的解决问题的方式进行思维。例如，学生运用已学会的公式解决同一类型的问题。这种思维的创造性水平较低，往往缺乏新颖性和独创性。

（2）创造性思维 用独创的、新颖的方法来解决问题的思维。例如，学生在已有解答此题的方法下再思考更为简单快捷的解答该题的方法。

（三）思维的特征

1. 间接性 思维的间接性表现在它是借助其他事物为媒介间接地认识事物。例如，心理咨询师根据来访者的外在行为表现来把握来访者的心理活动。通过思维的间接性，人们才可能超越感知觉所提供的信息，认识那些没有直接作用于人的各种事物的属性，揭露事物的本质规律，预见事物发展变化的进程。

2. 概括性 思维是在大量感性材料的基础上，把一类事物的共同的本质的特征和规律抽取出来，加以概括，这就是思维的概括性。例如，抑郁症患者常有"三不如"（己不如人、今不如昔、生不如死）和"三低"（情绪低落、思维迟缓、语言动作减少）特征。思维的概括性促使人对客观事物的本质特征、内在关系及其规律性加以认识，有利于人对环境的适应与改造。

> **考点提示** 思维的特征。

四、想象

（一）想象的概念

想象是大脑对已有的表象进行加工改造，进而形成新形象的过程。这是一种高级的复杂的认识活动。想象以感知为基础，想象的形象在现实生活中都能找到其原型，它同其他心理活动一样，都是对客观现实的反映。例如，《西游记》中孙悟空、猪八戒以及妖魔鬼怪等尽管形象离奇古怪，有时甚至荒诞无稽，但它们仍来自现实之中，来自对人脑中记忆表象的加工。孙悟空是人的特征和猴子的习性、动作等结合在一起而创造出来的，猪八戒则是对人和猪的某些特征加工改造的结果。

（二）想象的分类

按照想象活动有无目的性，可以将想象划分为无意想象和有意想象。

1. 无意想象 没有预定的目的、不自自主地产生的想象。例如，学生上课时的"分心"现象，诗人、作家的"浮想联翩"等。无意想象是最简单、最初级的想象。梦和幻觉均属于特殊情况下产生的无意想象。

2. 有意想象 按照一定的目的、自觉地进行的想象。根据想象的创新程度和形成方式可分为再造想象和创造想象。

（1）再造想象 根据言语描述或图形示意，在头脑中形成相应新形象的心理过程。例如，人们在读《沁园春·雪》这首诗词时，在头脑中会形成北国风光的情景。

（2）创造想象 在创造活动中，根据一定目的、任务，在人脑中独立创造新形象的心理过程。例如，毛泽东创作《沁园春·雪》这首诗词时的心理活动就属于创造想象。幻想是指向未来、与个人愿望相联系，创造想象的特殊形式。

五、注意

（一）注意的概念

注意是人的心理活动对一定对象的指向和集中。注意是一种心理状态，不是一种独立的心理过程，而是各种心理过程的共同特性，不能离开一定的心理过程而独立存在。

（二）注意的分类

根据注意是否有目的以及意志努力的程度，可以把注意分为无意注意、有意注意和有意后注意三种。

1. 无意注意　也称不随意注意，是指没有预定目的、无须意志努力的注意。如学生正在听课，突然门开了，进来一个人，大家便不由自主地把头转向进来的人。引起无意注意的原因有刺激物的强度、对比度、运动变化、新异性，以及个体的需要、兴趣、情绪和精神状态等。

2. 有意注意　也称随意注意，是指有预定目的，需要意志做出努力的注意。它的发生不是取决于刺激物的特点，而是人们已定的活动目的和任务。例如，学生认真听教师讲课。

3. 有意后注意　有预定目的，但不需要意志努力的注意，是在有意注意基础上发展起来的一种高级的注意。例如，电脑打字的"盲打"。

（三）注意的特征

1. 指向性　心理活动或意识在某个瞬间，选择了某个对象，而忽略了另外一些对象。它与人的已有知识经验存在密切关系。

2. 集中性　心理活动或意识在某个方向上的活动的强度和紧张度，是全神贯注地聚焦在所选择的对象上。它体现了人在意识活动中阻止无关信息进入人脑的特点。

（四）注意的品质

1. 注意的广度　也叫作注意的范围，是指在同一时间内所能清楚把握的对象的数量。影响注意广度的因素主要有知觉对象的特点、个人的活动任务和已有的知识经验。知觉对象越集中，排列越有规律，注意的广度就越大；知觉活动的任务越多，注意广度就越小；个体的知识经验越丰富，注意广度越大，如"一目十行"。

2. 注意的稳定性　注意保持在某一对象或某一活动上的时间久暂特性。平时所说的"聚精会神""全神贯注"等就是注意的稳定性。与注意稳定性相反的品质是注意的分散，即分心，是指受到无关刺激的干扰，注意离开了当前进行的活动。影响注意稳定性的因素有人的健康状况、注意对象的性质等。

> **知识拓展**
>
> ### 儿童多动症
>
> 儿童多动症，又称注意缺陷多动障碍，是一种常见的儿童行为异常问题。这类患儿的智力正常或接近正常，但学习、行为及情绪方面有缺陷，主要表现为与年龄和发育水平不相称的注意力不易集中、注意广度缩小、注意时间短暂，不分场合的活动过多、情绪易冲动等，并常伴有认知障碍和学习困难。该症于学前起病，呈慢性过程。该症不仅影响儿童的学校、家庭和校外生活，而且容易导致儿童持久的学习困难、行为问题和自尊心低，此类患儿在家庭及学校均难与人相处。

3. 注意的分配 同一时间内把注意指向于不同的对象。在实际生活中常要求人们的注意能够很好地分配。例如，护士需要一边和患者交谈，一边做检查记录。平时所说的"一心二用""双管齐下"等就是注意的分配。

4. 注意的转移 根据一定的目的，主动地把注意从一个对象转移到另一个对象，或由一种活动转移到另一种活动。注意转移的快慢和难易主要受原来活动吸引注意的程度、引起注意转移的新事物的特点和主体神经过程的灵活性等因素的影响。注意的转移不同于注意的分散。前者是在实际需要的时候有目的地把注意转向新的对象，使一种活动合理地被另一种活动所代替；后者是在需要注意稳定的情况下，受到无关刺激物的干扰，而使注意离开需要注意的对象。

考点提示 注意的品质。

第三节 情绪与情感过程

扫码"学一学"

案例讨论

【案例】

一只骆驼在沙漠里跋涉着，又饿又渴，焦躁万分，一肚子火不知道该往哪儿发才好。正在这时，一块玻璃瓶的碎片把它的脚掌硌了一下，疲累的骆驼顿时火冒三丈，抬起脚狠狠地将碎片踢了出去，却不小心将脚掌划开了一道深深的口子，鲜红的血液顿时染红了沙粒。生气的骆驼一瘸一拐地走着，一路的血迹引来了空中的秃鹫，骆驼心里一惊，不顾伤势狂奔起来。跑到沙漠边缘时，浓重的血腥味引来了附近沙漠里的狼，无力的骆驼像只无头苍蝇般东奔西突，仓皇中跑到了一处食人蚁的巢穴附近，鲜血的腥味儿惹得食人蚁倾巢而出，一眨眼，就像一块黑色的毯子一样把骆驼裹了个严严实实。不一会儿，可怜的骆驼就鲜血淋漓地倒在地上了。

【讨论】 是什么原因导致了骆驼最后的死亡？

一、情绪与情感的概述

（一）情绪与情感的概念

情绪和情感是人对客观事物是否符合自身需要而产生的态度体验。情绪情感以个体的愿望和需要为中介。当客观事物符合主体的愿望和需要时，就会引起积极、肯定的情绪，反之就会引起消极、否定的情绪。

（二）情绪与情感的功能

1. 信号功能 情绪主要是通过言语表情和非言语表情进行表达的。在日常生活中，55%的信息是靠非言语表情传递的，38%的信息是靠言语表情传递的，只有7%的信息才是靠言语传递的。所以说情绪是人与人之间传递信息最重要的手段。

2. 调节功能 情绪对人的活动具有增力或减力的效能。在高涨的积极情绪状态下，个体会全力以赴，克服困难，以达到预定目标；在低落的情绪状态下，个体则缺乏冲动和拼劲，稍遇阻力便畏缩不前，半途而废。

二、情绪与情感的分类

（一）基本情绪

基本情绪又称为原始情绪，是人和动物共有的，每一种基本情绪都有独立的生理反应、内部体验和外部表现。目前认为，快乐、悲哀、愤怒、恐惧等是人类最基本的情绪反应。

1. 快乐　一个人追求并达到所盼望的目的时产生的情绪体验。快乐程度可以细分为满意、愉快、欢乐、狂喜等。快乐一般来说是积极的情绪，但是高兴过度、忘乎所以，也会产生消极作用，乐极生悲。

2. 悲哀　在失去自己心爱的对象（人或物）或在自己的理想、愿望破灭时所产生的情绪体验。悲哀程度可细分为遗憾、失望、难过、悲伤、极度悲痛等。

3. 愤怒　由于他人或他事妨碍目的达到，逐渐积累紧张性而产生的情绪体验。愤怒程度可细分为不满意、生气、愠怒、狂怒等。

4. 恐惧　由于缺乏准备，不能处理、驾驭或摆脱某种危险情景时所产生的情绪体验。恐惧程度可细分为不安、紧张、害怕、大惊失色等。

（二）情绪状态

情绪状态是指在某种事件或情境的影响下，在一定时间内所产生的某种情绪，其中较典型的情绪状态有心境、激情和应激三种。

1. 心境　一种微弱而持久的情绪状态，这种状态具有以下特点：①缓和而又微弱，如微波荡漾，有时当事人并不察觉；②持续时间较长，数小时、数日，甚至数年；③具有弥散性，似乎是像戴上了有色眼镜，所有的事情都被染上了心境的色彩。

心境有积极与消极之分。良好的心境有助于积极性的发挥，可以提高工作与学习的效率；不良心境会使人沉闷，妨碍工作和学习，影响心身健康。良好的心境是心理健康的一个重要标准。

2. 激情　一种强烈而短暂的情绪状态，这种状态具有以下特点：①具有激动性和冲动性；②有明显的外部表现；③维持时间短，犹如夏天的暴风雨，来得快，去得也快；④有明确指向性，通常由特定的对象引起。

激情往往伴随着生理变化和明显得外部行为表现。例如，心跳加快、血压升高、手舞足蹈、大发雷霆等。激情状态下人往往出现"意识狭窄"现象，认识活动范围缩小，理智分析能力受到抑制，进而使人的行为失去控制，甚至做出一些鲁莽的行为或动作。

3. 应激　出乎意料的、紧迫情况下所引起个体急速而高度紧张的情绪状态。应激有积极作用也有消极作用。应激状态使有机体具有特殊的防御排险功能，能使人精力旺盛、动作灵活、思路敏捷，超水平发挥，能为平常所不能为。有时恰恰相反，高度的紧张、剧烈的生理变化也可能使人行为紊乱而不能协调，平常很容易的事情此刻竟然也不能做了，知觉和注意的范围狭窄，语无伦次、惊慌失措、瘫软在地等。长时间处于应激状态，还会降低机体的免疫力。

（三）高级情感（社会情感）

高级情感一般是人们在社会活动中产生的，因而也称社会性情感。高级情感主要包括：道德感、美感和理智感。

1. 道德感　人们用一定的道德准则评价自身或他人行为时所产生的一种复杂的情感体

验。行为符合道德准则便产生满意、肯定的体验，如爱慕、敬佩、赞赏、热爱、荣誉等；不符合时便产生消极、否定的体验，如羞愧、憎恨、厌恶等。

2. 美感 人对客观事物和对象美的特征感知、评价产生的体验。美感是人对审美对象的一种主观态度，是审美对象是否满足主体需要的反映。由于每个人的审美需要、观点、标准和能力的不同，对同一对象的美感体验也不相同。

3. 理智感 人在追求真理的过程中，对认识活动的成就进行评价时产生的情感体验。它与人的认识活动的成就获得、对真理的探索追求以及问题的解决相联系。人的认识活动越深刻，求知欲望越强烈，追求真理的情趣越浓厚，他的理智感也越深厚。

考点提示 情绪和情感的分类。

三、情绪的表现与识别

（一）情绪的外部表现

情绪是一种内部的主观体验，但在其发生时又伴随着某种外部表现，这种外部表现也叫表情，包括面部表情、姿态表情和言语表情三个方面。

1. 面部表情 主要是通过面部肌肉和五官的变化来表现各种情绪状态。如眉开眼笑、愁眉苦脸、龇牙咧嘴、面红耳赤、目瞪口呆等。面部表情模式能精细地表达不同性质的情绪，因此是鉴别情绪的主要标志。

2. 姿态表情 借助全身姿态和四肢活动来表达各种情绪，可分为身段表情和手势表情。如手舞足蹈、捶胸顿足、上蹿下跳、摩拳擦掌等体现身体姿势的词语都可以表达个人的某种情绪。此外，手势也是一种重要的姿态表情，它通常和言语一起使用来表达个人的情感。在一些情况下，如人们在无法用言语进行沟通时，手势也可以单独使用。手势经过系统的规范，成为聋哑人交际的重要工具——手势语。

3. 言语表情 通过语音、语调、语速等方面的变化来表现各种情绪状态。如悲哀时语调低沉、节奏缓慢，高兴时语调高昂、节奏加快，爱抚时言语温柔，恼怒时言语生硬，愤怒时大声喊叫、语句不连贯等。有时同一句话，由于说话的音调、节奏、速度、语气等不同，表现出来的含义完全不同。

知识拓展

微表情

所谓"微表情"是指每个人在遇到有效刺激的一刹那产生的瞬间反应，它从人类本能出发，不受思想的控制，无法掩饰，也不能伪装。因此，微表情是个人内心想法的忠实呈现，是了解一个人内心真实想法的最准确线索。之所以称为"微"，是因为一个"微表情"在人脸上转瞬即逝，常见的只有1/8到1/4秒。

（二）情绪的生理变化

情绪是一种身心一体的反应，在情绪产生的时候，除了会有外部表现之外，往往还伴随着生理的变化。情绪活动中发生的生理变化和外在表现是与神经系统多种水平的功能联系着，是皮质和皮质下中枢协同活动的结果。

1. 呼吸系统的变化　在某些情绪状态下，呼吸频率、深浅、快慢、是否均匀等都会发生变化，这些变化可作为情绪变化的客观指标之一。人在平静状态下，呼吸频率大约为每分钟 20 次；在愤怒时，呼吸频率可达每分钟 40～50 次；而在悲伤时，呼吸频率每分钟不到 10 次。呼吸变化可用呼吸描记器以曲线的形式记录下来，分析呼吸曲线的频率、振幅和波形的变化，可以推知某种情绪状态的存在。

2. 循环系统的变化　在情绪状态下，循环系统的活动一方面表现为心跳速度和强度的改变；另一方面为外周血管舒张与收缩的变化。如满意、愉快时，心跳节律正常；恐惧或暴怒时，心跳加速、血压升高。

3. 内外腺体的变化　人的情绪变化会引起内外腺体的变化，这种变化也可以作为判定某种情绪状态的客观指标。在不同的情绪状态下，外分泌腺会发生相应的变化。比如，人在悲伤时往往会流泪；恐惧、紧张时会出冷汗；焦虑时会抑制消化腺分泌和肠胃蠕动，因而食欲减退；心情愉快时会增强消化腺和肠胃的活动，因而食欲旺盛。在不同的情绪状态下，内分泌腺也会发生变化，从而影响激素分泌。例如，在情绪紧张时，肾上腺的活动增强，促进肾上腺素的分泌，引起一系列的机体变化，提高机体的适应能力。

知识拓展

测　谎　仪

测谎仪，其准确称法是多道生理心理描记器或多道心理生物记录仪。现代科学证实，人在说谎时生理上会发生一些变化，而一些生理变化是不易察觉的。如呼吸速率和血容量异常，出现呼吸抑制和屏息；脉搏加快，血压升高，血输出量增加及成分变化，导致面部、颈部皮肤明显苍白或发红；皮下汗腺分泌增加，导致皮肤出汗，手指和手掌出汗尤其明显等。这些生理变化由于受自主神经系统支配，所以一般不受人的意识控制，而是自主的运动。测谎仪一般是从三个方面测定一个人的生理变化，即脉搏、呼吸和皮肤电阻（简称"皮电"）。通过研究测谎仪记录下的数据，测谎专家可以判断被测对象是否说谎。目前全国已有不少城市把测谎仪引入到公安、司法界。当然，测谎结果只是提供辅助参考，不能作为定案的标准证据使用。

第四节　意志过程

案例讨论

【案例】

患者，男，60 岁，三年前患脑卒中，身体半边无力。经过康复训练，可以像正常人一样走路。在两个月前，因为摔倒而家属又没在身边，时间过长引起半边身体行动不便，

说话也不清晰，第二次发作比第一次症状更严重。面对更加繁重的康复任务，患者觉得自己无法完成，经常打退堂鼓。

【讨论】

1. 患者经常打退堂鼓的原因是什么？
2. 作为康复人员，该如何提高患者的意志力，恢复其康复信心？

一、意志的含义

意志是自觉地确定目的，并为实现目的而支配调节自己的行动，克服各种困难的心理过程。意志是人所特有的心理现象，是人类意识能动性的集中表现。人的心理不仅能够通过感觉、知觉、记忆、思维等心理过程认识客观事物及其规律，并且能制订行动计划，积极而有目的地控制自己的行动。人的意志与行动紧密相连，对行为具有调节和支配作用。

二、意志的特征

1. 自觉目的性 意志行动是人有目的的行动，自觉目的性是人的意志行动的前提，这是人与动物间的本质区别。如患者为了早日康复自觉进行艰苦的康复训练，医生为了攻克医学难题忘我地工作。

2. 行为调节功能 意志离开了人的行动就不能独立存在。意志对行为起着两种调节功能，即激励功能和抑制功能。激励功能是推动人去从事达到目的所必需的行为，抑制功能是制止不符合预定目的的行为。

3. 坚韧性 这一特性是与克服困难相联系的。一个人在遇到困难时的表现是衡量其意志力强弱的客观标准。克服困难是意志行动的核心。如在一些手术中，医生和护士需要连续工作六七个小时甚至更长时间。

三、意志的品质

1. 自觉性 个体在行动之前对行动目的具有全面而深刻的认识，能自觉确定行为目的，而不轻易听信他人建议，不屈服于外来压力。与自觉性相反的特征是受暗示性。

2. 自制性 在意志行动中善于控制自己的情绪、约束自己的言行。主要表现为能够克服困难，迫使自己去执行已做出的决定；善于抑制与自己目的相违背的各种动机、愿望和情绪。与自制性相反的特征是任性和怯懦。

3. 果断性 能根据不断变化的情况，不失时机地采取决断并坚决执行。它是以勇敢和深思熟虑为前提条件的。与果断性相反的特征是优柔寡断和武断。

4. 坚持性 在行动中，百折不挠地克服困难，为实现预定的目的坚持到底。曹雪芹用了 10 年完成《红楼梦》，司马迁用 18 年完成了《史记》均为意志坚持性的体现。与坚持性相反的特征是退缩和动摇。

考点提示 ▶ 意志的品质。

扫码"学一学"

第五节 人 格

案例讨论

【案例】

有四个人去戏院看戏，都迟到了 15 分钟，工作人员拦住他们：先生，对不起，您已经迟到 15 分钟，为了不影响他人，您不能进入。

第一个人：为什么不让我进！你知道我为什么迟到吗？刚才有个老大娘摔倒了，我为了扶她才来晚，我是做好事，怎么能不让我进？！——好好好，进去吧。

第二个人：听你的口音，你是南阳人吧？我老婆也是，这里有南阳的烟，你来根。我是税务局的，以后有什么事情，尽管找我。——快进去吧。

第三个人：不让进就站在旁边等，不走。第一个人进去了，他为什么能进？——他做了好事。第二个人，又是什么原因？——算了，算了，你也进去吧。

第四个人：呀！我确实迟到了，不好意思（离开）。

【讨论】

四个人分别有什么样的性格特点？

一、人格的概述

（一）人格的概念

人格（personality），源自拉丁文，原意是指希腊戏剧中演员戴的面具，不同的角色戴不同的面具，观众通过面具就知道他是一个什么样的人，这类似于中国京剧中的脸谱。后来心理学借用了这个词，指在人生的大舞台上，人也会根据社会角色的不同来换面具，这些面具就是人格的外在表现。

人格一词经常在日常生活中被使用，人们会说"他具有高尚的人格""我以我的人格担保"等，这些描述包含了人格的多重含义，有道德上的人格，法律意义上的人格，也有社会学意义上的人格。而在心理学中，人格的概念界定为：人格是构成一个人思想、情感及行为的特有模式，这个独特模式包含了一个人区别于他人的稳定而统一的心理品质。亦指一个人整个的精神风貌，即具有一定倾向性的、稳定的心理特征的总和。

（二）人格的特征

1. 整体性 人格是由多种成分（气质、性格、认知风格、自我调控等）构成的一个有机整体，这些多种成分和特质在人身上不是孤立存在而是密切联系的。人格的整体性是衡量心理健康的重要指标。当一个人的人格结构在各方面和谐统一时，他的人格是健康的。否则可能出现适应困难，甚至出现人格分裂。

2. 独特性 世界上没有两片完全相同的树叶，也没有两个完全相同的人。一个人的人格是在遗传、环境、教育等先天和后天因素的交互作用下形成的，不同的遗传、生存及教育环境，形成了各自独特的心理特点。当然，人格的独特性并不意味着人与人之间的个性毫无相同之处，生活在同一社会群体中的人也有一些相同的人格特征。

3. 稳定性　个体的人格特征具有跨时间的持续性和跨情境的一致性。如一个性格内向的人，在不同的场合都会表现出沉默寡言的特点。正所谓"江山易改，秉性难移"，这里的"秉性"就是指人格，而个体在行为中偶然表现出来的一时的心理特性并不能称为人格。当然，这也并不意味着它在人的一生中是一成不变的，随着生理的成熟和环境的改变，人格也可能产生或多或少的变化，这是人格可塑性的一面。正是因为人格具有可塑性，才能培养和发展人格。

4. 功能性　人格会影响一个人的生活方式，甚至有时会影响一个人的命运。人们常常使用人格特征解释某人的言行及事件的原因。当人格功能发挥正常时，个体表现为健康而有力；当人格功能失调时，就会表现出懦弱、无力，甚至病态的情况。

5. 社会性　人格的社会性强调人格是在社会化的过程中形成的，是社会的人特有的。可以说每个人的人格都打上了他所处社会的烙印。不同社会的政治、经济、文化对个体有不同的影响，使人格带有明显的社会性。但不排除人格的生物性，人格的形成和发展也要受到生物因素的制约。个体的遗传因素为个性的形成和发展提供了前提。

考点提示　人格的特征。

（三）人格形成与发展的影响因素

人格的形成与发展离不开先天遗传因素与后天环境因素的交互作用。在人格的形成与发展过程中，各个因素都起到了不同的作用，先天遗传因素为人格的形成和发展提供了一种可能性，后天环境因素是人格形成与发展的决定因素。

1. 先天生物遗传因素　遗传不仅表现在子女与父母之间身体外形方面相似，还表现在性格、智力、兴趣方面也有某些相似之处。在现实生活中，人们容易看到，一些家庭为音乐世家、文学世家、教师世家，这很能说明遗传因素、相同的生活环境、政治文化背景对下一代人格形成的影响。此外，人的容貌、体形的好坏对人的人格会产生直接影响。身体外部条件不好的人，容易产生自卑感，这种自卑感时间一长也容易使人产生一种消极的个性。同样，人的身体的某一个或多个机能有障碍，如神经系统、心血管系统、内分泌系统有残疾，也可能引起人的个性的变化，如思想压抑、情绪呆板、行动迟缓等。

2. 后天环境因素

（1）家庭环境因素　家庭是儿童出生以后接触到的第一个教育场所，家庭的差异（包括家庭结构、经济条件、居住环境、家庭氛围等）和不同的教养方式对人格形成与发展具有不同的影响。研究发现，破裂家庭特别是父母离异家庭的孩子因得不到家庭温暖、完整爱抚，易形成悲观、孤僻等不良人格特征，行为问题也较多。而不同的家庭教养方式（专制型、溺爱型、忽视型、民主型）对孩子人格特征的形成与发展也发挥着重要作用。例如，溺爱型教养方式的父母对孩子过于溺爱，让孩子随心所欲，父母对孩子的教育有时出现失控的状态，在这种家庭环境中成长的孩子多表现为任性、依赖、自我中心、责任感差、耐挫折力差等。

知识拓展

家庭教养方式

家庭教养方式是指家长在教育抚养子女过程中表现出的一种行为倾向，它是对父母各种教养行为的特征概括，是一种具有相对稳定的行为风格。结合我国的实际，利用"关爱"与"权威"两个维度可以互相合成四种主要的教养类型：权威型、专制型、放任型和忽视型。

权威型的家长对孩子给予中等程度的关爱和中等程度的限制或允许，对孩子保持温和的态度，能接纳孩子的意见和想法，亲子间采取开放的态度和方式进行沟通。在进行家庭教育时，采取民主、平等的态度对待孩子，尊重、爱护孩子，鼓励孩子独立和形成个人特质。

专制型的家长对孩子给予很少关爱且给予最大的限制。父母往往按照一套硬性的规范，命令、要求、控制孩子的行为，强调权威，要求孩子绝对服从和尊崇。在进行家庭教育时，父母往往订立明确的规范标准，要求子女遵照执行，过分严厉地对待孩子，全然不考虑孩子的意志，不尊重孩子的意见和想法。对孩子的要求过高过严，态度极其粗暴，要求孩子服从家长权威。

放任型的家长对孩子的接纳程度很高，将感情、物质无限制地给予孩子，对孩子给予较多的关爱，迁就孩子，但很少进行限制，对孩子的言行举止具有很大限度的容忍和接受，具有过度保护的倾向。在进行家庭教育时，对孩子过分宠爱，百依百顺，以孩子为中心，无原则地满足孩子的一切要求，处处袒护，事事包办。

忽视型的家长对孩子给予很少的关爱并较少进行限制，具有放纵的意味。在进行家庭教育时，对孩子缺乏关心，采取不管不问、放任自流、任其发展的态度，鲜有干预孩子的言行，无视孩子的情况和需要，与孩子的交流缺乏感情，对孩子的优点、缺点也都不予关注。

（2）学校环境因素　学校不仅为学生传授文化科学知识，进行政治思想教育，还促进学生人格的形成与发展。学校教育是系统、有目的、有计划地进行的，包括学校领导、老师提出的要求、方向，课堂上传授的知识内容，学校环境和班集体的影响，同学之间的相互交往，还有老师对学生的态度等。学生通过课堂教学可接受系统的科学知识，可发展学生的主动性、自制力和独立性等良好的人格特征。集体生活有利于培养学生组织性、纪律性、合群、利他、勇敢和顽强的人格特征，也有利于克服孤独、自私等不良人格特征。而教师言传身教也对学生有着巨大影响。

（3）社会环境因素　每个人都处在特定的社会文化环境中，文化对人格的影响极为重要。社会文化塑造了社会成员的人格特征，使其成员的人格结构朝着相似性的方向发展，这种相似性具有维系社会稳定的作用，可以使每个人能稳固地"嵌入"该文化形态里。社会因素对个体人格的影响主要通过社会风尚、大众传媒等得以实现，通过电脑、电视、电影、报纸杂志、文学作品等途径进行传播。

（4）自然环境因素　生态环境、气候条件、空间拥挤程度等这些物理因素都会影响人格的形成与发展。比如，气温的升高会提高某些人格特征的出现频率：三伏天的高温天气使人烦躁不安。自然环境对人格的影响是潜移默化的，如住在高山与海边的人，他们的性格会表现出很大的差异性。

二、人格心理特征

人格心理特征是指在心理活动过程中表现出来的比较稳定的特点，它集中地反映了人的心理面貌的独特性。人格心理特征主要包括能力、气质和性格。

（一）能力

1. 能力的概念　能力是个体在活动中表现出来的直接影响活动效率，并使人顺利完成某种活动所需具备的人格心理特征。能力总是和人完成一定的活动相联系的，离开了具体活动既不能表现人的能力，也不能发展人的能力。

2. 能力的分类

（1）一般能力　无论进行什么样的活动都必须具备的能力。它是人们完成任何活动所不可缺少的，是人共有的最基本的能力。观察力、记忆力、注意力、思维力、想象力和语言能力等，都是一般能力。一般能力的综合体就构成个体的智力。

（2）特殊能力　在某种专门活动中所表现出来的能力。它只在特殊活动领域内发生作用，是顺利完成某种专业活动的心理条件。如画家的色彩鉴别能力，音乐家的节奏感等都属于特殊能力。

3. 能力发展的一般趋势与个体差异

（1）能力发展的一般趋势　①童年期和青少年期是某些能力发展最重要的时期，以后随着年龄的增长，智力发展趋于缓和。②人的智力在18～25岁间达到顶峰（也有人说到40岁）。不同的智力成分达到顶峰的时间是不同的。③根据对人的智力毕生发展研究，人的流体智力在成年中期之后有下降的趋势，而人的晶体智力在人的一生中却是稳步上升的。④成年期是人生最漫长的时期，也是能力发展最稳定的时期。

（2）能力发展的个体差异　①能力结构的差异：能力由各种各样的成分构成，他们可以按不同方式结合起来，由此构成能力类型上的差异，因而人们在能力方面表现出各有所长，各有所短。如有的人擅长记忆，有的人擅长想象等。②能力发展水平的差异：人的能力有大有小，各种能力都有高低的差异。若以智力来衡量，一般来说，智力在全人口中呈常态分布，两头小，中间大，即大多数人的智力处于中等水平。③能力表现早晚的差异：人的能力发挥有早有晚。有些人在儿童时期就显露出卓越的才华，称为人才早熟。而有些人能力表现较晚，即所谓"大器晚成"。例如，我国著名画家齐白石，40岁时才表现出绘画才能；我国著名医生李时珍在61岁时才写成巨著《本草纲目》。

（二）气质

1. 气质的概念　气质是指表现在人心理活动的强度、速度、灵活性与指向性等方面的一种稳定的心理特征。气质相当于我们日常生活中所说的"脾气""秉性"。

2. 气质类型学说

（1）体液说　古希腊医生希波克拉底提出了人体内存在四种体液：血液、黏液、黄胆汁、黑胆汁。四种体液所占比例的不同，决定了人的心理活动和行为表现。后来，罗马医生盖伦发展了希波克拉底的思想，将人的体液与人的气质联系起来，进一步确定了气质类型，把人的气质分成四种典型的类型：多血质、黏液质、胆汁质和抑郁质。

1）多血质　表现为活泼好动、反应迅速、动作灵活、思维敏锐、善于交际、适应性强、感情丰富外露；但往往粗心大意、情绪多变、兴趣易转移、轻率散慢。

2）胆汁质　表现为直率热情、精力旺盛、敏捷果断、反应迅速强烈；但性急暴躁、任性、容易冲动，易感情用事。

3）黏液质　表现为安静稳重、耐心谨慎、有主见、善于克制、沉默寡言、反应缓慢、情绪隐蔽；但是往往固执、保守、动作迟缓、缺乏生气。

4）抑郁质　表现为敏感多疑、自卑孤僻、悲观忧郁、多愁善感、动作迟缓、不善交际；但感受性强，情绪体验深刻持久，富于同情心。

（2）高级神经活动类型学说　高级神经活动类型的概念是由巴甫洛夫首次提出的。巴甫洛夫通过研究发现，动物神经系统的兴奋过程和抑制过程具有三种特性，即强度、平衡性和灵活性。巴甫洛夫根据这三种特性的独特结合，把动物高级神经系统活动划分成四种类型。

1）强、平衡、灵活型　兴奋和抑制过程都较强，两种过程容易转换。这种类型的特点表现反应灵敏，外表活泼，能很快适应迅速变化的外界环境，也称作"活泼型"。

2）强、不平衡型　兴奋过程强于抑制过程。这是一种易兴奋、奔放不羁的类型，也称作"兴奋型"。

3）强、平衡、不灵活型　兴奋和抑制过程都较强，但两种过程不易转换。表现为稳重、谨慎、迟缓，是一种坚毅而行动迟缓的类型，也称作"安静型"。

4）弱型　兴奋和抑制都很弱，而且弱的抑制过程占优势。表现为安静、不善社交为特征，也称作"抑制型"。

巴甫洛夫认为，高级神经活动类型是气质类型的生理基础。其对应关系如表3-1。

表3-1　高级神经活动类型与气质类型对照表

高级神经活动特点	高级神经活动类型	气质类型
强、不平衡	兴奋型	胆汁质
强、平衡、灵活	活泼型	多血质
强、平衡、不灵活	安静型	黏液质
弱	抑制型	抑郁质

考点提示　气质类型学说。

3. 气质的意义　气质是人格形成的条件之一，体现了人格的生物学内涵。就一个人活动的社会价值和能力水平而言，气质并无好坏之分。我们不能简单地断定哪一种气质是最好的。因为不管是哪一种气质，它虽有各自的胜人之处，也有各自不足。所以我们要正确对待自己的气质类型。要注意克制自己气质的消极方面，发扬我们气质的积极方面，扬长避短，发挥自己的气质优势。气质对择业和人才选拔有一定意义，每种气质类型的人都有适合干的工作，只有人-职匹配的时候，其能力、主动性、创造性才能得到最大限度的发挥，工作的效果和绩效也最佳。一般来说，那种要求反应迅速、灵活的工作对于多血质和胆汁质较为合适；而那些要求细致、持久的工作，对于黏液质和抑郁质比较适合。此外，人的气质与人的心身健康关系密切。情绪不稳定、易伤感、性急、易冲动等特征不利于心身健康，有些可成为心身疾病的易感因素。超强的精神刺激或过度紧张，往往使胆汁质的人抑制过程更弱，兴奋过程更强，从而导致神经衰弱、躁郁性精神病或心身疾病。而对抑郁质的人，巨大的挫折、不顺的社会环境或个人的极大不幸都会使脆弱的神经无法忍受而导致癔症、强迫症或心身疾病。

（三）性格

1. 性格的概念　性格是个体在社会生活过程中形成的，对客观现实稳定的态度及与之相适应的习惯化的行为方式。它是人格的核心部分，最能反映一个人的生活经历，体现一个人的本质属性，是人最核心的人格差异。

2. 性格的分类　一类人身上所共有的性格特征的独特结合。由于性格的复杂性，对于性格的分类目前还未达成共识。下面简要介绍几种性格类型。

（1）外倾型与内倾型　根据人的心理活动倾向于外部还是内部，把人们的性格分为外倾型和内倾型。外倾型的人兴趣和关注点指向外部客体，表现为活泼开朗、自由奔放、爱交际、独立性强、容易适应环境变化。内倾型的人兴趣和关注点指向主体自身，表现为感情深沉、处事谨慎、缺乏决断力、交际面窄、适应环境能力差。

（2）独立型与依存型　根据个体独立性程度，把人们的性格划分为独立型和依存型。独立型的人倾向于利用内在的、自身的参照系，具有独立判断事物、发现问题、解决问题的能力，关心抽象的概念和理论，在认知中具有优势。但不善于社交，与人交往时也很少能体察入微。依存型的人要依靠外在参照物进行信息加工，因而容易受到环境或附加物的干扰，易受他人意见左右，过分注意、依赖他人提供的社会线索。但好社交，与别人交往的时候能够较多地考虑对方的感受，在人际交往中具有优势。

（3）理智型、情绪型与意志型　根据理智、情绪、意志三者在心理功能方面的优势情况，可把人的性格分为理智型、情绪型和意志型。理智型的人通常用理智来衡量一切，并支配自己的活动。他们观察事物认真仔细，思维活动占优势，很少受情绪波动影响。情绪型的人，内心体验深刻且外显，情绪不稳定。他们有时欢乐愉快，有时抑郁低沉，有时安乐宁静，有时烦躁不安，言行举止易受情绪影响，缺乏理智感，处理问题常感情用事。意志型的人，行为目标明确，积极主动，勇敢、坚定、果断，自制力强，不易为外界因素干扰，但有的人会显得任性或轻率、鲁莽。除上述三种类型外，还有中间类型，如理智－意志型、情绪－意志型等。

3. 性格的特征

（1）性格的态度特征　个体在对现实生活各个方面的态度中表现出来的一般特征。主要表现在：对社会、集体和他人的态度；对待工作、学习和生活的态度；以及对待自己的态度。在态度方面，积极的性格特征有勤奋、乐观、刚强、慷慨、坦诚、谦逊和热情等；消极的性格特征有懒惰、阴郁、懦弱、悭吝、自私、狂妄和冷酷等。

（2）性格的理智特征　个体在认知活动中表现出来的心理特征，体现在感知觉、记忆、思维和想象等方面。如在感知方面，有的人观察仔细，有的人观察粗略；在记忆方面，有的人记忆很快，有的人记忆较慢。

（3）性格的情绪特征　个体在情绪表现方面的心理特征，主要体现在情绪活动的强度、稳定性、持久性和主导心境等方面。如强度方面，有的人情绪强烈，难以控制；有的人情绪冷静，易于控制。稳定性和持久性方面，有人情绪波动性大；有人则情绪稳定；有的人情绪持续时间长，有人则稍纵即逝。在主导心境方面，有的人经常处于愉快的情绪状态；有的人则经常郁郁寡欢。

（4）性格的意志特征　个体在对自己行为的自觉调节方式和水平方面表现出的心理特征，自觉性、坚定性、果断性、自制力等是主要的意志特征。

性格的特征。

4. 性格与能力、气质的关系

（1）性格与气质　性格与气质既有区别，又有联系。两者的区别在于：气质更多地受个体高级神经活动类型的制约，主要是先天的，无好坏之分；而性格更多地受社会生活条件的制约，主要是后天的，社会评价上有好坏之分。气质形成早，可塑性极小，变化极慢；性格形成晚，可塑性较大，变化较快。两者的联系表现在于：①气质可按自己的动力方式渲染性格，使性格具有独特的色彩，例如同是友善的性格特征，胆汁质的人表现为热情豪爽，抑郁质的人表现出温柔。②气质会影响性格形成与发展的速度，如胆汁质的人容易形成勇敢、果断、主动性的性格特征，而黏液质的人就较困难。③性格对气质有重要的调节作用，在一定程度上可掩盖和改造气质，使气质服从于生活实践的要求。

性格与气质的关系。

（2）性格与能力　在一个人统一实践过程中发展起来，二者之间相互影响、相互联系。首先，性格制约着能力的形成与发展。一方面，性格影响能力的发展水平。另一方面，优良的性格特征又往往能够补偿能力的某种缺陷，"勤能补拙"就是说性格对能力的补偿作用。但不良的性格特征，也会阻碍能力的发展，甚至使能力衰退。其次，能力的形成与发展也会促使相应性格特征随之发展。

三、人格心理倾向性

人格心理倾向性是一个人对现实的态度和积极行动的动力系统，它决定着人对认识活动的对象的趋向和选择。主要包括需要、动机、兴趣、信念等。

（一）需要

1. 需要的概念　需要是个体对自身生存和发展所必需条件的渴望和需求。需要是人一切行为积极性的源泉，是个体活动的基本动力，没有需要就没有活动的动力。需要激发人去行动，并使人朝着一定的方向去追求，以求得到自身的满足。同时人的需要又是在活动中不断产生与发展的。当人通过活动满足了原有的需要时，人和周围现实的关系就发生了变化，又会产生新的需要。

2. 需要的分类

（1）根据需要的起源分类　分为生物性需要和社会性需要。

1）生物性需要　维持个体正常的生命活动和延续种族所必需的。例如饮食、睡眠、休息、配偶、排泄等。这种需要是人类最原始和最基本的需要。生物性需要是人和动物共有的，但人的生物性需要与动物的生物性需要有着根本的区别。

2）社会性需要　为维护社会的存在和发展而产生的，是人类特有的在社会实践中发展起来的高级需要。例如，交往的需要、求知的需要、美的需要、娱乐的需要等。社会性需要是在生物性需要的基础上，在后天社会环境等因素的影响下形成的。

（2）根据需要的对象分类　分为物质需要和精神需要。

1）物质需要　人对物质对象的需求，包括对衣、食、住、行等有关物品的需要，也包括对书籍、报刊的需要等。在物质需要中，既包括生物性需要，也包括社会性需要。

2）精神需要　人对社会精神生活及其产品的需要，包括对爱、审美、求知、娱乐等精神产品的需要，是人所特有的需要。这种需要如长时间得不到满足，将会影响心理的正常发展。

3. 马斯洛的需要层次理论　美国心理学家马斯洛把人类的需要分为五个层次，由低到高分别为生理需要、安全需要、归属和爱的需要、尊重需要和自我实现需要。

（1）生理需要　人类生存最基本的需要，如人对食物、水分、睡眠、性等的需要。生理需要在人类各种需要中占有最强的优势，必须首先给予满足。当一个人被生理需要所支配时，其他的需要就会处于次要地位。

（2）安全需要　人们对稳定、安全、受保护、有秩序、能免除恐惧和焦虑等的需要。这种安全需要体现在社会生活中是多方面的，如生命安全、财产安全、职业安全、劳动安全等。当这一需要获得满足后，才会有安全感。

（3）归属和爱的需要　个体需要参加和依附于某个团体组织和个人。爱的需要包括接受他人和给予他人爱的需求。如果爱的需要得不到满足，个人就会感到孤独和空虚。

（4）尊重需要　包括自尊和希望受到别人尊重的需要。尊重需要得到满足，能使人对自己充满信心，可以激发个人潜力，在生活中变得更有能力和创造力。

（5）自我实现需要　个人成长与发展，发挥自身潜能、实现理想的需要，这是最高层次的需要，但人们达到自我实现的途径和方式各不相同。

马斯洛认为，需要层次是发展的，当较低层次的需要获得满足后，才向上一个较高层次的需要发展，但各个层次的需要是相互依赖，彼此重叠的，并不是必须等到低层次需要得到完全满足后才会出现，较低一层的需要高峰过后，较高一层的需要就会产生优势作用。并且，任何一种需要都不会因为更高层次需要的发展而消失，而是高层次的需要发展后，低层次的需要仍然存在，只是对行为影响的程度大大减小。

此外，各层次需要的产生与个体发育发展紧密相连。在婴儿期，生理需要在其行为活动中占主导地位，随后会产生安全、归属与爱的需要；自尊需要在青少年和青年初期开始占优势，并日益强烈和迫切；到青年中、晚期后，自我实现的需要则占主导地位，并能够把个人的需要与社会需要相结合，使自己的行为活动内容更加丰富，而且更具有社会意义。

考点提示　马斯洛的需要层次理论。

（二）动机

1. 动机的概念　动机是指引起和维持个体活动，并使活动朝向某一目标的内部动力。动机是一种内部心理过程，而不是心理活动的结果。动机和人们的需要有着密切的联系，需要是动机产生的基础，而诱因则是引起动机的外在条件。凡是能够诱发个体动机的刺激或情境称为诱因。如果仅仅有需要而没有诱因，是不会产生动机的。

2. 动机的分类

（1）根据动机的性质分类　可分为生理性动机和社会性动机。

1）生理性动机　也叫驱力，它以有机体自身的生物学需要为基础。饥饿、干渴、性、睡眠、排泄、疼痛等都属于生理性动机。生理性动机是人与动物都具有的，但人的生理性动机往往受社会生活的影响。

2）社会性动机　是与人的社会性需要相联系的，是后天习得的，如交往动机、学习动机、成就动机等。

（2）根据动机的来源分类　可分为外在动机和内在动机。

1）外在动机　由活动外部因素引起的，例如医生为了获得领导的赏识而努力学习。

2）内在动机　由活动本身产生的快乐和满足所引起的，例如医生意识到自己知识与能力的不足而努力学习。内在动机的强度大，时间持续长；外在动机持续时间短，往往带有一定的强制性。事实上，这两种动机缺一不可，必须结合起来才能对个人行为产生更大的推动作用。

（3）根据动机的影响范围和持续时间分类　可分为近景动机和远景动机。

1）近景动机　与近期目标相联系的动机。

2）远景动机　与长远目标相联系的动机。在一定条件下，两者可以相互转化。"千里之行，始于足下"，就是对近景与远景动机辩证关系的描述。

3. 动机的功能

（1）激活功能　动机能激发有机体产生某种活动。例如，饥饿者对食物、干渴者对水特别敏感，因此也容易激起寻觅活动。动机激活力量的大小，是由动机的性质和强度决定的。一般而言，中等强度的动机最有利于任务的完成。

（2）指向功能　动机不仅能够激发个体进行活动，还能将行为指向一定的对象或目标。例如，医生在学习动机的支配下选择去进修培训。

（3）维持和调整功能　当个体的某种活动产生以后，动机维持着这种活动针对一定目标，并调节着活动的强度和持续时间。

4. 动机冲突

（1）双趋冲突　两种对个体都具有吸引力的目标同时出现，而由于条件限制，个体无法同时实现，只能选择其中一种目标时，人们往往会出现难于取舍的心理冲突。例如，"鱼我所欲也，熊掌亦我所欲也"但"鱼和熊掌不可兼得"就是典型的双趋冲突。大学毕业生的择业、中学生高考志愿的填报等都可能会出现这种冲突。

（2）双避冲突　个体必须从两所厌恶或两躲避中选择其一的心理状态。例如，"前有悬崖，后有追兵"；患者既不想吃药也不想打针都是这种冲突的表现。

（3）趋避冲突　对一个目标的追求过程中兼具好恶的情感。例如，减肥的人既想吃美食又怕长胖，想吃鱼又怕鱼刺。

（4）多重趋避冲突　个体面对两个或两个以上的目标，且每个目标又分别具有趋避两方面的不同好恶情感。例如，毕业找工作，有两份工作，其中一份工资高但工作很辛苦；另一份工作轻松但工资低。

在现实生活中，人们常常会遇到各种动机冲突。如果对动机冲突不能很好地处理，就会产生不良情绪，陷入困惑和苦闷之中，甚至颓废和绝望，无力自拔。动机冲突不但影响人的正常工作和学习的积极性，还会给人的身心健康带来严重的威胁，甚至使人的精神状态趋于崩溃，乃至行为失常。

考点提示　动机冲突的四种类型。

本 章 小 结

本章以心理现象的含义为主线，通过对心理学的基本理论和知识，以及正常心理现象的发生发展的规律及其特点的介绍，使学生对心理现象有确切和深刻的认识和理解，能够将日常生活概念上升到科学概念的水平，并将心理学的基础知识应用于生活和临床工作实践。学习重点是心理现象的含义、感知觉的特性、记忆的过程、情绪的含义及分类、人格的含义及人格特征；难点是心理现象在临床工作中的应用。通过学习，使学生能将日常生活中的现象纳入心理学范畴，能有效识别心理活动对个体行为的影响以及与健康、疾病的关系，高质量地开展临床康复治疗工作。

习 题

扫码"练一练"

一、选择题

1. 人的心理实质是（　　　）

A. 心脏的功能　　　　B. 气质的反映　　　　C. 脑的机能　　　　D. 个性的反映

E. 思维的结果

2. 人的感觉适应是指由于刺激物的持续作用而使感受性（　　　）

A. 提高　　　　　　　B. 降低　　　　　　　C. 不变　　　　　　　D. 改变

E. 丧失

3. 皑皑白雪，在晚霞的映照下，显现出一片红色，但我们对雪地的知觉仍然是白色，这是因为人的知觉具有（　　　）

A. 理解性　　　　　　B. 整体性　　　　　　C. 对比性　　　　　　D. 恒常性

E. 选择性

4. "草船借箭"是对（　　　）的运用

A. 感觉　　　　　　　B. 知觉　　　　　　　C. 幻觉　　　　　　　D. 错觉

E. 联觉

5. 在记忆过程中不包括的环节为（　　　）

A. 验证　　　　　　　B. 保持　　　　　　　C. 回忆　　　　　　　D. 识记

E. 再认

6. 在考试中采用概念型选择题，从记忆角度看，是测验学生对知识的（　　　）

A. 回忆　　　　　　　B. 识记　　　　　　　C. 迁移　　　　　　　D. 再认

E. 概括

7. 人脑对同类事物的本质属性和事物内在规律性的反映，这是思维的（　　　）

A. 概括性　　　　　　B. 抽象性　　　　　　C. 间接性　　　　　　D. 逻辑性

E. 深刻性

8. 注意的两个特征是（　　　）

A. 广泛性与集中性　　　　　　　　　B. 指向性与稳定性

C. 广泛性与稳定性　　　　　　　　　D. 指向性与集中性

E. 间接性与概括性

9. 按照现代心理学界的标准，四项基本情绪是（　　　）

A. 忧虑、快乐、悲哀和愤怒　　　　　B. 忧虑、快乐、悲哀和恐惧

C. 忧虑、快乐、恐惧和愤怒　　　　　D. 快乐、悲哀、恐惧和愤怒

E. 高兴、悲伤、害怕和愤怒

10. "人心不同，各如其面"，这句俗语为人格的（　　）特点做出了最好的诠释

A. 稳定性　　　　　　B. 独特性　　　　　　C. 整合性　　　　　　D. 功能性

E. 社会性

11. 不爱与人交往、有孤独感，动作显得缓慢、单调、深沉的特征属于（　　）

A. 胆汁质　　　　　　B. 多血质　　　　　　C. 黏液质　　　　　　D. 抑郁质

E. 混合质

12. 下面各项不属于性格特征的是（　　）

A. 态度特征　　　　　B. 遗传特征　　　　　C. 理智特征　　　　　D. 情绪特征

E. 意志特征

13. 对性格形成起主导作用的是（　　）

A. 家庭教育　　　　　B. 学校教育　　　　　C. 社会教育　　　　　D. 自我教育

E. 童年经验

14. 音乐能力、绘画能力属于（　　）

A. 一般能力　　　　　B. 特殊能力　　　　　C. 认知能力　　　　　D. 社交能力

E. 操作能力

15. 动机产生的两个条件是（　　）

A. 需要和目的　　　　B. 诱因和目的　　　　C. 需要和诱因　　　　D. 意志和目的

E. 需要和意志

16. 一个男人想结婚，但又怕结婚后要承担相应的责任义务。这时他面临的心理冲突是（　　）

A. 双趋冲突　　　　　B. 多重趋避冲突　　　　C. 趋避冲突　　　　　D. 双避冲突

E. 意志冲突

二、思考题

辅导员给班上同学甲（胆汁质）、同学乙（多血质）、同学丙（黏液质）、同学丁（抑郁质）四名同学的评语中都写道："热爱集体，团结同学，学习努力，工作认真。"

思考：

1. 为什么不同气质类型的学生却具有某些相同或相似的性格特征呢？

2. 气质和性格之间有着什么样的关系？

（李明芳）

第四章

心理社会因素与心理健康

学习目标

1. **掌握** 心理健康、应激、应激源、心理防御机制、创伤后应激障碍的概念；应激源的分类；一般适应综合征；应激反应；应激引起的精神心理障碍的表现。
2. **熟悉** 心理社会因素与健康和疾病的关系；心理防御机制的常见表现形式。
3. **了解** 心理应激的模型；不同年龄阶段的心理健康特点。
4. 具有解释医学中心身相关问题和日常生活中心理行为问题的能力。
5. 养成生物－心理－社会整体医学模式观念，重视心理社会因素对健康的影响。

第一节　心理健康概述

案例讨论

【案例】

王某，53岁，杂货店老板。因为同行业之间的激烈竞争让他感到了很大的压力，儿子经常会给他惹些不小的麻烦。由于事业、儿子的问题，他经常头痛、胃痛。去医院检查，医生说他得了胃溃疡。这样的说法让他更加惶恐不安。可是令他感到奇怪的是，当他每年回到离工作地25公里以外的老家，走在熟悉的街道上时，他的胃痛就消失了。

【讨论】

1. 影响王某身体健康的因素是什么？
2. 为什么这些因素会对身体健康产生这么大的影响？
3. 学习完本章内容后，请以应激理论对王某的情况进行解释。

在生物－心理－社会整体医学模式下，人类的疾病与死亡谱发生了重大的变化，许多心身疾病（近年来也称为生活方式疾病）已成为人类健康的主要杀手。人们的不良生活方式、行为或心理、社会和环境因素成为影响健康的不可忽视的因素。

一、健康、疾病、心理健康的概念

1. 健康 一个随着社会发展不断变化的概念，在不同时期，不同医学模式影响下，人类对健康的理解不尽相同。在传统生物医学模式中健康被理解为"无病、无伤、无残，身

扫码"学一学"

45

体上没有疾病的状态"。当代生物－心理－社会医学模式认为健康是在身体、心理和社会功能三个方面的完善和谐状态。1948年，世界卫生组织（WHO）提出"健康，不仅仅是没有疾病和身体虚弱的现象，而是一种在身体上、心理上和社会上的完满状态"。1990年，世界卫生组织对健康的定义做了进一步补充，提出健康还应包括道德健康，即健康是指一个人在身体健康、心理健康、社会适应健康和道德健康四个方面的完好状态。

2. 疾病　疾病由致病因素引起的机体稳态被破坏和人体代谢、机能、结构的损伤，是机体通过抗损伤反应与致病因子及损伤做斗争的生命过程。在此过程中，机体对环境的适应能力降低，生产力下降。对疾病的认识也随着人类的认识水平的提高以及疾病本身的发展变化而不断变化。对于疾病的概念，要站在生物－心理－社会医学模式上来认识。除生物因素能致病以外，心理因素与疾病的发生发展和转归也有着密切联系。而生物因素、心理因素的作用往往离不开社会因素的影响。社会政治经济、道德、法律、文化和宗教等社会因素都直接或间接地影响着人们的健康。

3. 心理健康（mental health）　一种持续的心理状态，在这种情况下，人能有良好的适应能力，具有生命的活力，能充分发挥其身心潜能。这是一种积极、丰富的状态，而不是仅仅没有心理疾病的状态。早在1946年国际心理卫生大会曾就心理健康提出如下定义："所谓心理健康是指在身体、智能以及情感上，在与他人的心理健康不相矛盾的范围内，将个人心境发展成最佳的状态。"对于不同的人来说，人的心理健康可能以不同的方式表现出来。即使是对于同一个人，在不同的时期中，其反映心理健康的特点也可能是不同的。

二、心理健康与心理卫生

心理卫生也称为精神卫生，是运用心理学、医学心理学和心理卫生学的理论、方法和技术来贯彻预防为主的方针，以保持人的心身健康，使人成为一个有健康心理、完善人格，正确的世界观和人生观，心身全面发展的社会成员。有关心理卫生的概念存在着不同的表述。费孝通认为："心理卫生，即讲求心理健康和社会功能良好之道。"英国的《百科全书》中写道："心理卫生包括一切旨在改进及保持上述状态的措施，诸如心理疾病的康复、精神病的预防，减轻充满冲突的世界带来的心理压力，以及使人处于能按其心身潜能进行活动的健康水平。"我国的心理学家潘菽教授曾指出："注重身体的健康，要研究生理卫生；若要使得心理得到健全的发展，则必须注重心理卫生。"因此，心理卫生是达到心理健康的手段，心理卫生的目的是要达到心理健康。心理卫生不仅能预防心理疾病的发生，而且可以培养人的个性，陶冶人的情操，促进人的心理健康。

三、心理健康的标准

由于到目前为止，对于心理健康仍然没有一个全面而确定的定义，不同的理论学派、不同的专家从不同角度给予心理健康的定义也不完全相同，因此判断心理健康的标准也各不相同。但总体来说基本都包括以下内容。

1. 智力正常　智力是心理健康的首要标准，是观察力、注意力、记忆力、想象力、思维力的综合能力。这是人们正常生活的最基本的条件。心理健康者的智力应在人群的正常范围之内，也包括能对日常生活做出正常反应的智力超常者。

2. 情绪良好　心理健康的核心指标。心理健康的人能够经常保持愉快的心情，善于从生活中寻找乐趣，对生活充满希望。同时善于调整负性情绪，保持稳定的情绪状态。

3. 意志健全　意志的自觉性、果断性、坚持性和自制性的协调统一。意志健全的个体其生活目的明确，既能独立思考，不盲目服从，也能根据现实的需要调整行动的目标，尊重听取他人的意见。能在活动中克服各种困难，坚持不懈地为实现目标奋斗，能为实现目标自觉地约束自己，抑制自己不合理的欲望，抵制各种外部诱惑。

4. 人格完整　心理健康的重要目标。健全的人格包括人格的各个结构要素不存在明显的偏差与缺陷，具有清醒的自我意识和完整的自我同一性，具有积极进取的人生观，有相对完整的心理特征等。

5. 人际和谐　心理健康的重要指标，也是获得心理健康的重要途径。人际和谐的特征如下：①乐于与人交往，既有稳定而广泛的人际关系，又有知己的朋友；②在与他人交往中技能保持独立而完整的人格，又能取人之长补己之短；③以积极的态度处理人际交往中的问题，能与他人构成良好的沟通氛围。

6. 社会适应良好　心理健康的重要特征。社会适应良好者有积极的处世态度，与社会接触广泛，具有顺应社会变化的能力，勇于改造现实环境，达到自我实现与社会奉献的协调统一，能避免因社会适应不良而引起的心身疾病和心理障碍。

四、不同年龄阶段的心理健康

1. 婴儿期　从新生儿期至 3 岁。新生儿期是从出生到身后 28 日的阶段。新生儿出生后便能对光刺激产生反应，在出生后 10 小时就能辨别不同的图像，还具备了听觉、嗅觉、味觉、触觉及本体感觉，各项心理功能迅速发展。

出生后到满周岁称为乳儿期。乳儿期是个体心身发育最快的时期之一。乳儿期情绪发展从泛化的愉快和不愉快逐渐分化出比较复杂的情绪，乳儿 3 个月末可有欲求、快乐、不满、惊奇等情绪反应，5 个月出现失望、害怕、恐惧等情绪。乳儿期是动作发展最迅速的时期，从全身性的整体漫散动作逐渐分化为局部的、准确的、专门化的动作。乳儿的思维属于前语言思维，个性发展主要表现为气质类型的差异。此期自我意识尚未出现，只有自我感觉。

婴儿满周岁后，大脑继续高速发育。在这一时期，婴儿的动作发展非常迅速，学会了随意的独立行走，扩大了他们的生活范围。因此，他们的行动有了随意性，手的动作也有了相当的发展，如学会了用笔画图画、扣纽扣等。周岁后婴儿逐渐能听懂一些简单的故事，自己能说出一些词，随着年龄的增长，能说一些简单的句子，语言的概括和调节作用开始发展。伴随着语言的发展，自我意识萌芽，在语言中开始使用"我"字。婴儿期情绪进一步分化，社会情绪增多，如喜欢与自己亲近的人进行交往，也有了羞耻感、同情心和嫉妒心等。

2. 幼儿期　3 岁至 6、7 岁。随着年龄的增长，幼儿能逐渐调节自己的行为，但自我控制能力还较差。自我意识进一步发展，在言语中使用"我"字的频率明显增加，自我意识系统开始形成。出现独立的愿望，开始自行其是，出现与成人对抗或不合作行为，这称为"第一反抗期"。

此阶段幼儿的外部语言向内部语言转化，因此在活动或游戏中会常常出现自言自语，这对思维发展起到了进一步的推动作用。

幼儿期的情绪不稳定，容易发生变化并且较为冲动。例如幼儿有时会莫名其妙地产生恐惧、快乐等多种情绪，甚至无缘无故地发脾气。幼儿期较婴儿期更多地接触社会，其社会情感也得到发展，已经具有同情心，也初步具有友谊感、道德感和理智感。

3. 儿童期 6、7 岁至 11、12 岁。此时期的儿童的脑重已逐渐接近成人，各种感觉的感受性不断提高，直觉的分析与综合水平进一步发展。有意注意迅速发展，并能自觉集中注意力，注意的稳定性逐渐延长，注意的范围也逐渐扩大，注意的转移也更加灵活协调，并具有一定的注意分配能力。思维由形象思维逐步向抽象思维过渡。

儿童期的语言发展迅速，书面语言得到大量的正规训练，这些训练不仅促进口头语言的继续发展，而且促进了儿童的思维发展。

儿童期的情绪情感比较外露，易激动，但已经开始学会控制自己的情绪。

4. 青少年期 心理发展快，心理功能不断完善。

这一阶段的认知水平由较低级向较高水平发展，理解记忆增强，抽象思维开始占主导，智力发展达到一个新的水平，概括能力、解决问题的能力全面提高。

青少年的情绪敏感而不稳定。青少年会产生大量的内心体验，促进其情绪和情感不断分化和成熟。此阶段的情绪特点是敏感而不稳定，反应快而强烈但不持久。他们对事物的反应有两极倾向，有时热情、奔放，有时郁闷、消沉。

青少年时期个体人格逐渐形成。青少年不断地接受家庭、学校和社会的教化，不断调整自己的过程基本完成，自我意识确立时，人格也在逐渐形成。

青少年时期男女均出现第二性征。由于性生理的不断发育成熟，性心理也在不断发展。青少年在了解性知识的同时，也逐步形成了自我性别概念，产生了性别的认同，形成自己的性别角色。伴随着性生理的不断成熟，在与异性接触过程中，青少年逐渐出现了性意识、性欲望和性冲动。

5. 青年期 WHO 认定的青年期是 18 至 44 岁。青年期生理、心理功能不断发展成熟。脑的形态与功能成熟，智力发展达到巅峰，体力和精力最为充沛，特别在青年晚期是最容易出成果和获得事业成功的阶段。

青年期性心理不断成熟。在与异性接触的过程中，不断地形成、修正恋爱观、婚姻观等重要的性观念，对性问题有了比较系统和稳定的认识。

面临"亚健康"的挑战。青年期面临家庭、事业等各种压力，极易导致体力与精力透支，从而出现"亚健康"状态。

6. 中年期 45 至 59 岁。中年期心理活动更加成熟。进入中年期以后，人的感知、记忆和思维等心理活动更加成熟。进入中年期以后，人的感知、记忆和思维等心理活动更加成熟，具有较强的独立自主性，能按照自己的意愿安排生活，并且随时根据社会的要求主动修正自己的目标。

智力发展趋于稳定。中年人的知识积累和思维都达到了较高的水平，具有较强的智能，智力发展趋于稳定。

人格的成熟与稳定。中年人的情绪情感已经成熟、稳定，对自己既定的目标有明确的认识，能客观公正地分析外界事物和自我分析，有较强的抗挫能力，努力克服前进道路上的各种困难，意志品质增强。

心理压力剧增。中年人面临着社会、事业、家庭、生活等各方面的压力，各种矛盾一旦处理不当，就会造成心理压力，导致紧张状态。因此，中年人的"亚健康"问题更为严峻，应切实提高警惕，以防意外发生。

7. 老年期 老年人指年龄在 60 岁以上的人。人过中年以后明显衰老，老年人在生理功能衰退的同时，心理活动也发生相应的变化，如反应迟钝、记忆力下降，容易产生焦虑、抑郁，有的性格发生改变，行为也变得幼稚。有的老人由于思想准备不足，适应不良，出现安全感丧失和恐惧感。失去原有的社会地位和权力，产生无用感或心理压力沉重，对未来丧失信心。

老年期容易出现情绪滑落。老年人容易产生消极的情绪，例如孤独、抑郁、失落和悲伤等。"丧失"是构成老年人情绪低落的最主要原因，健康、容貌、体力、经济、地位、成就、荣誉等都会逐渐丧失。例如老年人一旦退休，多年形成的行为习惯、生活模式随即发生改变，往往适应不良，出现"离退休综合征"。另一方面"空巢"现象更使老年人的心理问题凸显。此外，亲朋的离去、老友的亡故，都会造成孤独感，很多老年人会产生烦躁、抑郁、茫然的心理反应，丧偶的老人尤为明显。但如果老年人能理性对待各种"丧失"，以一种崭新的生活方式来重新建构老年的生活内容，情绪就能得到调整。

老年期的性格可能发生微妙的变化。在日常生活中，他们常表现为做事刻板、格外谨慎、喜好怀旧，这些特征一般被称为"老小孩化"。尽管他们的反应欠灵活，思维比较缓慢，谈吐偏沉默，但是老人仍具有经验丰富、判断准确、办事老成等优势。所以对待老人的性格变化需要理解，也需要尊重。

五、影响健康与疾病的心理社会因素

随着医学认识的不断发展，人们发现对健康与疾病的影响除了生物、物理因素之外，心理社会因素也对健康和疾病产生着重要影响。心理社会因素是社会环境中普遍存在的、能导致人的心理应激从而影响健康的各种因素，主要通过中枢神经、内分泌和免疫系统对机体产生作用。

1. 心理因素 影响人类健康和疾病过程的认知、情绪、人格特征、价值观念以及行为方式。心理因素可致个体产生损失感、威胁感和不安全感，是当今疾病发生的重要因素。

可导致损失感、威胁感和不安全感的心理刺激最易致病。不是事件本身，而是个体对刺激物的主观认知和评价引起个体的情绪变化导致疾病。人们处于社会与周围环境相互作用中，对作用于个体的大量外界信息，都要做出主观评价并采取相应的态度，必然会产生相应的情绪体验。而这些情绪活动会成为中介因素对躯体内脏器官产生影响。例如消极情绪过强、过久，就会使个体心理失衡，导致神经系统功能失调，对健康产生不良影响。美国一家综合医院的门诊资料显示，500 例胃肠疾病患者，发病前有明确情绪因素者占 74%。国内资料也显示，68%的心肌梗死患者发病前有情绪因素的影响。

个体的个性倾向性、个性心理特征和自我观念，也可以影响和决定是否倾向于增强心理刺激的不良影响，从而成为促使人发病的心理特点。这些心理特征影响和决定人的生活、行为方式和习惯；影响对各种刺激物的认知和评价、情绪和生理反应；影响和决定对刺激物的挑战和应对方式、能力和效果；影响同他人的关系，从而在某种程度上决定了所能得到和利用的社会支持的质量。

近代研究资料证实：人格特征和行为类型对某些疾病的发生、发展和转归具有重要作用，同样的刺激因素作用于不同的人格特征和行为类型可导致不同的变化。研究发现，A型行为是冠心病的易感人格，C型行为是癌症的易感人格。

知识链接

人格特征和行为类型对人的身心健康影响很大。以下是与人的健康关系密切的几种人格类型。

1. A 型性格行为 个体具有争强好胜、追求成就、攻击性强、缺乏耐心、常感时间紧迫、醉心于工作、时常感到有压力以及急于求成的一组行为特征。

2. B 型性格行为 表现为安于现状、缺乏主见、心境平和、随遇而安、不争强好胜、做事不慌不忙。

3. C 型性格行为 个体往往过度克制自己，压抑自己的悲伤、愤怒、苦闷等情绪，不易发泄自己的负性情绪，行为退缩，为取悦他人或怕得罪人而放弃自己的需要，易出现无助、无望的心理。

4. D 型性格行为 往往沉默寡言、消极忧伤。

此外，个体不适应的价值观念，也会导致强烈负性情绪和不良行为方式产生，进而诱发疾病。

2. 社会因素 人的健康水平与一定时期社会的经济发展水平和文化环境密切相关，社会因素制约着个体的健康水平。社会因素包括人们的生活和工作环境、人际关系、社会角色、文化习俗、经济状况和社会变动等。

流行病学调查表明，社会文化背景不同，疾病的发病也不相同。美国每年死于冠心病高达 60 万人，占死亡总数的 1/3 以上；尼日利亚在 8000 例尸体解剖中，仅发现 6 例心肌梗死，占死亡总数的 0.75‰。对不同文化进行疼痛的研究，不同民族的反应不同。

有报道发现生活在简单、安定的原始社会中的人们，血压偏低，且不会随年龄的增加而升高。但同一种族的人迁居城市后，他们的血压会升高，且随年龄的增加不断升高。

社会地位和分工的不同也会影响的个体的健康水平。美国黑人高血压是白人的两倍，社会经济地位低下的妇女患肥胖者是中产阶级妇女的 2～3 倍。上海的调查显示，脑力劳动者冠心病的发病率大大高于体力劳动者。

紧张事件，如战争、社会动乱等可引起人们患病。现代化社会的发展，人们处于高度紧张和竞争之中，要付出极大的努力去适应，长期慢性的紧张状态会使高血压、冠心病发病率增加。

第二节 心理应激

一、应激的概念

应激（stress）概念的提出和发展经历了较长的过程。在应激概念的历史演化过程中，伯纳德（Claude Bernard）、坎农（Cannon）、和塞里（Selye）做出了重要作用。

伯纳德认为生命维持的关键是机体保持内部环境的稳定，对机体的完整性和稳定性的挑战和刺激会诱发机体的反应以抗衡其造成的威胁。坎农继承了伯纳德的思想，将机体在面对环境变化时保持内环境稳定的过程称作"内稳态"。大脑能觉察到身体内部状态的不适

当的变化，并通过各种机制来维持"内稳态"。坎农不仅关心物理环境对机体保持稳态的影响和机体维持稳态的机制，也关心有心理意义的刺激对人的影响，认为心理和社会功能的失调也可导致良好健康状态的丧失。塞里是第一个系统使用应激概念说明机体受到威胁时所发生的调节反应的生理学家。塞里在实验中发现，用冷、热刺激、感染和毒物作用于小白鼠时，总能引起小白鼠肾上腺皮质增生，胸腺、脾脏、淋巴结明显萎缩，嗜酸性粒细胞显著下降，胃黏膜浅层溃疡等变化，上述反应与刺激物的种类和性质无关。塞里将这种反应称为一般性适应综合征（general adaptation syndrome，GAS）。

自 20 世纪 30 年代起，心理学家们进一步扩充了应激的含义。Lazarus. R 等提出认知评价在应激中的重要作用，指出应激的发生并不伴随特定的刺激或特定的反应，而是发生于个体觉察或评估一种有威胁的情景之时。随着研究的深入，发现多种心理社会因素都会在应激中产生重要作用。

综上所述，应激概念应包括三个方面。

1. 应激是引起机体发生应激反应的刺激物　塞里把引起机体产生应激反应的刺激物称为应激源。但心理学家所指的应激源不仅包括塞里所强调的躯体性应激源，还包括心理性、社会性和文化性应激源。

2. 应激是机体对刺激的反应　应激是对不良刺激或应激情境的反应，包括生理反应、心理反应和行为变化，以及生理反应和心理反应之间的相互作用。应激是一种机体对环境需求的反应，是机体固有的、具有保护性和适应性功能的整体防卫反应。

3. 应激是应激源和应激反应的中间变量　应激的发生并不伴随于特定的刺激或特定的反应，而是发生于个体察觉或评估一种具有威胁的情境之时。因此，应激与个人的认知评价、应对方式、社会支持、个人经历和个性心理特征等因素有关。其中，认知评价是应激的关键因素。

因此，应激是个体在生活适应过程中产生的关于环境要求与自身应对能力不平衡的认识所引起的一种心身紧张状态。

考点提示　对应激概念的理解。

二、应激的基本过程

（一）应激源

应激源指能够引起个体产生应激的各种因素，包括各种来自外部物质环境、人体内环境和心理社会环境等方面的因素。通常是指向机体提出适应和应对要求，并进而导致充满紧张性的生理和心理反应的刺激物。

应激源主要包括以下四种。

1. 躯体性应激源　对人的躯体直接发生刺激作用的刺激物，包括生物因素、理化因素和疾病因素。例如冷、热、湿度、噪声、毒物、感染、外伤等均属于躯体性应激源。

2. 心理性应激源　来自于人们头脑中的紧张信息，主要指冲突、挫折和自尊感降低。这些冲突、挫折和自尊感降低会导致个体产生焦虑、恐惧和抑郁等情绪反应。心理性应激源与其他类应激源不同之处在于，它既来自于人们的头脑，同时也常常是外界刺激物作用的结果。如心理冲突往往在人际关系障碍时出现，较低的自尊感多产生于难以胜任学习和工作任务之时。

3. 社会性应激源　影响个体的生活方式，并需要个体适应和应对的社会生活情境和事件，如战争、天灾、亲人去世、婚姻不和谐等，甚至一些日常生活中的琐事，长期面对也会导致应激反应，如每天挤公交车上班、工作中的各种烦心事。现代人类所遭遇的应激源主要是社会性应激源。

4. 文化性应激源 要求个体适应的各种生活文化方面的刺激。包括语言、风俗习惯、宗教信仰、生活方式等社会文化环境的改变。

考点提示 ▶ 应激源的概念及分类。

人们在日常生活中面临的各种各样的问题，是造成心理应激并可能损害人的健康的主要刺激物，因此又将应激源称为生活事件。美国心理学家 Holmes 于 1973 年通过对 5000 多份病例调查，收集了大量与应激有关的一般生活事件条目，并制定了"生活事件心理应激评定表"。该评定表列出了 43 种生活变化事件，并以生活变化单位为指标加以评定。研究发现，年生活变化单位（LCU）小于 150 单位，预示来年可能不会患病；累积在 150~300个单位，预示来年有 50% 的可能患心身疾病。累积超过 300 个单位，预示来年有 70% 的可能患病。我国张明园等人在此基础上修订出了正常中国人生活事件量表（表 4-1）。

表 4-1 正常中国人生活事件量表

生活事件	LCU	生活事件	LCU	生活事件	LCU
1. 丧偶	110	23. 开始恋爱	41	45. 夫妻严重争执	32
2. 子女死亡	102	24. 行政纪律处分	40	46. 搬家	31
3. 父母死亡	96	25. 复婚	40	47. 领养寄子	31
4. 离婚	65	26. 子女学习困难	40	48. 好友决裂	30
5. 父母离婚	62	27. 子女就业	40	49. 工作显著增加	30
6. 夫妻感情破裂	60	28. 怀孕	39	50. 少量借贷	27
7. 子女出生	58	29. 升学就学受挫	39	51. 退休	26
8. 开除	57	30. 晋升	39	52. 工种变动	26
9. 刑事处分	57	31. 入党入团	39	53. 学习困难	25
10 家属亡故	53	32. 子女结婚	38	54. 流产	25
11. 家属重病	52	33. 免去职务	37	55. 家庭成员纠纷	25
12. 政治性冲击	51	34. 性生活障碍	37	56. 和上级冲突	24
13. 子女行为不端	50	35. 家属行政处分	36	57. 入学或就业	24
14. 结婚	50	36. 名誉受损	36	58. 参军复员	23
15. 家属刑事处分	50	37. 中额借贷	36	59. 受惊	20
16. 失恋	48	38. 财产损失	36	60. 业余培训	20
17. 婚外两性行为	48	39. 退学	35	61. 家庭成员外迁	19
18. 大量借债	48	40. 好友去世	34	62. 邻居纠纷	18
19. 突出成就荣誉	47	41. 法律纠纷	34	63. 同事纠纷	18
20. 恢复政治名誉	45	42. 收入显著增减	34	64. 睡眠重大改变	17
21. 重病外伤	43	43. 遗失贵重物品	33	65. 暂去外地	16
22. 严重差错事件	42	44. 留级	32		

资料来源：张明园，等. 生活事件量表：常模结果 [J]. 中国神经精神疾病杂志，1987，13（2）：70-73.

（二）应激的中介机制

虽然应激源是引起应激的刺激物或情景，但个体将应激情景转变成应激反应则还需要通过应激的中介机制。

应激的中介机制是指机体将应激源或环境需求转变为应激反应的内在加工过程，是应激的中间环节。应激的中介机制主要包括认知评价、人格、社会支持、应对方式等。

1. 觉察与认知评价　个体在面对内外环境的刺激时，首先要察觉到威胁时才会引起应激反应。所以对于同一应激源，有的人出现应激反应，有的则不出现。认知评价是影响应激反应的最重要的中介因素。个体在觉察到应激源后对其进行评价，以决定是否构成威胁。对应激的评价可分为初级评价和次级评价。初级评价是个体在某一时间发生时立即通过认知活动判断是否与自己有利害关系。一旦得到有关系的判断，个体立即事件的性质（如是否可以改变）、属性（如是丧失、威胁还是挑战）和个人的能力做出次级评价。

2. 人格　不同人格类型的个体在面对应激源时会采取不同的应对策略，在应激过程中也会直接或间接地影响认知评价。例如，事业心太强或性格太脆弱的人就容易判断自己的失败，从而更容易产生应激反应。

3. 社会支持　个体受到来自社会各方面的心理和物质上的支持或援助。包括正式的制度化的社会支持，如国家、社区组织等的支持；非正式的社会支持，如家庭、亲戚、朋友、同事等的支持。

4. 应对方式　个体为解决生活事件或减轻生活事件对自身影响所采取的认知和行为措施。应对方式可分为问题为中心的应对和情绪为中心的应对两种。问题为中心的应对是通过直接的行动或问题解决来改变应激情境，情绪为中心的应对则通过调节控制自身对应激情境的情绪反应来缓解应激，一般不改变应激情境。对自己应对能力的不同估计也会影响到应激的程度。恰当估计自己应对能力的人有较好的适应状态，而过高估计自己应对能力的人会导致强烈的心理生理反应，过低估计自己应对能力的人则会缺少信心、精神紧张，甚至会出现心理功能紊乱。

考点提示　应激的中介机制。

（三）应激反应

应激反应是指由各种应激源引起的非特异性反应，即当个体觉察到威胁时，通过中介机制的作用而产生的生理反应和心理反应。

1. 生理反应　应激的生理反应同交感 – 肾上腺髓质系统、下丘脑 – 腺垂体 – 靶腺轴和免疫系统的活动密切相关。

塞里的"一般适应综合征（GAS）"本质上就是应激的生理反应。一般适应综合征可以划分为三个时期。

（1）警觉期　当机体刚处于急性应激状态时，交感神经 – 肾上腺髓质系统被激活，释放大量儿茶酚胺，引起肾上腺素和去甲肾上腺素的大量分泌，导致中枢兴奋性增高。机体处于警觉状态，反应灵敏。心跳加快，糖原和脂肪分解加快，有利于能量的提供。如果应激反应非常严重，可以直接引起死亡。若机体处于持续的有害刺激，又能度过第一阶段，则会转入下一阶段。

（2）抵抗期或耐受期　表现为体重恢复正常，肾上腺皮质变小，淋巴结恢复正常，激素水平恒定。这是机体对应激源表现出一定的适应，对其抵抗力增强。若机体继续处在有害刺激下或刺激过于严重，则会丧失所获得的抵抗力而进入下一个阶段。

（3）衰竭期　表现为肾上腺增大，最终耗竭。体重在此期减轻，淋巴系统功能紊乱，激素水平再次升高后降低。当个体抵抗应激的能力枯竭时，副交感神经系统异常兴奋，常出现抑郁、疾病，甚至死亡。

考点提示 一般适应综合征三个时期的表现。

2. 心理反应 应激状态下的心理反应分为情绪反应、认知反应与行为反应。

（1）**情绪反应** 主要包括焦虑、愤怒、抑郁与恐惧等负性情绪。

1）**焦虑** 人对即将要发生的危险时所表现的紧张、恐惧和担心等情绪状态。适度的焦虑可以提高人对环境的适应和应对能力；过度的焦虑则会损害人的健康。

2）**愤怒** 由于目标受到阻碍，自尊心受到打击而产生的情绪状态。愤怒多伴有攻击性行为。患者的愤怒情绪往往是医患关系紧张的一种原因。

3）**抑郁** 以情绪低落为特点的消极情绪状态，常与现实存在的或即将出现的丧失有关。多见于身患重病、长期受病痛折磨的患者。抑郁有时会导致自杀，故对有这种情绪反应的人应该采取适当的措施加以防范。

4）**恐惧** 一种企图摆脱已经明确的有特定危险的情景时的情绪状态。恐惧常表现为逃跑或回避，严重时出现行为障碍和社会功能的损失。

（2）**认知反应** 应激发生时个体会唤醒注意和认知过程，以适应和应对外界环境变化。应激引起的认知反应可分为积极、消极两种。适当的应激水平可引起积极的认知反应，例如注意力更加集中，观察更加细致，记忆效果更佳；但如果应激水平较高，就会引起消极的认知反应，包括注意力范围缩小、注意力容易分散、记忆减退等现象。

（3）**行为反应** 个体在应激中采取的相应的行动以减轻或消除症状。常见的行为反应有以下几类。

1）**逃避与回避** 个体在接触或即将接触应激源所产生的远离行为。两者的目的都是为了摆脱应激，消除烦恼。

2）**退化与依赖** 当人遭遇应激时，放弃成年人应对方式而使用幼儿时期的方式应付环境变化或满足自己的欲望。退化与依赖多见于病情危重经抢救脱险后的患者以及慢性病患者。

3）**敌对与攻击** 敌对是内心有攻击的欲望而表现出来的不友好、谩骂、憎恨或羞辱别人；攻击是在应激刺激下个体以进攻方式做出反应，例如临床上某些患者自觉救治无望时不肯服药或拒绝接受治疗，甚至表现出自损自伤行为。

4）**无助与自怜** 无助是一种无能为力、无所适从的行为状态，心理基础包含了一定的抑郁成分；自怜即自己可怜自己，其心理基础包含对自身的焦虑和消极评价等成分。自怜多见于独居或对外界环境缺乏兴趣者，当他们遭遇应激时常独自哀叹、缺乏安全感和自尊心。

5）**物质滥用** 某些人在应激情况下，会采取习惯性的饮酒、吸烟或服用某些药物的行为方式来减少应激对自己的影响。

考点提示 应激的情绪反应、行为反应的具体表现。

三、心理应激模型

心理应激是从心理学角度研究应激，是指个体在觉察需求与满足需求的能力不平衡时，倾向于通过心理和生理反应表现出多因素的适应过程。人们对应激现象的实质有不同的看法，于是就出现了不同的理论模型。心理应激模型主要有重视个体对应激源和应对能力的"认知评价模型"、应激作用的"过程模型"和关注应激多因素的"系统模型"。

（一）认知评价模型

塞里和拉扎勒斯均认为，引起应激反应的事件各种各样，但不同的个体对这些事件的认知评价存在不同。因此应激的认知评价模型认为应激反应不是应激源的直接结果，许多应激源本来是中性的、无关紧要的，它们之所以会引起一些人的应激反应，是由于这些人将这些事件视为"至关重要的""威胁的"和"必须慎重应对的"。因此，该模型认为应激反应是个体对情境或事件认知评价的结果，人们感受和评价事物的方式，对应激源赋予的意义决定着应激反应的发生和程度。

应激的认知评价模型有助于认识和指导合理调整应激各有关因素的动态平衡，促进个体在不同内外环境下的健康成长或保持适应，如应对指导训练、社会支持系统道德建立、人格健全的促进等都是可用的心理保健措施。

（二）过程模型

国内学者姜乾金等倾向于将心理应激看作由生活事件到应激反应的多因素作用过程，即"应激过程模型"（图4-1）。该模型认为心理应激是指个体在应激源的作用下，通过认知、应对、社会支持和个体特征等中间因素的影响或中介，最终以心理生理反应表现出来的作用"过程"。该模型强调应激是个体对环境威胁和挑战的一种适应过程；应激的原因是生活事件，应激的结果是适应的和不适应的心身反应；从生活事件到应激反应的过程受个体的认知等多种内外因素的制约。

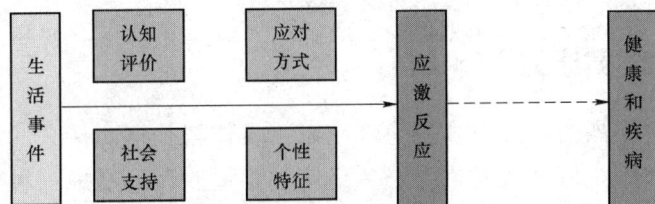

图4-1 应激过程模型示意图

心理应激过程模型有助于清晰地理解心理疾病和心身疾病的发生和发展过程。近年来，国内外许多研究将心身健康的变异情况作为应激作用的结果或应激反应来看待，而将与健康和疾病有关的各种心理社会因素，例如生活事件、认知因素、应对方式、个性特征、社会支持等，都作为应激有关因素进行多因素的分析研究，取得了较好的研究成果。

（三）系统模型

应激的系统模型则认为应激有关因素之间不是单向的从因到果或从刺激到反应的过程，而是多因素相互作用的系统。现实生活中的任何人都生活在自然和社会环境中，人与环境之间在不同的水平相互影响、相互作用。人的心理功能和生理功能也是相互作用、相互联系的。人可以对应激刺激做出不同的认知评价，从而趋向于采用不同的应对方式和利用不同的社会支持，导致不同的应激反应。反过来，应激反应也影响社会支持、应对方式和认知评价。所以，应激其实是有关因素相互作用的系统（图4-2）。

心理应激是指在由个体的生活事件、认知评价、应对方式、社会支持、人格特征和心身反应等生物、心理、社会多因素构成的相互作用的动态平衡"系统"，由于某种原因导致的系统失衡。应激系统模型的特点包括：①应激是多因素的系统；②各因素相互影响互为因果；③各因素之间动态的平衡或失衡决定个体的健康或疾病；④认知因素在平衡和失衡中起关键作用；⑤人格因素起核心作用。

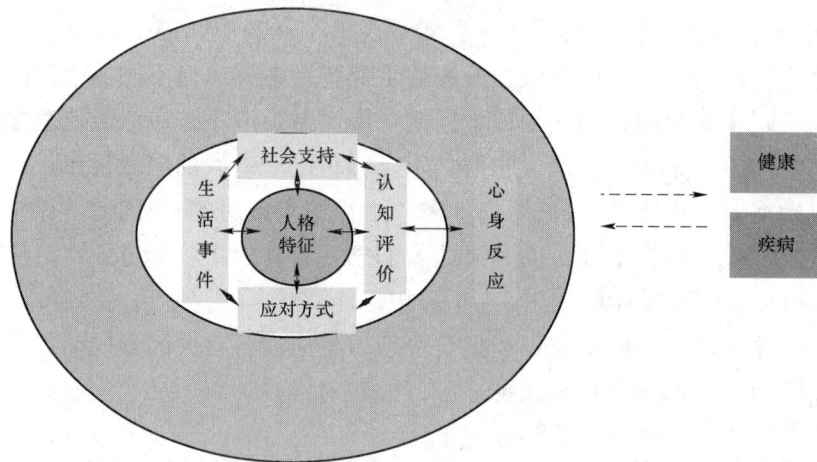

图4-2 心理应激"系统"模型示意图

随着工业化、现代化和竞争日益激烈，人际关系日趋复杂，人们感受到的生活压力增大，心理应激程度也不断增强，由此而引起的生理和心理反应和形成的症状和体征，正成为当代人们身体不适和精神痛苦的根源。心理应激的系统模型使我们认识到个体实际上是生活在应激多因素的动态平衡之中。心理应激多因素作用过程和健康的关系与心理社会因素与疾病和健康的关系相一致。心理应激的系统模型从整体上把握了对健康和疾病的认识，有助于健康工作的决策，也有助于医学的模式转变。

四、心理应激对健康的影响

机体受到突然而强烈的刺激后发生急性应激，机体在长期而持久的压力状态下则会发生慢性应激。应激作用于机体后常常会发生适应、不适应和亚适应三种转归。在适应状态下应激能对健康和功能活动起到积极的促进作用，个体的成长过程就是不断地适应压力和变压力为动力的过程。适度的心理应激是维持人正常功能的必要条件。在不适应状况下，应激源刺激下机体出现一系列功能、代谢紊乱和结构损伤，并出现精神障碍和心身疾病，严重时可出现危险或破坏性行为，如自杀、自伤、伤人、毁物、外走等意外。急性和慢性的应激都可以作用于心理及躯体并引起精神障碍或心理疾病。

（一）心理应激引起的生理变化

1. 对神经系统的影响　应激可影响大脑的认知功能，对海马介导的联想记忆有明显损害。有研究表明当应激发生时，糖皮质激素通过兴奋性氨基酸引起海马衰退。

2. 对内分泌系统的影响　应激反应常激活下丘脑-垂体-肾上腺（HPA）轴，引起糖皮质激素水平升高。应激主要引起交感神经兴奋，有时也可出现副交感神经兴奋。应激发生时，会出现外周小血管的收缩，减少微循环血流量，出现组织缺血，同时血小板聚集可引起组织缺血，导致能量的过多消耗，增加了心肌的耗氧量。

3. 对免疫系统的影响　应激时可抑制免疫系统功能，例如淋巴细胞的吞噬作用下降、干扰素生成减少、自然杀伤细胞活性减低、T细胞百分数及比率降低。临床研究证实，癌症发病与复发、自身免疫系统疾病发病均与应激性生活事件相关。

4. 对心血管系统的影响　应激会引起心率加快、心肌收缩力增加、外周阻力增加、升高血压，保证重要器官如心、脑、骨骼肌的血液供应，同时引起皮肤、腹腔脏器缺血缺氧，心肌耗氧量增加。

5. 对消化系统的影响　应激状态下，交感神经过度兴奋，造成血中儿茶酚胺水平增高，致使胃黏膜微血管痉挛以及胃黏膜下动静脉短路开放和血液分流，导致黏膜缺血，缺血可以进一步使毛细血管扩张、淤血、血管通透性增加，从而发生黏膜水肿、坏死，最终导致黏膜出血、糜烂以及溃疡形成。

6. 对呼吸系统的影响　应激状态下，呼吸频率增加，呼吸变快引起过度通气，进而呼吸费力，进一步引起人的恐慌。此时全身耗氧量增高，肺动脉压升高，肺毛细血管通透性增加血液凝固性增高，肺微血栓形成等多种因素容易导致呼吸窘迫综合征。

7. 对泌尿系统的影响　应激发生时，肾小球小动脉明显收缩，肾血流量减少，肾小球滤过率减少，醛固酮分泌增多，肾小管钠、水排除减少；抗利尿激素分泌增多，肾远曲小管和集合管对水的通透性增加，水重吸收增加，从而产生尿少、尿比重高，钠水排出量减少。

8. 对生殖系统的影响　应激时会产生生殖内分泌紊乱，性功能低下或紊乱。慢性应激时乳腺细胞和子宫内膜细胞增生。

（二）心理应激引起的精神心理障碍

应激相关障碍是一组主要由于强烈而持久的心理、社会和环境因素引起的异常心理反应而导致的精神障碍，包括急性应激障碍、创伤后应激障碍和适应性障碍。

1. 急性应激障碍（acute stress disorder，ASD）　因极其严重的心理或躯体刺激，如严重攻击、战争、自然灾害、亲人去世、性侵犯、个人社会地位或社会关系发生急剧改变等引起的短暂的一过性精神障碍。一般数分钟至数小时内起病，维持数天症状便可完全消失，最长达 1 个月，主要特点为分离、再现、回避和过度警觉。其发生不仅与患者所经历的生活事件有关，还与患者的人格特征、认知评价（包括文化背景、教育程度及智力水平）、社会支持有关。

急性应激障碍早期常表现为茫然状态，并伴有一定程度的意识障碍，如意识清晰度下降、意识范围缩小、注意力狭窄、可出现定向力障碍。急性应激障碍的核心症状为创伤性重现体验、回避与麻木、高度警觉状态。急性应激障碍的常见症状是分离症状，表现为麻木、情感反应迟钝、意识清晰度下降、不真实感、分离性遗忘、人格解体或现实解体。这些症状常在应激源刺激后数分钟至数小时出现，并在 2～3 天缓解或消失，少数患者可达 1 个月，对发作可有部分性或完全遗忘。急性应激障碍可伴有精神病症状，表现为激越、兴奋话多或无目的漫游，严重时出现思维联想松弛、片段的幻觉、妄想，或出现木僵状态、情绪障碍。

考点提示　急性应激障碍的表现。

2. 创伤后应激障碍（post–traumatic stress disorder，PTSD）　个体受到异常威胁性或灾难性事件所引发的强烈的无助、恐惧、焦虑或厌恶等心理反应，常延迟出现并长期存在，通常延迟在事发 1 个月以后，有些则在创伤后数月至数年延迟发作。PTSD 最初被认为是战争创伤所引起的，现在已经扩展至更多的生活事件，如暴力、性侵犯虐待、重大交通事故，以及洪水、地震、海啸等自然灾害。

创伤后应激障碍特征为事件发生后长期的焦虑反应，主要症状包括持续的警觉性增高、反复闯入性体验、对创伤性事件持久的回避及对一般事物的麻木。在创伤事件发生后早起常出现过度警觉。个体出现过分警觉、易激惹或易怒、惊跳反应、坐立不安、注意力不集中。反复体验是指创伤后应激障碍患者不许刺激和相关引发物，即可再次体验创伤情境，表现为在意识中创伤事件反复闯入，伴随痛苦记忆，被称为侵入性回忆或闪回。创伤性体验有时可出现在梦中。这种反复体验给患者带来了极大的痛苦，一方面个体难以预料事件的发生，难以控制发生的时间和次数；另一方面再一次的闪回如同再一次经历创伤。创伤后应激障碍的核心症状为回避与情感麻木。创伤常引发非常强烈的负性情绪，如恐惧、紧张和焦虑。个体试图在生理与情感上远离伤痛，为了避免强烈的负性情绪，患者常采取回避措施，在生活中表现出情感体验受限。对创伤事件的回避可以短暂缓解痛苦，使患者间接受益，因此会不断强化患者的回避行为，表现为不愿与人交往，对亲人冷淡，兴趣范围缩小。对创伤有关的人和事出现选择性遗忘。

创伤后应激障碍常在创伤事件后数日至数月发病，症状持续存在，严重影响社会功能。多数患者在一年内恢复，少数患者持续多年迁延不愈。

考点提示 创伤后应激障碍的表现。

3. 适应性障碍 个体经历应激事件后出现了反应性情绪障碍、适应不良行为障碍和社会功能受损，其表现形式多种多样。儿童的发生适应性障碍，可出现推行现象，表现为尿床、吸吮手指等。青少年以品性障碍为主，如出现逃学、盗窃、说谎、斗殴、酗酒、破坏公物、过早出现性行为、行为与年龄不符。成人常见情绪障碍，如焦虑、抑郁及与之有关的躯体症状，但尚达不到抑郁症及焦虑症的诊断标准。适应性障碍患者病前有一定的人格缺陷，适应力差，常在遭遇生活事件后 1 个月起病，病程一般不超过 6 个月。

适应性障碍患者主要表现为情绪障碍，可同时出现适应不良行为及躯体不适。患者主要以情绪和行为异常为主，常见焦虑不安、抑郁、胆小害怕、注意力难以集中、易激惹。常伴有自主神经系统紊乱如心悸、出汗等，适应不良行为包括逃避退缩、攻击敌视等。

知识拓展

地震的心理后果

研究人员从旧金山地区和远离旧金山的作为对照组的城市中随机选取800人参加实验。他们在地震后的 1、2、3、6、8、16、28 或 50 周后接受了一次采访。每个参与者都接受了一次 10 分钟的电话采访，谈及他们的想法、社会行为和健康情况。研究人员在旧金山的幸存者中发现三个明显的应激反应时期：①在紧急时期（最初的 3～4 周），社会接触、焦虑和关于地震的强迫观念都有所上升；②抑制期（3～8 周），典型特征是关于地震的谈论和想法突然减少，但间接的、与应激相关的反应却有所增加，比如争论和关于地震的梦境；③适应期（2 个月后），灾难给大多数人带来的心理影响都结束了，但仍有多达20%的旧金山地区的幸存者停留在地震带来的痛苦之中，而且长达 1 年之久。

资料来源：理查德·格里格，菲利普·津巴多著；王垒，王甦等译. 心理学与生活 [M].16 版. 北京：人民邮电出版社，2003.

（三）心理应激对躯体疾病的影响

大量的试验和临床研究表明，短暂或持续性的应激都可能导致躯体疾病。急性应激引起的眩晕、焦虑、紧张、失眠、神经质和肌肉痉挛等均可导致慢性的健康问题。从长远来看，通过中介机制，应激可影响心血管系统、免疫系统、消化系统等组织和脏器的正常功能，从而对躯体疾病的发生、发展和康复产生影响。

1. 心血管疾病 机体频繁的应激反应会对心脏有潜在的危害。应激会延缓低密度脂蛋白和甘油三酯的处理和清理过程，导致血脂沉积而增加动脉硬化和其他心脏疾病的危险性。对于日常应激的反应，严重者可表现为心悸和血压增高，并逐渐损害冠状动脉和心脏。一般在锻炼时心肌缺血的患者在精神应激时也会出现心肌缺血，而这些患者出现心脏功能损害的可能性更大。生活在慢性应激状态下的人会更多地吸烟、酗酒和物质滥用，有进食障碍或不健康的进食习惯。这些应激相关行为对冠状动脉疾病的发展具有直接影响。

2. 免疫相关障碍 应激会使得许多免疫相关的疾病恶化。应激状态下，机体的免疫反应被抑制，从而增加感染疾病的易患性。有研究表明，应激性生活事件会加快获得性免疫缺陷综合征（AIDS）患者疾病的进展。频繁或慢性的应激会增加细菌感染的机会，可能会导致严重的终末期疾病，例如侵入性 A 型链球菌感染。此种情况发生在细菌通过感染机体的防御而进入机体内通常不能发现细菌的部位，如血液、肌肉等处时。有两种侵入性 A 型链球菌感染最为严重，即坏死性筋膜炎（破坏肌肉、脂肪和皮肤组织）和链球菌中毒性休克综合征（引起血压迅速下降和肾脏、肝脏、肺脏功能衰竭）。流行性感冒、肺炎和常见感冒的发作均和应激生活状态有关。

3. 消化道疾病 严重的应激会导致胃部供血受限，妨碍正常的消化功能。由于肠道功能部分直接受神经系统控制，而神经系统又直接受应激影响，因此会出现肠易激综合征、溃疡等胃肠道障碍。若个体已经患有这些胃肠道障碍，应激则会加重病情。慢性应激引起平滑肌紧张，结合高水平胃酸及唾液分泌减少，亦可导致各种消化道障碍。那些处在慢性应激状态而又有消化道障碍的遗传倾向者表现更为明显。

第三节　心理挫折与心理防御机制

案例讨论

【案例】

李先生，53 岁。因血糖升高 12 年多，被诊断为 2 型糖尿病。后出现右下肢麻木伴间歇性跛行。经保守治疗效果欠佳并出现右下肢肿胀。医生告知需要截肢，他觉得自己的病不会严重到这种程度，拒绝进行截肢。后皮肤发黑，出现溃烂。不得不实施"右下肢截肢术"。截肢术后，患者产生强烈的挫折感，难以接受截肢残疾的事实，借酒消愁，用酒精麻醉自己，酒量也越来越大。同时变得十分暴躁，常常对身边的人发脾气、摔东西。

【讨论】

1. 导致患者产生挫折的原因是什么？
2. 患者受挫后出现的心理行为反应有哪些？
3. 患者在得知需要截肢后采用了哪种心理防御机制？

扫码"学一学"

一、心理挫折

（一）心理挫折的概念

心理挫折是指个体在实现目标的活动中，遇到了无法克服的障碍，使行为进程受阻或被耽搁而产生的紧张状态与情绪反应。

（二）心理挫折的原因

引起心理挫折的原因较多，可归纳为外界客观因素和个体自身因素。

1. 外界客观因素　包括自然环境和社会环境。

（1）自然环境因素　由于各种无法克服的自然条件的限制（如噪音、恶劣的天气、地震等），导致个体行动受阻，目的不能实现。如病房噪音过大导致患者无法好好休息。

（2）社会环境因素　由于社会制度、风俗习惯、生活方式、人际关系、经济条件、宗教、种族等社会环境的限制，使人的动机与目标的满足和实现受到局限。社会环境因素所导致的心理挫折远多于自然环境所致，影响也大得多。

2. 个体自身因素　也称个人起因的挫折，主要涉及个人的心理和生理条件的限制，包括年龄、性别、知识、经验、生活经历、性格、能力以及身体健康状况等。如人格极端内向者想成为优秀的销售人员、智力低下者想成为杰出的科学家，这些目标均超出了个体的心理能力，难免产生心理挫折。

（三）心理挫折的影响因素

1. 报负水平　个体对自己所要达成目标的期望水平。一个人是否觉得受到挫折与他的期望水平有着密切关系。一般来说，期望水平越高，实现的难度越大，越容易超出其实际水平而产生心理挫折。如两位高三学生，甲立志要考上重点大学，而乙则对考专科都信心不足。结果两人同时被普通大学录取，乙心满意足不会产生挫折感，甲则认为是失败而感到挫折。

2. 挫折容忍力　个体对挫折的承受能力和适应能力。挫折容忍力与个体的生理条件、过去遭受挫折的经验和个人对挫折的主观认知判断有关。

（1）生理条件　一般来说，神经系统类型属于强、平衡、灵活性高的人比弱型的人容忍力要强；身体健康强壮比体弱多病者更能忍受挫折。如在同样艰难条件下，患有病痛或身体存在缺陷的个体，会受到较大躯体和精神上的折磨，从而产生更多的挫折感。

（2）过去受挫折的经验　挫折容忍力是个体在后天生活过程中为适应环境而习得的能力之一。有两种人挫折容忍力较高，一种是历尽生活的艰辛，久经苦难的磨炼，在同逆境的对抗中提高了自己应对挫折的能力；另一种是从小受到良好的家庭、学校教育，经过一定的挫折训练，形成了坚强的性格，学会了处理挫折技巧的人。反之，挫折容忍力差的也有两种人，一种是从小受到过分的保护和溺爱，在生活中很少或从未遇到过挫折；另一种就是从幼儿起就缺乏爱抚，受到不断发生的挫折情景困扰，压力太大，而变得冷漠、孤独和自卑。

（3）对挫折的主观认知判断　不同的人对相同的挫折情景产生不同的主观认识判断，从而导致不同程度的挫折感受。由于对挫折判断的不同，对同样的遭遇，一个人可能认为是正常的，而另一个人则认为是严重挫折。受过良好教育，主观判断和评价较为现实的人比无知或不切实际的人更能容忍挫折。

（四）心理挫折的常见行为表现

挫折后常见的行为表现如下。

1. 攻击 包括直接攻击与间接攻击。

（1）直接攻击 个体在受到挫折后，将愤怒直接指向造成其挫折的人或物，表现为对他人的讥讽、谩骂或肢体暴力以及损坏物体。

（2）间接攻击 个体受到挫折后，由于某些因素的阻挠（比如引起挫折的事物不明确或太强大，或直接攻击不符合社会常规和造成更大损失），个体不能将愤怒情绪直接导向造成其挫折的人或物，只能转向自己或第三者。例如"踢猫效应"，老板训斥员工。员工不敢反击，员工回家与妻子吵架，妻子就打儿子，儿子转身踢小猫。

2. 退行 当个体受到挫折后，会出现与其年龄不相符的幼稚行为。如恢复其童年的习惯与行为方式，以幼稚简单方式应付当前的挫折。有的患者在住院期间会发生退行性行为，例如一个成年患者在静脉输液、换药时会大声喊叫或因疼痛哭泣。

3. 固着 个体在受到挫折后，采取刻板的、盲目地重复某种无效行为。固着不同于习惯。习惯可因为行为无效或被惩罚而改变，固着却不会因无效、惩罚而改变。例如发生失火时，被困在室内的人拼命地推门，虽然推不开，但仍固执地、反复去推。如果改变行为方式，向内拉一下门就可以打开。

4. 冷漠 个体遭受挫折后表现对挫折情境漠不关心、无动于衷的态度。冷漠通常是在个体长期遭受挫折而无法攻击其挫折对象，又找不到适于发泄的对象，且看不到改变处境的希望时发生。

知识链接

挫折的试验研究

将人类作为实验对象，把被试分为 3 组，分别给予不同难度的问题：①能解决问题组；②不可解决问题组；③无问题组。让被试回答这些问题。在后来的实验中让被试听一个很刺耳的噪音，并告知被试，按一个按钮就可中止噪音，结果①和③组被试很快做出反应，中止了噪音；而第②组被试不做任何反应，被动忍受。

本研究发现个体遇到挫折无法逃避时，就只能听之任之，容易出现冷漠反应。

二、心理防御机制

（一）心理防御机制的概念

心理防御机制（mental defence mechanism）是弗洛伊德（S.Freud）于 1894 年提出的，后经其女儿安娜·弗洛伊德（Anna Freud）丰富而发展，是精神分析理论的一个基本概念。它是指个体处在挫折与冲突的紧张情境时，在其内部心理活动中所产生的解脱烦恼，减轻内心不安，以恢复情绪平衡与稳定的适应性心理反应，即人们为了应付各种心理压力或挫折，适应环境而使用的一种策略。

（二）心理防御机制的分类

心理防御的机制很多，按照个人心理发育程度的成熟性可分为四类。

1. 自恋型心理防御机制　个体在婴幼儿时期常使用的心理防御机制。早期婴儿不能区分自我与客观现实之间的界限，只爱恋自己不关心他人，常轻易否定或歪曲事实。又因精神病患者常极端采用此种心理防御机制，故亦称精神病型心理防御机制。正常人有时会短暂地采用此类心理防御机制。

（1）否认机制　最原始而简单的心理机制，就是把已经发生而令人不愉快的事情完全否定或彻底"忘掉"，以躲避心理上的痛苦。否认作用是在潜意识下进行的，个体不但否定了事实也真的相信没有发生。这种防御机制能使个体逃避难以忍受的愿望、行动、事故，以及由此引发的内心焦虑。例如，癌症患者和濒死患者在心理反应中都会经历一个否认的阶段。这个过程可使患者逐渐地接受现实，缓冲突如其来的信息所造成的巨大痛苦，从而暂时维持心理平衡。故否认是一种具有保护性质的正常防御。只有当其被过于频繁使用而干扰到正常行为时才是病态的，有时甚至否定事实达到妄想状态就会成为精神病的症状。

（2）歪曲机制　把外界事实加以曲解变化，以符合内心的需要。歪曲机制是许多心理防御机制的共有成分，因此被看作一种原始的防御方法。采用这种机制的人不但歪曲事实，而且相信实际上事情就是如歪曲的那样。例如，疑病症患者坚信自己得了大病，找出自己身体上很多的不适之后反复求医。精神病患者的幻觉和妄想症状，可被看作歪曲机制的极端应用。

（3）外射机制　又叫投射作用，就是把自己不能接受的欲望、感觉或想法投射到别人身上，以达到一种心理平衡。"以小人之心，度君子之腹"，便是属于这种情况的典型例子。一个经常怀有敌意的人会说别人都不友好。外射作用是精神病患者妄想症状产生的基本机制。

2. 不成熟型心理防御机制　多出现于婴幼儿期，也常被成年人采用，包括内向投射、退行、幻想等。

（1）内向投射　与"外射"相反的心理防御机制，将原来指向外界的本能冲动或情感转而投向自身，即把爱、恨的对象与心理指向自身。例如，一个患者甚至会把患病的原因归于自己以前做过的一些事情上。

（2）退行机制　当人们遇到挫折时，有时会放弃已经学到的比较成熟的适应技巧或方式，而恢复使用原先比较幼稚的方式去应付困难或满足自己的欲望，这种现象称作"退行作用"。退行是在遭受外部压力和内心冲突不能处理时，借此退回到幼稚行为以使自己免受焦虑的一种心理防御机制。例如，一个患者经手术死里逃生，虽然疾病已痊愈，但却不愿出院，想方设法留在医院里。

（3）幻想机制　一个人在遇到现实的困难时，因无法处理这些问题，就利用幻想的方法，使自己从现实中脱离，存在于幻想的境界，凭其情感与希望，任意想象如何处理其心理上的困难，以得到心理上的满足。例如，一个备受欺凌的女孩子想象有一天会遇到一位英俊的"王子"拯救她脱离困境。但如果当她将现实与幻想混为一谈，就沦为病态了。"白日梦"亦是一种幻想。儿童的幻想一般是正常现象，正常成人偶尔也会采取此种机制，但如果成人经常采用幻想方式，可能会发展成为病态心理。

3. 神经症性心理防御机制　少儿充分采用，成年人常采用，但神经症患者常极端采用，包括压抑机制、隔离机制、反向机制、转移机制、合理化机制和抵消机制等。在成人则多见于神经症患者。

（1）压抑机制　把不能被意识所接受的念头、感情和冲动，在不知不觉中抑制到潜意识中去的一种心理防御机制。通常人们都具有将一些不能忍受或引起内心冲突的念头、感情或冲动在尚未为人觉察之前，便抑制、存储在潜意识的倾向，以使自己不知道，保持心境的安宁。比如接到一封信，如果信的内容使我们觉得不愉快而不愿意回信时，往往会把回信这件事"忘掉"。

（2）隔离机制　将不愉快或痛苦的事实排斥到意识之外，以免引起精神的不愉快。例如，家里人死了不说死了，而说"归天""先逝"。这种就是把观念和感觉分离，只留下人们可理解的观念，而把可能引起的不快感觉隔离起来。

（3）反向机制　处理一些不能被接受的欲望与冲动而采取一种与原意相反的态度或行为的心理防御机制。"此地无银三百两，隔壁阿二不曾偷"说的就是反向机制。

（4）转移机制　个体由于受各种条件限制，把对某一对象的欲望、情感或行为意向不自觉地转向其他可替代的对象，以减轻自己的心理负担。转移机制是人们常有的倾向，由于个体通过向"替罪羊"发泄愤怒，从而心理获得平静。例如，一个患者将对医生的愤怒转向医疗器械，以便"安全地"疏泄内心的紧张。

（5）合理化机制　又称文饰机制，指个人遭受挫折或无法达到所要追求的目标，以及行为表现不符合社会规范时，用有利于自己的理由来为自己辩解，将面临的窘迫处境加以文饰，以隐瞒自己的真实动机或愿望，从而为自己进行解脱的一种心理防御机制。分为两种表现："酸葡萄心理"，即将自己得不到的东西说成自己不喜欢的坏东西；"甜柠檬心理"，即把自己所拥有的一切都说成好的。两者都是企图掩盖自身的错误或失败，以保持内心的安宁。日常生活中，人们也经常使用合理化机制。如"知足常乐""比上不足，比下有余"等。不过，如果过度使用此种机制，就会自欺欺人，很多强迫症和精神病患者就常用此方法来处理问题。

（6）抵消机制　个体以象征性的动作、语言和行为，抵消已经发生的不愉快的事件，弥补内心的愧疚、解除焦虑。如有人杯子掉在地上就以"岁岁（碎碎）平安"来安慰自己。

4. 成熟的心理防御机制　"自我"发展成熟之后才能表现的防御机制。其防御的方法不但比较有效，而且可以解除或处理现实的困难、满足自我的欲望与本能，也能为一般社会文化所接受。这种成熟的防御机制包括升华、幽默等。

（1）升华机制　把不易实现的本能欲望经过改头换面指向能为社会所接受的、比较高尚的目标和方向，这种心理防御机制被称为升华作用。例如，将攻击或毁灭的欲望加以升华，使自己成为一名出色的战士或武警官兵。这是最具有积极意义和建设性的心理防御机制。

（2）幽默机制　当一个人处境困难或尴尬时，使用幽默来化险为夷，度过困难，或者通过幽默间接表达其潜意识意图，在无伤大雅的情况下表达意思、处理问题，我们将这种心理防御机制称之为幽默机制。

考点提示　心理防御机制的分类。

总之，心理防御机制的表现形式是多种多样的，每个人通常使用的防御机制有一定的差异，这主要是由个人先前生活经验和环境不同造成的。由于自我防御机制成功地保护了个人免受焦虑的袭击，它们倾向于长时间保持不变，因此，它们对个人人格的稳定性和一致性起了很大的作用。但如果过多使用或使用不当，会使得个体依赖于心理防御，逃避现实，而不能学会有效地解决问题，甚至可能导致更严重的心理问题。

（三）心理防御机制的作用

心理防御机制是一种非常普遍存在的心理活动。人们在生活中总会遇到某些生理和心理上的需要与欲望不能得到满足，从而出现心理冲突、挫折和应激，于是伴随出现情绪上的焦虑和紧张、烦恼和不安、失望和痛苦。对此，个体一般会采取心理防御机制来消除不安与痛苦。

心理防御机制的运用有积极作用也会产生消极作用。心理防御机制能暂时缓解应激，在一定程度上减轻或消除内心的痛苦和不安，对偏激或攻击性的情绪和行为起到缓和作用。虽然不能从根本上解决问题，但使个体有更多的时间和机会去寻找更有效的应对方法。例如，重大疾病发生的初期，患者应用否认机制所产生的否认心理会给患者带来一段缓冲的时间，从而避免心理崩溃。另一方面心理防御机制则会带来消极作用。它会使个体依赖于心理防御，逃避现实，而不能真正有效地去解决问题。

从长远的观点来看，防御机制所造成的强烈的"积极的错觉"（否认事物的消极含义）是不利于患者的。因此，在面对那些必须接受长期而又复杂的治疗的患者时，治疗师有必要了解每一位患者的习惯性的处理应激的方式和防御风格。至于在治疗过程中是否和如何处理患者的防御反应，则要看有关的防御机制在当时是适应性的还是适应不良的。

本章小结

本章主要介绍心理社会因素对健康所造成的影响，通过对心理健康、心理应激、心理挫折与心理防御机制的学习，使学生掌握心理应激与应激障碍的相关知识，培养学生生物－心理－社会整体医学模式观，重视心理社会因素对个体健康的影响，能初步解释医学中心身相关问题和日常生活中心理行为问题。学习重点是应激的概念、应激源的类型、应激反应、应激引起的精神心理障碍的表现和心理防御机制；难点是心理应激模型与心理防御机制。

习 题

扫码"练一练"

一、选择题

1. 关于目前心理应激的概念，下面叙述不正确的是（　　　）

A. 应激刺激和应激反应都涉及生物、心理和社会的内容

B. 应激是应激源、应激中介因素和应激反应多因素的作用过程

C. 应激是刺激物、有害刺激的反应以及是多种中间变量的综合认识

D. 生活事件、认知评价、应对方式、应激反应等主要应激因素之间界限清晰

E. 应激理论为心身疾病提供了新的认识

2. 对于同一应激源不同个体产生不同程度的应激反应，其最主要的原因是（　　　）

A. 体质不同　　　　　　　　　　　B. 认知评价不同

C. 反应强度不同　　　　　　　　　D. 文化程度不同

E. 敏感度不同

3. 一般适应综合征（GAS）分为哪三期（　　　）

A. 警戒期、阻抗期、衰竭期   B. 觉醒期、阻抗期、适应期

C. 警戒期、阻抗期、适应期   D. 觉醒期、阻抗期、衰竭期

E. 觉醒期、适应期、衰竭期

4. "此地无银三百两"是哪一种心理防御机制（   ）

A. 转移机制   B. 抵消机制   C. 否认机制   D. 反向机制

E. 压抑机制

5. 以下哪项是成熟的心理防御机制（   ）

A. 投射机制   B. 抵消机制   C. 升华机制   D. 反向机制

E. 幻想机制

6. 关于应激源的概念，不正确的叙述是（   ）

A. 应激源即应激刺激物   B. 应激源即生活中的不良情绪

C. 应激源即生活事件   D. 应激源即生活变故

E. 应激源即使人紧张的事件

7. 以下不属于心理应激源的是（   ）

A. 升职   B. 工作负担重

C. 吸烟   D. 挫折

E. 预感会发生不良事件

8. 表示生活事件（应激源）的强度最好用以下哪种方式（   ）

A. 情绪焦虑程度   B. 累计 LCU 值

C. 心身疾病发生率   D. 转化为生物学指标

E. 个体紧张程度

9. 应对就是个体对生活事件及伴随的心身不平衡状态所做的（   ）

A. 情绪调节   B. 认知和行为的努力

C. 潜意识中的防御   D. 求助活动

E. 心理舒缓

10. 各种动机冲突、挫折和各种原因导致的自尊感降低，属于（   ）

A. 躯体性应激源   B. 文化性应激源

C. 心理性应激源   D. 人际关系问题

E. 创伤后应激障碍

11. 移民的思乡情属于（   ）

A. 躯体性应激源   B. 文化性应激源

C. 心理性应激源   D. 人际关系问题

E. 创伤后应激障碍

12. 急性应激障碍一般不超过（   ）

A. 1 周   B. 半个月   C. 1 个月   D. 3 个月

E. 半年

13. 下列哪项不是创伤后应激障碍的特点（   ）

A. 应激源往往具有异常惊恐或灾难性质   B. 症状常有晨重夜轻的节律

C. 反复出现创伤性体验   D. 持续性的警觉性增高

E. 发病常在遭受创伤后数日至半年内出现

二、思考题

李某，19 岁，某大学学生。每次考试前均会头痛，考完试症状随之缓解。请用应激理论解释。

思考：

1. 导致情况发生的应激源是什么？

2. 引起情况发生的各种中间影响因素可能有哪些？

3. 这些中间因素会引起怎样的生理、心理反应？

（邓湘穗）

第五章

心身疾病

学习目标

1. **掌握** 心身疾病的概念；心身疾病特点与诊断原则；常见心身疾病及常用心理康复方法与技术。
2. **熟悉** 心身疾病的病因；心身疾病的发病机制；心身疾病的治疗与预防原则。
3. **了解** 心身疾病的分类；常见心身疾病的病因与发病机制。
4. 具有识别心身疾病患者不良心理状态并进行初步干预的能力。
5. 养成对心身疾病患者不良心理状态敏锐的观察力。

第一节　心身疾病概述

扫码"学一学"

案例讨论

【案例】

张某，男，40岁。在某事业单位任中层干部，在一次体检中发现已患晚期肺癌。张某从不吸烟喝酒，无不良嗜好，唯有多年来的"老好人"形象受人称道。他性格温和，从不与人发生争执，各部门的要求他都尽全力配合，即使发生职权冲突往往也是他主动退让，在同事领导中口碑极好。因此，他患病的消息一经传出，单位上至领导下至普通员工都觉得"这么好的人怎会得这样的病"？

【讨论】

你认为该"老好人"的过分忍耐和回避矛盾的性格特点与其患病有关系吗？

一、心身疾病的概念

心身疾病（psychosomatic diseases）又称心身障碍（psychosomatic disorders）或心理生理障碍（psychophysiological diseases），是指心理社会因素在疾病发生、发展过程中起重要作用的躯体器质性疾病和功能性障碍。躯体器质性疾病包括原发性高血压、溃疡病、支气管哮喘等；功能性障碍包括神经性呕吐、偏头痛等。它是根据心身医学的理论观点所界定的一类疾病，也是临床诊疗工作中的重要范畴。

精神紧张能引起自主神经和内脏功能的一系列变化，这种变化是可逆的、生理性的，

67

称为心理生理反应（psychophysiological reaction）。当这些心理生理变化发生于某些具有易患倾向的个体身上时，它们可能会持续发展，甚至形成病理性改变时，则被称为心身疾病。

目前认为，心身疾病常常累及受自主神经支配的器官和系统，涉及临床各科，种类甚多，很难完整地概括。主要具备以下特征：①生物或躯体因素是心身疾病发生和发展的基础，心理社会因素往往起到"扳机"作用；②遗传和人格特征与心身疾病的发生有一定关系，不同人格特征的个体对某些心身疾病的易感性不同；③同样性质或强度的心理社会因素，对于一般人，只引起正常范围内的生理反应，而对心身疾病易感者，则可引起明显的病理生理反应；④心身疾病通常发生在自主神经支配的系统或器官；⑤体格检查可发现器质性疾患或具有已知的病理生理过程，如呕吐、偏头痛等。

随着医学模式的转变，心理和社会因素对躯体健康和疾病的影响作用越来越受到重视。现代医学和心理学的研究证明，很多疾病都能找到其致病的心理或社会因素。越来越多的资料显示，心身疾病的范围有扩大的趋势。

考点提示 心身疾病的概念。

知识链接

心身疾病的分类

根据美国心理生理障碍学会制定的心身疾病的分类如下。

1. **皮肤系统** 神经性皮炎、瘙痒症、斑秃、牛皮癣、慢性荨麻疹、慢性湿疹等。
2. **骨骼肌肉系统** 类风湿关节炎、腰背疼、肌肉疼痛、痉挛性斜颈、书写痉挛。
3. **呼吸系统** 支气管哮喘、过度换气综合征、神经性咳嗽。
4. **心血管系统** 冠状动脉硬化性心脏病、阵发性心动过速、心律不齐、原发性高血压或低血压、偏头痛、雷诺病。
5. **消化系统** 胃、十二指肠溃疡、神经性呕吐、神经性厌食、溃疡性结肠炎、幽门痉挛、过敏性结肠炎。
6. **泌尿生殖系统** 月经紊乱、经前期紧张症、功能性子宫出血、性功能障碍、原发性痛经、功能性不孕症。
7. **内分泌系统** 甲状腺功能亢进症、糖尿病、低血糖、阿狄森病。
8. **神经系统** 痉挛性疾病、紧张性头痛、睡眠障碍、自主神经功能失调症。
9. **耳鼻喉科** 梅尼埃综合征、喉部异物感。
10. **眼科** 原发性青光眼、眼睑痉挛、弱视等。
11. **口腔科** 特发性舌痛症、口腔溃疡、咀嚼肌痉挛等。
12. **其他与心理因素有关的疾病** 癌症和肥胖症等。

二、心身疾病的病因与发病机制

（一）心身疾病的病因

1. **心理因素** 个体本身的心理易患素质、个性心理特征和心理反应。

（1）心理易患素质　在外界因素影响下，个体倾向于易患某种心身疾病的心理特征，主要指个体的心理素质特点，对各种外在刺激的认识、评价和应对能力，对内心矛盾和冲突的自我排解能力，以及个体独特的行为模式。生活事件的刺激只有在一定的个性和行为基础上，才有可能发生过度的情绪反应和心理应激，最终通过一定的中介机制导致心身疾病。

（2）个性心理特征　个体在其心理活动中经常地、稳定地表现出来的特征，主要指人的气质、性格和能力。个性心理特征决定着个体对刺激的反应方式和态度，个性赋予个体独特的行为模式。心身医学的研究发现，个性特征与心身疾病之间存在着一定的关系。弗雷德曼（Friedman）从人格特征角度研究冠心病，将急躁、情绪不稳、爱发脾气、争强好胜、怀有戒心或敌意、醉心于工作、行动较快、做事效率高、缺乏耐性、常有时间紧迫感等特点的人格称为 A 型行为类型；与此相反者称为 B 型行为类型，其特点是悠闲自得、不爱紧张、一般无时间紧迫感、不喜争强、有耐心、能容忍等。他还指出 A 型行为类型具有易患冠心病的倾向。这一结论已为后来众多学者的研究所证实。

置身于社会中，人们随时会接受大量的信息刺激，并对这些信息做出认知和主观评价，合理的认知和评价可导致积极的情绪体验，而不合理的认知和评价则可能导致消极的情绪体验。前者可动员机体的潜能，促使个体适应不断变化的环境；而后者若强度过大、持续时间过久，则可能造成个体心血管系统功能紊乱，出现心律不齐、高血压、冠心病；诱发支气管哮喘、过度换气综合征；导致胃、十二指肠溃疡及胃肠道恶性肿瘤的发生。

（3）心理反应　生活事件能引起人们的心理反应，并伴随着明显的生理应激。许多研究表明，很多疾病尤其是心身疾病常常由于生活事件引起应激而诱发。研究表明，中年丧偶者与同龄者相比，丧偶对健康影响极为明显。调查一组新近丧偶者，发现他（她）们在居表 3 年内的死亡率比同年龄组高 7 倍。死亡原因中以脑血管病、冠心病、全身动脉粥样硬化、肺结核、肝炎和流感等最显著，其他如恶性肿瘤、糖尿病等的比例也很高。

由于人们的哲学知识、信念、经历和文化教育不同，对同样的生活事件有不同的理解，所以导致心理反应的不同。例如财产的损失对爱钱如命的人影响特别明显；荣誉方面的打击对"要面子"的人尤为重大；父母患病或病亡对于感情亲密的子女能引起强烈的悲痛；深信癌症是不治之症的人，一旦知道自己患了此病，则整日处于绝望、忧伤之中，使病情恶化而日趋严重。

2. 生理因素　躯体因素在心身疾病的成因中仍不可忽视，其主要反映在机体器官易感性、机体功能状况及理化生物因素等方面。

（1）机体器官易感性　具有个体的特异性。个体反应特性由恩格尔（Engel）提出，用以描述个体最大限度地、一贯地对某一特殊生理系统的反应趋势。个体反应特性已被广泛接受作为心身疾病的原始生理病因。

生理因素决定个体对疾病的易患性及所患疾病的种类。相同的应激源作用于不同的个体，可导致不同的心身疾病。事实已经证明，同样经历某些重大灾难（地震、洪水、战争、灾荒等），但可能只有少数人罹患心身疾病，而且所患心身疾病的种类也各不相同。如有的个体患消化性溃疡，有的患高血压，而有的个体则可能患冠心病。研究发现，高甘油三酯血症、高尿酸血症、高蛋白结合碘分别是冠心病、痛风症、甲状腺功能亢进症发病前的生理特点。研究还发现，遗传与心身疾病的发生有关，不同遗传素质的个体对疾病易感性存在差异。在冠心病家族中，患同类疾病的概率比一般人群高 10 倍，他们往往具有共同的性格和生理素质。

这就解释了为什么同样的心理社会因素作用下有些人患病、有些人不患病，有些人易患这种病、有些人易患那种病。机体器官易感性使个体易于出现心身症状或某一特殊综合征。如高脂血症决定了个体易患冠心病，胃蛋白酶原增高则更易罹患溃疡病，高蛋白结合碘者则是甲状腺功能亢进症的易感者。

（2）机体功能状况　不同个体、个体的不同时期，其功能状况不一，对心理社会因素的承受能力也有所不同。影响机体功能状况的因素是多方面的，如年龄、性别、月经期、妊娠、分娩、疲劳等。

（3）理化生物因素　生物源性因素如各种病原微生物的侵袭，导致各种感染性疾病；理化因素如高温、高压、外伤、冻伤、强光、噪音、射线、药物、化学制剂、中毒等物理化学性刺激和损伤对器官和组织的影响。这些理化生物因素，降低了机体的抵抗力，使个体易于发生各种心身疾病。

3. 社会因素　在人类的社会生活中，社会因素对人类的健康和疾病起着一定的作用。

政治、经济、社会制度的不同对人类健康的影响也不同。社会因素对心身疾病的作用可以用流行病学调查的结果来说明。胃癌与食管癌患病率以日本人为高；冠心病患病率最高者为美国和芬兰，最低为尼日利亚。这里有种族差异、饮食习惯、人口年龄组成、体力劳动多寡等多种因素的作用，但总体上，这些疾病的患病率是发达国家高于发展中国家，城市高于农村，脑力劳动者高于体力劳动者。不良的社会环境因素的致病作用，还体现在对现代都市生活不适应对个体的影响。现代化都市的住房拥挤、交通繁忙、环境污染、人际关系紧张复杂等不良社会刺激因素，均不同程度地作用于个体，引起相应的情绪反应，从而造成心身疾病。

此外，不同民族、不同社会结构、不同地区有着独特的文化特征，它与每个社会成员的全部生活息息相关，人们必须适应、予以遵守，反之则有碍健康，特别是当环境、身份变更的时候，将会面临更多的文化因素的挑战。这些因素主要包括：①社会道德规范，行为准则；②不同民族、地区的语言文字、宗教信仰、风俗习惯、生活方式；③不同社会结构下的理想、信念、人生观、价值观和伦理观；④各阶层的经济水平、社会地位、教育程度；⑤不同社会背景下的人际关系准则等。

心理因素、社会及文化因素、生物因素是心身疾病病因学的外部条件，而心理易患素质与器官易感性则是心身疾病致病的内部基础。它们之间互相联系、互相影响、互为因果，从而组成复杂的心身疾病致病因素。

（二）心身疾病的发病机制

1. 心理动力学途径　重视潜意识心理冲突在心身疾病发生发展中的作用，认为个体特异的潜意识特征决定了心理冲突引起特定的心身疾病。心身疾病的发病有三个要素：①未解决的心理冲突；②躯体器官的脆弱易感倾向；③自主神经系统的过度活动性。心理冲突多出现于童年时代，常常被潜抑到潜意识之中，在个体成长的生活过程中，受到许多生活变故或社会因素的刺激，这些冲突会重新出现。如果这些重现的心理冲突找不到恰当的途径疏泄，就会由过度活动的自主神经系统引起相应的功能障碍，造成所支配的脆弱器官损伤。

目前认为，潜意识心理冲突是通过自主神经系统功能活动的改变，造成某些脆弱器官的病变而致病的。例如，心理冲突在迷走神经功能亢进的基础上可造成哮喘、溃疡病等；

在交感神经亢进基础上可造成原发性高血压、甲状腺功能亢进等。所以，心理动力学途径认为只要查明致病的潜意识心理冲突即可弄清发病机制。心理动力理论发病机制的缺陷是夸大了潜意识的作用。

2. 心理生物学途径 侧重于说明发病机制，重点说明哪些心理社会因素通过何种生物学机制作用于何种状态的个体，导致何种疾病的发生。坎农用"应激反应"描述"搏斗或逃跑"状态时所出现的一系列内脏生理变化。被誉为"医学爱因斯坦"的加拿大学者塞里提出的"应激"学说，带动了内分泌学家及心理学家的参与。不过，赛里的理论过于强调"非特异"生物学过程的作用，而低估了心理因素的作用。心理不适在生理应激反应中发挥重要作用，内分泌系统对心理影响极为敏感，一切有效的应激源都伴有心理成分，心理社会刺激也能引起生理的应激反应。

心理生理学理论认为，心理神经中介途径、心理神经内分泌途径和心理神经免疫学途径构成心身疾病发病机制。心理社会因素通过免疫系统与躯体健康和疾病的联系，可能涉及以下三条途径。

（1）下丘脑－垂体－肾上腺轴 应激造成暂时性皮质醇水平升高，后者损伤细胞免疫作用，但持久应激与短期应激对免疫系统的影响效果不同，有时可使细胞免疫功能增强。

（2）通过自主神经系统的递质 交感神经系统通过释放儿茶酚胺类物质，与淋巴细胞膜上的β受体结合，影响淋巴细胞功能。

（3）中枢神经与免疫系统的直接联系 免疫抑制可形成条件反射，改变免疫功能。在免疫后的大鼠下丘脑内侧核电活动增加，推测抗原刺激与下丘脑功能之间存在着传入联系，实验性破坏下丘脑可以阻止变态反应。

心理生理学研究也重视不同种类的心理社会因素，如紧张劳动和抑郁情绪，可能产生不同的心身反应，以及心理社会因素在不同遗传素质个体上的致病性的差异。

3. 学习途径 巴甫洛夫经典条件反射的著名实验是狗的唾液分泌反射，说明条件反射是一种独立的生理反应。行为学习理论认为某些社会环境刺激引发个体习得性心理和生理反应，表现为情绪紧张、呼吸加快、血压升高等，由于个体素质上的问题，或特殊环境因素的强化，或通过泛化作用，使得这些习得性心理和生理反应可被固定下来，而演变成为症状和疾病。例如，先把动物置于一封闭箱内给予反复电刺激，然后进行逃避学习训练。实验发现动物不逃避电击，即使示意逃避过程，动物训练成绩依然不好，说明它仍固守无效的应对方法而不做新的尝试，是一种类似临床抑郁症的情绪状态，会导致实验动物的死亡，这就是习得性无助。

心身障碍有一部分属于条件反射性学习，也可能是儿童模仿长辈的行为。Miller 等关于"自主反应的操作条件反射性控制"的实验，说明人类的某些具有方向性改变的疾病可以通过学习而获得，例如，血压升高或降低、腺体分泌能力的增强或减弱、肌肉的收缩等。人类心身障碍症状的形成，还包括社会学习理论中的观察学习及模仿，例如，哮喘儿童可因哮喘发作获得父母的额外照顾而被强化。基于此原理提出的生物反馈疗法和其他行为治疗技术，被广泛地应用于心身疾病的治疗中。

4. 心身疾病发病机制的综合讨论 目前心身疾病研究不再拘泥于某一学派，而是综合心理动力学、心理生理学和行为理论，互相补充。心理－神经－内分泌－免疫网络间相互作用机制的大量实验研究证实了神经系统对内分泌和免疫系统的调控作用，新的进展体现在免疫系统的免疫细胞通过产生多种细胞因子和激素样物质，反馈作用于神经内分泌系统，成为解释身心障碍的重要理论，有力地支持了身心交互作用的观念。当然，心身疾病的发病机制是目前医学心理学领域亟待深入研究的中心课题之一，发病机制涉及心理社会和生理等许多方面，尽管已经取得进展，但很多细节问题尚待进一步澄清和证实。心身疾病的综合发病机制可概括如下。

（1）心理社会刺激物传入大脑　心理社会刺激物在大脑皮层被接受，并得到加工处理和储存，使现实刺激加工转换成抽象观念。该过程的关键问题是诸如认知评价、人格特征、观念、社会支持、应对方式和资源等中介因素的作用。

（2）大脑皮质联合区的信息加工　联合区将传入信息通过与边缘系统的联络，转化为带有情绪色彩的内脏活动，通过与运动前区的联络，构成随意行动传出。

（3）传出信息触发应激系统引起生理反应　包括促皮质素释放激素的释放、蓝斑－去甲肾上腺素/自主神经系统变化，进而影响垂体－肾上腺皮质轴及自主神经支配的组织，表现为神经－内分泌－免疫的整体变化。

（4）心身疾病的发生　薄弱环节由遗传和环境因素决定，机体适应应激需求的能量储存有限，过度使用就会导致耗竭。强烈、持久的心理社会刺激物的作用就会产生心身疾病。

三、心身疾病的诊断、治疗和预防

现代健康概念不仅是指内环境的动态平衡，而且要求个体生理、心理、自然生态、社会生态整合的稳态。也就是说，个体不仅要没有疾病或虚弱，还必须保持生理、心理和社会适应的健全状态。对心身疾病的治疗首先是采取有效的躯体治疗，以解除症状、促进康复，如对溃疡病的制酸、高血压病的降压、支气管哮喘的支气管扩张剂治疗等。如果需要持久的疗效、减少复发，则需要结合其他形式的治疗，如请临床心理学家和精神科医生共同参与，共同诊治。

（一）心身疾病的诊断原则

1. 基本条件

（1）发病前必须存在明确的心理社会刺激因素，这些刺激因素的出现和症状的发生在时间上联系紧密，并且在障碍发展过程中，心理因素与躯体因素相互交织、相互影响。

（2）症状上必须有以情绪障碍为中心的临床表现。

（3）常有一定的个性特征或不同程度的心理缺陷等易患素质。

（4）排除以躯体症状为主要表现的精神障碍，如由心理矛盾所致的癔症性转换障碍、疑病症等。

2. 诊断程序

（1）病史采集　对疑有心身疾病的病例，在采集临床病史的同时，应该特别注意收集患者心理社会方面的相关资料，包括个体心理发展情况、个性或行为特点、社会生活事件以及人际关系状况、家庭或社会支持资源、个体的认知评价模式等资料，分析这些心理社会因素与心身疾病发生发展的相互关系。

（2）体格检查　与临床各科体检相同，但要注意体检时患者的心理行为反应方式，有时可以观察患者对待体检和治疗的特殊反应方式，恰当判断患者心理素质上的某些特点。例如，是否过分敏感、拘谨等，以及不遵守医嘱或激烈的情绪反应。

（3）心理行为检查　对于初步疑为心身疾病者，应结合病史资料，采用晤谈、行为观察、心理测量或必要的心理生物学检查方法。所选取心理测验着重于患者的情绪障碍，常用的测验包括症状 90 项自评量表（SCL-90）、抑郁自评量表（SDS）和焦虑自评量表（SAS）。还可以采用适当手段评估心理应激源、应对能力、社会支持等。评估结果有助于对患者进行较系统的医学心理学检查，确定心理社会因素的性质、内容，评价它们在疾病发生、发展和转归中的作用。

（4）综合分析　根据以上程序中收集的材料，结合心身疾病基本理论，对是否心身疾病、何种心身疾病、由哪些心理社会因素起主要作用、可能的作用机制等问题做出恰当估计。

心理诊断往往伴随心身疾病治疗的全过程。在治疗过程中，患者旧的心理问题解决了，新的问题又会出现，这就要求医生针对变化情况重新评估，并采取新的干预措施。

（二）心身疾病的治疗原则

1. 心理治疗　根据患者的不同病种、不同症状、个体的特异性，选择并施行不同的心理治疗，如支持治疗、生物反馈治疗、放松治疗、认知疗法、行为治疗等。心理治疗的重点在于缓解症状，改变认知模式，矫正适应不良性行为，提高对精神压力的应对策略。家庭和社会干预将有助于建立良好的社会网络支持系统，起因于这一网络的应激，可以通过干预得到解决，从而减轻患者的心理冲突。

2. 药物治疗　在心身疾病中，情绪反应常起主导作用，大多数患者都有不同程度的情绪症状，情绪因素可引起病情变化，病情变化又可影响疾病本身。因此，对情绪症状的控制是心身疾病治疗的重要环节。心理治疗可以有效地缓解情绪症状，但大多需要较长的时间，特别是对有严重情绪障碍的患者，及时消除情绪症状将有助于病情的稳定与康复。因此，在心理治疗的同时，可以辅以少量情绪调节药物，如抗抑郁剂、抗焦虑剂、镇静剂等，对难治的病例也可以在抗抑郁剂的基础上，辅以小剂量抗精神病药，可缓解或消除患者的情绪障碍，加速疾病好转，促进患者康复。

（三）心身疾病的预防

1. 个人预防　对于那些有明显行为问题者，用心理行为技术予以指导矫正；对工作和生活环境里存在明显应激源的人，要及时进行适当的调整，减少或消除心理刺激；对出现情绪危机的正常人，应及时进行心理疏导。至于某些具有心身疾病遗传倾向的患者或已经有心身疾病先兆征象的患者，则更应注意加强心理预防工作，以控制致病因素。对那些具有明显心理素质上弱点的人，例如有易暴怒、抑郁、孤僻及多疑倾向者应及早通过心理指导健全其人格；帮助易感人群建立良好的人际关系，储备社会支持力量，有助于缓解生活事件所引起的心理冲击。

2. 社会预防　来自家庭、社会、医护人员等各方面的支持，可增强患者的自我调节能力。因此，应给患者家属介绍疾病的基本知识，使其理解患者的痛苦，在生活上给予适度的关心和照顾；医护人员应以患者利益为中心，始终给予支持与鼓励；条件允许时，与工作单位一起设法改善患者的工作环境，避免或消除各种容易引起病情加重的诱因，或根据病情轻重减轻或调整工作。

考点提示　心身疾病的治疗原则。

扫码"学一学"

第二节　常见心身疾病

案例讨论

【案例】

吴某，男，53岁。因"反复运动后胸闷气促半年余，加重伴心前区疼痛3天"入院，完善检查后诊为"冠状动脉粥样硬化性心脏病"。吴某任某国企中层领导多年，对工作极其追求完美，经常熬夜加班，尤其在与其他部门竞争时，吴某对胜利的执着常常让属下喘不过气，而这种喘不过气又往往成为吴某大发雷霆的导火索。

【讨论】

1. 该患者的行为模式就有什么特点？
2. 你认为该患者行为模式与其患病有关系吗？

临床上常见的心身疾病包括原发性高血压、冠心病、糖尿病、支气管哮喘和恶性肿瘤等。

一、原发性高血压

原发性高血压（以下简称高血压）是一种原因不明的以动脉血压持续升高为特征的临床综合征，是世界上最早被确认的心身疾病。近年来的研究表明，高血压原发性高血压是由遗传和环境等多种致病因素综合作用的结果，下面主要介绍与高血压发病有关的心理社会因素。

（一）心理社会因素

1. 人格特征　主要介绍 A 型行为和 D 型人格。

（1）A 型行为（type A behavior pattern，TABP）　被认为是高血压、冠心病患者典型的人格特征，主要表现：①有力求达到预定目标的强烈愿望，有大而不切实际的抱负，因此，常有时间紧迫感；②生活节奏快，整天忙不停，从不闲荡；③走路、骑车、驾车等均喜欢高速和超前；④好胜心强，热衷于竞争并渴望取胜；⑤常有同时做几件事情的习惯；⑥喜欢参与有时间限制的复杂活动，并希望做得比任何人都好，从不知疲倦；⑦参加任何活动都喜欢速战速决；⑧喜欢思维，反应灵敏；⑨易焦虑和激动。总之，"时间紧迫感以及过分竞争和敌意"是 TABP 的两个核心成分，它会致使 TABP 者经常表现出恼火（aggravation）、激动（irritation）、发怒（anger）、急躁（impatience），又被称为 AIAI 反应。

国内赵凯国等人的研究提示，有 63.16% 的高血压患者具有 TABP 特征。一般认为，人处于长期应激状态下时最易诱发血压升高，而 A 型行为者对应激环境的反应比 B 型者强烈。在烦恼时，A 型行为者血浆中的肾上腺素含量高于 B 型者。这些交感活性物质增加，进一步诱发肾素释放，激活"肾素-血管紧张素-醛固酮系统"，促使小动脉收缩痉挛、外周阻力增加、钠潴留，最后导致持久高血压。

知识拓展

A 型行为类型问卷

1983 年，中国版的 A 型行为类型问卷由张伯源主持全国性的协作组开始修订。本问卷研究参考了美国的一些 A 型行为测查量表的内容，并根据中国人的自身特点，前后经过三次测试和修订，完成了信度效度较高的 A 型行为类型问卷。

整个问卷包含 60 个题目，分成 3 个部分，回答按"是""否"评分。

1. 时间紧迫感（TH） 共有 25 个项目，表现为时间匆忙感（time hurry）、时间紧迫感（time urgency）和做事快节奏（do something rapidly）等特点。

2. 竞争性（CH） 共有 25 个项目，表现为竞争性（competitive）、缺乏耐性（impatience）和敌意情绪（hostility）等特征。

3. L 共有 10 个题目，作为测谎题，用以考查被试回答量表问题是否诚实、认真。

（2）D 型人格（type D personality） 由荷兰学者 Denollet 于 1996 年提出，是对 A、B、C 型人格概念的扩展。D 型人格又称忧伤人格（distresse dpersonality），包括消极情感和社会压抑两个方面。消极情感是指人们长期经历和体验到愤怒、冲突、沮丧、焦虑等负性情绪，对负性情绪敏感；社会压抑是指人们在社交中压抑情感和行为的表达，因而感到紧张、不安，从而自我压抑。二者同时存在时，会对心脏产生破坏作用，其作用机制是通过神经内分泌功能紊乱和免疫系统功能紊乱来引发心血管疾病。

2. 社会文化 研究表明，经济越发达的地区和国家中，高血压的发病率相对越高。人群高度集中的城市，拥挤的交通和居住环境，紧张的人际关系，动荡的社会环境等都可对心理产生影响直至心理失衡，从而诱发高血压的发生；而在较原始乡村的村民保持着稳定的、传统的社会生活，较少有"心理紧张"的体验，因此血压也常比城市居民低。

3. 生活方式 不良的生活方式，如高盐饮食、缺乏运动及高脂等致肥胖行为、吸烟、嗜酒等因素均与高血压的发生密切相关。如每日摄盐量大于 7 克可致使水分潴留，血容量增加，血压升高。

4. 情绪 人们很早就认识到了情绪与血压之间的关系。1711 年，当 Hales 将动脉套管插入马的股动脉时，动物因为害怕而有明显的升压反应，而当动物平静下来时，血压又回落。近年研究经证明，血压对于情绪变化极为敏感，监测 24 小时血压变化发现，几乎任何情绪状态改变均可导致血压的变化；夜间睡眠时，突然被电话铃声惊醒，瞬时高压可达 300mmHg（40kPa）。在各种情绪中，与高血压病关系最为密切的是焦虑、愤怒和敌意（仇视）情绪。焦虑时，血压升高以收缩压为主；愤怒或敌意时，则以舒张压升高为主。

考点提示 原发性高血压的心理社会因素。

（二）心理康复

现代心身医学认为，心理干预对高血压的康复具有十分重要的意义。一般来说，病情较轻的患者，单独采用心理治疗即可达到目的，治疗措施也主要针对造成紧张、压抑的心理因素进行；病情较重的患者，除在医生指导下适当服用药物外，采用心理治疗已成为近年来提倡的高血压综合治疗措施中不可或缺的一项重要内容。

1. 改变认知 社会文化、心理因素及生理因素均可诱发或加重高血压，而疾病本身又会加重患者的心理压力，致使病情更进一步加重，如此形成恶性循环。认知疗法就是改变患者对应激源的认知评价，打破"应激源－负性情绪－疾病－负性情绪－病情加重"的恶性循环，促进高血压的康复。

首先，帮助患者了解高血压形成的原因、常见的诱发因素，使其正确认知疾病的形成；其次，加强康复教育，帮助患者了解药物一般知识、常见并发症的预防及治疗等，减弱或消除恐惧等负性情绪；最后，充分调动患者的主观能动性，倡导其积极进行自我管理，自觉执行康复治疗方案，促进疾病早日康复并有效预防复发。

2. 行为矫正 A 型行为类型一般会获得社会的赏识，故正常情况下不易改变。但当患者知晓患病与 A 型行为密切相关，以及竞争和敌意等行为会加重病情时，则可使患者产生改变动机，提升行为治疗的效果。

（1）行为评估 虽然 A 型行为个体易患高血压，但并非所有的高血压患者都为 A 型行为，因此，应首先评估患者是否属于 A 型行为。在此基础上，分析患者需要矫正的行为特点，如是否存在对自我期望过高，是否存在太过强烈的竞争意识和敌意等。

（2）确定矫正目标 康复治疗师与患者一起协商确定矫正目标。注意：应根据患者的年龄、病情等具体情况，遵循循序渐进的原则，确定矫正目标；要求矫正目标经患者积极努力应该能够达到。

（3）制订矫正计划并实施 康复治疗师与患者一起通过协商制订矫正计划，并明确具体的矫正措施。矫正措施可包括：督促患者每天记录自己主观的紧张或紧迫感；进行放松训练，帮助患者改善情绪状态；教会患者自我控制技术以控制其行为。

自我控制技术包括两个阶段：第一，自我监督阶段。要求患者记录其紧迫感在什么情况下发生以及与哪些因素有关，并观察紧迫感与疾病症状的关系。通过观察和记录，使患者逐步认识到紧迫感的潜在危害。第二，自我强化阶段。主要通过自我强化或惩罚，强化适应行为，减弱或消除易诱发疾病发作的危险因素。

（4）效果评估 根据评价标准，评估患者的行为矫正是否达到预期目标。对于未达到目标者，共同寻找原因，提出改正措施，并进一步修订矫正计划并认真实施。

Rosenman 针对匆忙症和好胜心过强的特征，制订了自我训练方法，此方法应用于临床着重强调：①针对匆忙感：每天记录匆忙事件及其原因，每周进行一次小结；做耐心的听众，尽量不打断他人的谈话；放弃同时思考几个问题或做多件事情的习惯；需要等待时，避免焦虑，可通过看书、听音乐等转移注意力；不要超过你前面走得快的人；时间短、任务多时，先易后难，逐一解决。②针对好胜心过强：学会认输；学会理解他人；当不能肯定自己对或错时，说声"可能我错了"；对帮助过自己的人诚心说声"谢谢"；对熟识的人主动微笑、打招呼；面对挫折时，做到退一步海阔天空。

3. 健康教育指导 患者合理安排工作和休息，保证充足的睡眠；指导患者减轻体重，合理饮食，戒烟限酒；指导患者控制情绪，避免激动、紧张等可能诱发疾病发作的因素；鼓励患者适当参加娱乐活动、有氧锻炼等，缓解压力，调整心身。

二、冠心病

冠心病是冠状动脉血管发生粥样硬化病变而引起血管腔狭窄或阻塞，造成心肌缺血、缺氧或坏死而导致的心脏病。和高血压类似，冠心病的发生也是遗传和社会因素相互作用的结果。除了高血压、血脂异常、肥胖等生理危险因素外，冠心病的发生还与一些心理社会因素有关。

（一）心理社会因素

1. 人格特征　前面介绍过以"时间紧迫感与过分竞争和敌意"为核心 A 型行为在冠心病的发生中同样起到非常重要的作用。1979 年，国际心脏病与血液病学会已经确认 A 型行为是引起冠心病的独立危险因素。

A 型行为易诱发冠心病其原因为 A 型行为者常处于不耐烦、激动、发怒和暴躁等不良情绪的应激状态，其大脑皮层的兴奋性增高，交感神经处于持久的、反复的兴奋状态，使供应心脏血液的冠状动脉持久的、反复的收缩，不但直接影响心脏供血，而且使冠状血管内皮细胞受损，继之冠状动脉粥样硬化，血液黏度增高，加速血栓形成，从而引起冠状动脉缺血而发生冠心病。研究还发现，暴躁易怒的 A 型人的血与尿中含有过量的"去甲肾上腺素"，表明 A 型性格的人交感神经张力过高，过多的去甲肾上腺素在体内作用于心血管和其他器官细胞膜上的相应受体，就会导致心跳加快、耗氧量增加，进而发生冠状动脉痉挛，诱发心肌梗死和血栓形成。

2. 年龄、性别、社会文化　随着年龄的增长，高血压、冠心病的发生率逐渐增加，尤其是在 45 岁以后。在老龄以前，男性比女性更易患心脏病或死于心脏病；尽管女性比男性心脏病发作的可能性小，但女性一旦发作更易致命。

社会生活中的应激性事件是患冠心病的重要原因之一，如亲人死亡、环境变化、事业受挫、关系紧张等。如高应激水平下工作的空中交管员更易患原发性高血压，其发病率比条件相仿的领航员高 5.6 倍；采用生活事件量表进行的流行病学调查发现，急性应激事件与冠心病之间具有显著相关性，在配偶死亡后的前 2 年中，本病的病死率显著增加；Theorell 对一组心肌梗死患者进行了 3 个月的跟踪研究，测量 LCU 和尿中儿茶酚胺代谢产物每周一次，证明二者变化的趋势是一致的，这意味着 LCU 与心肌梗死病情的变化密切相关。

3. 生活方式　不良的生活方式，如高盐饮食、缺乏运动及高脂等致肥胖行为、吸烟、嗜酒等因素均与冠心病的发生密切相关。如果每日摄盐量大于 7 克，过多的 Na^+ 可沉积在动脉管壁而致动脉硬化发生。高脂饮食、缺乏运动等不良的生活方式直接通过机体的病理生理作用促使冠心病的形成。

4. 情绪　负性情绪对冠心病的影响包括两条途径：①当人们处于负性情绪时，更易采用不健康的生活方式；②负性情绪会产生一些生理上的变化，进而增加对冠心病的易感性。一项前瞻性研究显示：长期处于敌对、抑郁或焦虑情绪的个体更易罹患冠心病。

考点提示　冠心病的易感人格。

（二）心理康复

现代心身医学认为，心理干预对冠心病的康复具有十分重要的意义。虽然器质性的病变难以通过心理干预逆转，但及时、有效的心理干预对于患者的负面情绪的控制能够起到非常重要的作用，进而减少心绞痛等并发症的发生。因此采用心理治疗已成为近年来提倡的冠心病综合治疗措施中不可或缺的一项重要内容。

1. 改变认知　从认知疗法的角度对冠心病患者进行干预，主要是要纠正不合理认知帮助患者了解心脏的结构、冠心病的形成原因及常见诱发因素，以及用药基本知识，使患者对疾病形成正确的认知，以利于合理用药，克服不利于疾病康复的依赖心理，最大限度地发挥药物的生物效应。

2. 行为矫正　A 型行为与冠心病的发生关系密切，因此若经过评估确认冠心病患者为 A 型认可，应通过健康教育使其知晓患病与 A 型行为密切相关，该行为模式又有可能影响其预后。若患者自身有改变行为模式的意愿，即可对他们进行行为矫正。

（1）确定矫正目标　康复治疗师与患者一起协商确定矫正目标。注意：应根据患者的年龄、病情等具体情况，遵循循序渐进的原则，确定矫正目标；要求矫正目标经患者积极努力应该能够达到。

（2）制订矫正计划并实施　康复治疗师与患者一起通过协商制订矫正计划，并明确具体的矫正措施。矫正措施可包括：督促患者每天记录自己主观的紧张或紧迫感；进行放松训练，帮助患者改善情绪状态；教会患者自我控制技术以控制其行为。

3. 情绪疏导　劝导患者以平和的心态对待竞争等社会压力，合理设置期望值，避免过分追求完美，学会随遇而安和自我减压。医护人员可通过观察或量表来评估患者的情绪状态，并了解其负性情绪的发生原因，劝解开导，改善其情绪障碍。还可指导患者进行合理自我暗示，形成良好的情绪反应并保持。如患者可经常提醒自己"慢一步""冷静、沉着、不要急躁""冠心病并不可怕，我一定可以控制病情！"等。轻松欢快的音乐能促使人体分泌有益于健康的神经递质、激素等活性物质，从而调节血流量，兴奋神经细胞，去除消极情绪。

4. 健康教育指导　患者合理安排工作和休息，保证充足的睡眠；指导患者减轻体重，合理饮食，戒烟限酒；指导患者控制情绪，避免激动、紧张等可能诱发疾病发作的因素；鼓励患者适当参加娱乐活动、有氧锻炼等，缓解压力，调整心身。

三、糖尿病

糖尿病（diabetes mellitus）是由于胰岛素分泌缺陷和（或）胰岛素作用障碍所致的以高血糖为特征的代谢性疾病。现代医学研究表明，糖尿病是遗传和环境因素共同作用的结果，心理因素可通过大脑边缘系统和自主神经影响胰岛素分泌。当个体处于紧张、焦虑、恐惧或受惊吓等应激状态时，交感神经兴奋，肾上腺素分泌增加，间接抑制胰岛素的分泌和释放，使血糖升高。

（一）心理社会因素

1. 生活事件　研究发现，在一定时间内累积的生活变化单位与糖尿病的发作和严重程度有关，2 型糖尿病患者中经历双亲去世、家庭破裂、离婚、失业等严重生活事件者较多，且此类生活事件都发生在糖尿病发病前。此外，一些糖尿病患者在饮食和治疗药物均不变的情况下，会因为生活事件的突然冲击，病情迅速加重，甚至出现严重并发症。

2. 生活方式　流行病学调查发现，高能饮食、缺乏粗粮、缺乏运动等饮食习惯及生活方式均是导致糖尿病的危险因素。观察比马印第安人的食谱发现，当食谱由大量食用玉米改为面、糖以后，35 岁以上的成年人中有一半以上患有糖尿病。此外，进食过多、体力活动减少导致的肥胖是 2 型糖尿病最主要的因素，使具有 2 型糖尿病遗传易感性的个体容易发病。

3. 情绪　抑郁、紧张和悲愤等负性情绪常导致糖尿病病情加剧或恶化。研究发现，在不良情绪刺激下，无论是糖尿病患者还是非糖尿病患者，都会显示出诸如血糖、尿糖增多的糖尿病某些病状，但与糖尿病患者不同，当移除不良情绪刺激后，非糖尿病患者能很快恢复正常，而糖尿病患者则不能恢复正常水平；此外，伴有抑郁障碍的患者平均血糖水平升高明显，血糖水平与抑郁程度呈正相关。

（二）心理康复

目前，糖尿病还缺乏病因学治疗方法。临床已经达成共识：对糖尿病患者进行心理干预，是治疗本病的关键因素之一。专家也认为：只有采用饮食、运动、药物、教育、心理治疗的综合治疗手段，才能有效控制症状、减少并发症。

1. 健康教育指导 通过有计划、有目的的教育活动，帮助患者掌握疾病的相关知识，重建对疾病的合理认知，树立战胜疾病的信心；改变不健康的生活行为方式，预防疾病、促进健康、提高生活质量。具体措施如下。

（1）教育前评估 了解患者对糖尿病的认知、需求及相关的不良行为和习惯。

（2）制订教育计划 根据评估的情况，精选教育内容，确定教育方式、方法和手段，制订详尽、科学的教育计划，并坚持实施。教育内容主要包括：自我血糖监测技术，如何控制糖尿病，坚持药物治疗的益处，运动治疗方法，饮食治疗等。

（3）效果评估 除进行健康教育终末评估外，还应通过医患交流、知识问答等形式，将效果评估贯穿于整个健康教育全过程，以便及时发现问题并采取有效的应对措施，保证健康教育的连贯性和实效性。

2. 情绪疏导 情绪可影响糖尿病患者的血糖变化，重视糖尿病患者的情绪疏导有利于疾病的转归。具体措施如下。

（1）告知患者虽然目前的医疗技术尚不能根治糖尿病，但是经过医患共同努力，糖尿病的病情完全可以得到控制，患者完全可以像正常人一样生活、工作和学习，并享受正常寿命，使患者正确认识疾病，发挥主观能动性。

（2）及时向患者反馈积极的信息，如血糖控制有效，病情好转等，使其看到希望。

（3）为患者提供倾诉的机会，做一个耐心的倾听者，帮助患者缓解负性情绪，防止心理障碍的发生。

（4）转移注意力，鼓励患者多参与户外活动、娱乐活动，将注意力从疾病转移到其他方面，最终达到消除负性情绪，保持愉快、乐观心情的目的。

3. 心理支持 鼓励患者参加糖尿病"病友俱乐部"，互相交流抗病经验和体会，建立有益于健康的生活方式；学会带病生存；寻求来自病友的支持，获得与疾病抗争的力量。此外，鼓励患者积极寻求来自社会、家庭、朋友或同事的各种支持，增强信心。

4. 运动康复 适当的运动锻炼可减轻体重，促进肌肉利用糖原，降低血糖，从而达到稳定病情的目的。因此，应根据患者的年龄、病情、用药情况、生活习惯和爱好等，鼓励其参与低、中等强度的有氧运动，如散步、慢跑、健身操、太极拳、气功、骑自行车、游泳等。特别要注意：开始锻炼时，应注意运动的时间、强度和频度，只要不超负荷，便可进行；此外，可随着体质的增强适当增加运动量，延长活动时间，每天锻炼1～3次，每次15～30分钟。

糖尿病患者的健康生活方式

1. 合理膳食　饮食控制是最基本的一项治疗措施，也是治疗的基础。多吃菜，少吃粮，粗细搭配稳血糖。

2. 适量运动　运动可提高机体免疫力，强身健体，增加胰岛素的敏感性，减少胰岛素抵抗。

3. 戒烟限酒　吸烟有害，它会刺激肾上腺素的分泌，造成血糖和血压的升高，诱发令人生畏的心、脑血管疾病。

4. 心理平衡　在任何情况下，要做到心态平和、乐观，淡泊名利，严于律己，宽以待人，与世无争，少求寡欲，其乐融融。

5. 坚持服药　服药遵医嘱，勿被偏方迷。

四、支气管哮喘

支气管哮喘是常见的慢性肺部疾病，患者的临床症状主要为反复发作喘息、气急、咳嗽、胸闷等，同时双肺可闻及散在或弥漫性的以呼气相为主的哮鸣音，患病多与接触过敏原、冷空气、化学性刺激以及上呼吸道感染、运动等有关。

（一）心理社会因素

有大量的相关研究证明，支气管哮喘患者具有明显的人格特征，同时患者存在明显的情绪障碍和心理问题，并且有研究证明这些特性和障碍可影响疾病的进展。目前支气管哮喘尚不能完全治愈，一般通过药物来稳定和缓解患者的病情，在这样的情形下，患者的心理因素对疾病的影响也显得十分重要。

1. 人格特征　支气管哮喘既能对患者的心理造成影响，而心理因素异常亦可以促进疾病进展，二者之间存在紧密的联系。支气管哮喘患者具有明显的神经质、内向、悲观、易冲动等人格特征，这些人格特征会导致患者过于担心病情或其他事物、常常郁郁不乐、忧心忡忡，感情孤僻、不轻易找人倾诉，并且容易有强烈的情绪反应，导致其经常做出不够理智的行为。

2. 情绪　支气管哮喘患者普遍存在焦虑、抑郁、恐惧等情绪，这些负面情绪可导致患者过度换气，进而加重呼吸肌的疲劳，导致哮喘症状加剧。当支气管哮喘患者出现严重的焦虑、抑郁等负面情绪时，患者的下丘脑受到刺激，导致迷走神经兴奋，促进乙酰胆碱的分泌，进而导致支气管平滑肌张力增加，加重哮喘症状。此外下丘脑还会分泌促肾上腺皮质释放激素，该激素作用于垂体后可促进促肾上腺皮质激素大量分泌，进而导致肾上腺释放大量的糖皮质激素，而糖皮质激素水平过高可抑制人体的免疫功能，并且可以促进多种炎症因子的分泌，导致气道炎症反应加重，引起支气管平滑肌痉挛、黏膜肿胀，进一步降低患者的通气功能，从而加重哮喘症状。

（二）心理康复

1. 放松训练　哮喘患者易于感到紧张、焦虑，其情绪较不稳定可诱发机体急性或慢性内环境不稳定，进而导致哮喘发作。放松训练作为一种可促进康复、改善自我效能，调节情绪状态的心理干预措施，能够降低患者的紧张和恐惧程度，从而在一定程度上减轻心理压力，舒缓心理障碍。

2. 认知心理干预　有研究表明，对伴发恐惧的支气管哮喘患者进行认知心理干预和认知教育，可显著改善患者的恐惧情绪和哮喘症状，同时可明显提高患者的生活质量。

📋 知识拓展

支气管哮喘患者的放松训练——腹式呼吸训练

支气管哮喘发作时主要呈呼气性呼吸困难。腹式呼吸可以在病情发作时依靠膈肌的收缩力量帮助肺内的残气从肺内挤出。患者进行腹式呼吸训练后，在哮喘发作时能够及时改善呼气性呼吸困难，使肺通气量增加，改善缺氧状态。

练习方法：取仰卧或舒适的冥想坐姿，放松全身。观察自然呼吸一段时间。一手放在腹部，另一手放在胸部。吸气时，最大限度地向外扩张腹部，胸部保持不动。呼气时，最大限度地向内收缩腹部，胸部保持不动。循环往复，保持每一次呼吸的节奏一致。细心体会腹部的一起一落。经过一段时间的练习之后，就可以将手拿开，只是用意识关注呼吸过程即可。

五、恶性肿瘤

在我国城市，恶性肿瘤（cancer）已超过心脑血管疾病而位列人群死亡谱的前列，成为严重危害人类健康及生命的常见病。多数恶性肿瘤病因复杂，心理社会因素是罹患该病的重要因素。

（一）心理社会因素

1. 人格特征　大量研究认为恶性肿瘤患者的易感人格为 C 型行为特征。其主要特征如下：①童年形成压抑、克制内心痛苦，而不对外表达的性格；②行为特征：过分合作、协调、姑息，谦让、自信心不足，过分忍耐、回避冲突、屈从让步、负性情绪控制力强，追求完美、生活单调等。有学者采用 C 型行为测评工具进行研究，结果发现具有 C 型行为特征的个体，癌症发病率比非 C 型行为者高 3 倍以上。国内有学者研究也发现，C 型行为者食管癌发生的相对危险度为 3.09，高出正常人 3 倍以上。

2. 生活事件　生活变故引起的慢性心理压力和高度的情绪应激与癌症发病率升高有一定的关系。研究发现，癌症发病前最常见的生活事件是失去亲人，亲人死亡事件一般发生于癌症发病前 6～8 个月，家庭不幸事件、工作和学习紧张过度、人际关系不协调等，在胃癌和乳腺癌的发病过程中起重要作用。研究还发现，胃癌患者在被确诊前的 8 年内，有 76% 的患者报告经历过生活事件；在被确诊的前 3 年内，62% 的患者报告经历过生活事件；而且，在各类生活事件中，以人际关系、意外事件和幼年时期的经历较为突出。

3. 生活方式　有专家指出，癌症是一种生活方式病，与癌症发生有关的生活方式包括以下几个方面。

（1）不合理膳食　研究发现，高脂肪、高热量及低纤维膳食与乳腺癌、大肠癌、胰腺癌及前列腺癌的发生有关；腌制、熏烤和煎炸食品中，均包含有致癌物质；酒精虽然尚未被证实为致癌物质，但已证实为促癌物质，患病毒性肝炎后继续饮酒者与不再饮酒者相比，患肝癌的危险性前者高出后者 2 倍。

（2）缺少运动　研究发现，随着坐位时间的延长，发生卵巢上皮细胞癌的风险增加。美国哈佛大学研究人员曾对 10 所大学毕业的 5 万多名女生追踪调查，观察她们至中年期，结果发现，在学生时期经常运动的女性，其子宫、卵巢、子宫颈等部位发生癌症的危险性较平常运动少的女性明显降低。德国学者分别对 450 名经常运动和 450 名不常运动的中老年人进行为期 8 年的追踪调查，结果发现，前者仅有 3 人患癌症，而后者有 29 人。

（3）吸烟　导致人体吸入大量致癌物质，如苯并芘等。因此，吸烟对健康构成多种危害，不仅会导致心脏病、高血压病，也会增加癌症的发生率。

4. 情绪　大量研究发现负性情绪与癌症的发生、发展存在密切关系。已确信诊断为癌症的患者，尽管采取了早期治疗，但由于负性情绪的作用，病情仍往往会迅速恶化致死；长期存活 15～20 年突然复发的癌症患者，多在复发前 6～18 个月内经历过严重的情绪应激。恶劣情绪可能是恶性肿瘤的活化剂，它可降低或抑制机体的免疫能力，减弱免疫系统识别及清除恶性细胞的监视作用，从而使恶性细胞株得以增殖。我国山西省在食管癌普查中发现，56.5%的患者具有忧虑、急躁等负性情绪，其中半年内经历过重大精神刺激者占 52%。

知识拓展

癌症患者的常见心理反应

癌症一直以其高病死率而使几乎所有的人"谈癌色变"，尽管现代医学关于癌症的诊断和治疗已经有了很大的进展，但是，多数癌症仍然因转移和复发而难以治愈，患者仍因面临死亡威胁而承受着巨大的心理压力。

1. 恐惧　患者得知患病之初的最典型表现。主要表现为强烈的震惊和恐惧，并伴有心慌、眩晕、晕厥，甚至木僵状态等。

2. 怀疑　当患者从剧烈的冲击中冷静下来时，常借助于否认机制来应对由于癌症诊断而带来的恐惧和痛苦。表现为极力否认患病事实，并四处重复检查。

3. 愤怒　当癌症诊断被证实时，患者情绪变得易激惹、愤怒，有时还会出现攻击行为；同时，悲哀和沮丧的情绪油然而生，感叹命运不公，甚至绝望，产生轻生的念头或自杀行为。

4. 接受　随着时间的推移，患者的幻想破灭，不得不接受患病的事实时，其情绪会逐渐趋于平静。主要表现为既不痛苦也不害怕，显得十分平静。但多数患者很难恢复到患病前的心境，长期表现为抑郁和悲伤。

（二）心理康复

近年的动物实验研究和临床研究结果均已证实，具有下列心理、行为特点的癌症患者，平均生存期明显延长：①始终具有治愈或康复的信心；②能及时表达和宣泄负性情绪；③能积极参与有意义的或能带来快乐的活动；④社会支持来源广泛，与周围人保持密切的联系。相反，悲观失望、抑郁焦虑、封闭孤独等消极的心理、行为则可加速病情的恶化过程。因此，及时、恰当的心理干预，对于帮助患者尽快适应疾病、配合治疗以及帮助患者减轻心理痛苦、提高生活质量具有重要的意义。

1. 认知疗法　虽然"癌症不等于死亡"的观念已为不少人所接受，然而"谈癌色变"者仍很普遍。研究表明，凡能正确认识癌症、保持良好心态的患者，5 年生存率明显提高。故纠正癌症患者的错误认知，维护其积极乐观的情绪乃癌症患者心理干预的第一要素。具体措施：加强癌症知识的科学宣教，使患者了解癌症发生与负性情绪、生活方式等之间的关系，了解目前治疗的进展、治疗过程中可能出现的各种不良反应和并发症、疾病预后等。介绍时既不否认癌症的严重危害，又要让患者相信积极的治疗、良好的心态有助于战胜癌症，纠正患者对癌症的不合理认知，帮助患者了解疾病，接受患病事实，及时进入和适应患者角色，增强康复的期望和信心。

2. 社会支持　对提高癌症患者的生活质量举足轻重，特别是患者家庭成员的支持。因患者的家庭成员最了解其性格、心理需求、行为方式及生活习惯，提供的关爱和支持为他人所难以替代。因此，应积极鼓励患者家属参与患者的心理康复。此外，鼓励患者保持人际交往，尽可能寻求社会支持资源，如来自朋友、同事、领导的支持等，使其感受到尊重、温暖和关怀，克服悲观、失望情绪，积极配合治疗。以乳腺癌患者为对象的研究发现，得到配偶或知己高质量的情感支持、得到医生支持、积极寻求社会支持等因素，能显著影响自然杀伤细胞（natural killer cell，NK）的活动水平。

3. 情绪疏导　癌症确诊后，患者可能会处于负性情绪状态，而长期的负性情绪，可使机体的神经 - 内分泌 - 免疫网络系统进入负面调节，免疫功能急剧降低，加速癌症恶化，而病情恶化又会使情绪进一步恶化，从而形成恶性循环。阻断这种恶性循环的关键在于解决患者的情绪问题。

4. 团体治疗　针对癌症患者存在的心理问题类型组成团体心理治疗小组，制订合理的计划、明确的目标和可操作的措施，鼓励参加者互相交流，共同探讨关心的问题，彼此鼓励、支持，使他们在信任、温暖的团体氛围中获得支持性信息，宣泄负性情绪，体验生存的意义，从而提高生存质量。

5. 运动康复　研究已证明，运动可使体内 T 淋巴细胞、B 淋巴细胞、吞噬细胞等免疫细胞明显增加，增强机体的抗癌能力。所以，运动不仅能够防癌，还可降低癌症患者的病死率。研究发现，对于女性来说，每周坚持 10 小时以上的步行或徒步旅行，是预防乳腺癌的有效方法，可使乳腺癌发生率降低 43%。此外，人体在运动过程中，大脑细胞可产生一种吗啡样物质，使人产生欣快感，从而有效减弱或消除患者的忧郁、烦躁、焦虑等不良情绪，促进癌症康复。因此，应鼓励患者积极参加户外活动、娱乐活动、游泳、太极拳等有益的活动。

本 章 小 结

本章首先介绍了心身疾病的概念、分类、病因与发病机制，然后探讨了心身疾病的诊疗原则，接着介绍了高血压、冠心病、糖尿病等几种康复科常见心身疾病患者的心理特点与心理康复方法。本章的重点是临床常见心身疾病的心理反应；难点是临床常见心身疾病的常用心理康复方法与技术。通过对本章内容的学习，学生应该具备识别常见心身疾病患者不良心理状态并进行初步干预的能力。

扫码"练一练"

习 题

一、选择题

1. 心身疾病是指哪种因素在疾病发生、发展过程中起重要作用的躯体器质性障碍和功能性障碍（　　　）

A. 心理生理因素　　　　　　　　B. 生物因素

C. 心理社会因素　　　　　　　　D. 生态环境因素

E. 人为因素

2. 心理生理反应是精神紧张引起的自主神经和内脏功能的一系列变化是（　　　）

A. 永恒不变的　　　　　　　　　B. 不可逆的

C. 可逆的　　　　　　　　　　　D. 一瞬即逝的

E. 微不足道的

3. 心理社会因素在心身疾病发生发展过程中所起到的作用是（　　　）

A. 基础　　　　B. 扳机　　　　C. 易感　　　　D. 辅助

E. 发展

4. 心身疾病的特征不包括（　　　）

A. 生物因素是其发生发展的基础

B. 心理社会因素起扳机作用

C. 易感性与人格特征有关

D. 通常发生在躯体神经支配的系统或器官

E. 体格检查可发现器质性疾病

5. 在外界因素影响下，个体倾向于易患某种心身疾病的心理特征是指人对心身疾病的（　　　）

A. 心理易患素质　　　　　　　　B. 生理易患素质

C. 心理特征　　　　　　　　　　D. 病理特征

E. 生理基础

6. 对心身疾病患者的心理治疗重点不包括（　　　）

A. 缓解症状　　　　　　　　　　B. 改变认知模式

C. 矫正适应不良行为　　　　　　D. 改变人格特质

E. 提高对精神压力的应对策略

7. A 型行为人群经常表现出的情绪状态不包括（　　　）

A. 恼火　　　　B. 冷静　　　　C. 激动　　　　D. 发怒

E. 急躁

二、思考题

何某，女，63 岁。因"反复胸闷气促半年余，加重伴心前区疼痛 3 天"入院，患者既往高血压病史 10 余年，糖尿病史 5 年余，家族有糖尿病史。本次住院完善检查后诊断为"冠状动脉粥样硬化性心脏病"。患者退休前为某单位中层领导，对工作极其负责并追求完美，事必躬亲，日日忙碌，带领团队获得过多项荣誉，但患者本人不到 50 岁便被确诊为高血压病 2 级，退休后不久即在体检中发现血糖升高，完善检查后确诊为 2 型糖尿病，本次住院确诊为冠心病后，感到自己"废了"，觉得自己要强了一辈子到头来却得了这个病让人笑话。

思考：

1. 该患者患冠心病可能受哪些因素影响？

2. 你认为应该如何对患者进行心理康复？

（李倩雯）

第六章

心理障碍

1. **掌握** 心理障碍的概念、判断标准；人格障碍、神经症的类型及临床表现。
2. **熟悉** 心境障碍的临床表现。
3. **了解** 心理障碍的分类。
4. 具有在临床实践中辨别诊断常见心理障碍的能力。
5. 养成用生物-心理-社会医学模式看待康复期患者心理问题的意识。

扫码"学一学"

第一节 心理障碍概述

案例讨论

【案例】

患者，女，47岁，乳腺癌术后一年，两个月前在人群密集的商场，突然感觉心悸、胸闷，有濒死感，持续十几分钟后好转。去医院做心电图、脑电图、CT等检查未见异常。后又有类似的情况发生，由于化疗导致掉发，需戴假发，自卑，不愿意与人接触，更不敢去人多的地方。

【讨论】

1. 学习完本章内容后，请做出诊断。
2. 请查阅相关资料简述治疗方法。

一、心理障碍及相关概念

1. 心理障碍（mental disorder） 又称精神障碍，是指由于某种原因致使心理功能不能正常发挥作用，从而影响正常的生活、工作和学习。心理障碍是对许多不同种类的心理、情绪和行为异常的统称，主要表现为适应社会和（或）适应自我不良。适应社会不良可表现为人际关系紧张，工作和生活能力明显下降等；适应自我不良可表现为不能有效的自我控制，长期处于痛苦状态等。

2. 神经疾病与精神疾病 在日常生活中，人们用许多词汇来描述心理异常状态，如"精神病""变态心理"等，也有人会用"神经病"这个词来指代"精神病"，其实这两个词在

86

医学上有明确的区分。

（1）神经病　神经系统疾病的简称，指神经系统发生的器质性疾病。常见的神经疾病有脑出血、脑梗死、脊髓灰质炎、脑瘫、末梢神经炎、帕金森病、脑外伤、癫痫、面瘫等。这些疾病都是因为各种原因导致脑、脊髓、外周神经等神经系统组织的器质性损害，进而导致神经系统功能障碍。主要症状为感觉麻木、肢体瘫痪、抽搐、肢体运动障碍、意识障碍等。

（2）精神病　严重的心理障碍，患者的认知、情感、意志、动作行为等心理活动均可出现持久的明显的异常；不能正常的学习、工作、生活；动作行为难以被一般人理解；在病态心理的支配下，有自杀或攻击、伤害他人的动作行为；淡漠、不关心周围的一切；有不同程度的自知力缺陷，患者往往对自己的精神症状丧失判断力，认为自己的心理与行为是正常的，拒绝治疗。

神经病与精神病之间有时也存在着联系，例如脑炎、脑肿瘤、脑外伤、癫痫等神经科患者常伴有精神症状，有的还以精神症状为突出表现。但结合病史及全面躯体检查，鉴别它们是不困难的。神经病应去脑系科诊治，而精神病则应去精神病专科医院诊治。

知识拓展

关注儿童青少年心理健康

2018 年 10 月 10 日是第 27 个"世界精神卫生日"，宣传的主题是"健康心理，快乐人生——关注儿童青少年心理健康"。国家卫健委发布的最新数据显示，我国 17 岁以下儿童青少年中，约 3000 万人受到各种情绪障碍和行为问题困扰。其中，中小学生心理障碍患病率为 22%～32%；大学生有心理障碍者占 16%～25%，有焦虑不安、恐惧、神经衰弱和抑郁等严重心理问题的大学生占总数的 16% 以上。

二、心理障碍的判断标准

由于异常心理与正常心理之间的差别常常是相对的，两者之间更多的是程度的不同；主观与客观等许多因素对异常心理活动的表现都有很大影响，所取的角度不同，标准也不同。因此，在判别异常心理和行为时很难规定一个绝对的划分标准，我国学者郭念锋教授提出了区分心理正常与异常的三个原则：主观世界与客观世界的统一原则、心理活动的内在一致性原则和人格的相对稳定性原则。目前通常按以下四种标准进行判断。

1. 经验标准　以经验作为判断标准主要根据两方面进行。

（1）患者的主观体验，即患者自己觉得有焦虑、抑郁或没有明显原因的不适感，或者自己无法控制自己的行为，因而寻求他人的支持与帮助，就可以认为不正常。但并不是说正性情绪就是正常的，负性情绪就是有障碍的，而是看其主观体验是否基本符合所遇到的外界事件的性质和强度，如亲人去世却一点悲伤、痛苦的情绪都没有，这就是不正常的。

（2）观察者根据自己的经验对被观察者的心理与行为状态的判断，即医生根据对正常人的了解和自身心理活动的体验来判断他人的心理是正常还是异常，此方法是目前精神科医师最常用的方法。这种方法有很大的主观性，虽然医生接受过专业教育，并通过积累的临床经验，形成了大致相近的判断标准，但对少数患者的判断仍会有分歧，甚至截然相反。

2. 社会适应性标准　该标准是以社会常模为标准来衡量一个人心理是否正常，所谓社会常模是指正常人符合社会准则的心理和行为。正常情况下，人能依照社会生活的需要适应环境和改造环境，人的行为是符合社会准则的，即能根据社会要求和道德规范行事，达到人与社会生活环境的协调一致。如果因为器质性损害或功能的缺陷或两者兼而有之使个体能力受损，不能按照社会认可的方式行事，其行为后果对本人或社会是不适应的时候，则认为其心理是异常的。但是，这种方法的缺点是人的社会适应行为受不同地区、时间、文化程度、社会习俗等多种因素的影响，难以标准化。因此，对同一心理与行为，由于所处环境不同，其评价结论可能不同。

3. 医学标准　也称症状学标准。心理的物质基础是大脑，任何大脑的损伤都会不同程度地影响心理现象的正常功能，任何心理障碍也都应该在大脑中找到相应的变化。这一标准将心理障碍当作躯体疾病一样看待，如果一个人身上表现的某种心理现象或行为可以找到病理解剖或病理生理变化的依据，就可以判断为心理障碍。这一标准比较客观，但由于心理障碍的原因不是单一的，而是多因素共同作用的结果，故该法适应范围较窄。

4. 统计学标准　该标准是通过在普通人群中，对人们的心理特征进行测量，结果常常呈正态分布，居中间的大多数人属于心理正常，而远离中间的两端被认为是心理障碍。因此，决定一个人心理正常或异常，是以其心理特征是否偏离均值及偏离的程度来决定的。这一标准提供了心理特征的数量资料，结果比较客观，便于比较，操作简便，故较易推广。但这种标准也存在明显的缺陷，有些心理特征不一定是呈正态分布，并且心理测验的内容受很多因素的制约，难以精确把握复杂的心理现象。

> **考点提示**　心理障碍的判断标准。

三、心理障碍的分类

心理障碍的表现千奇百怪，将心理障碍按一定的规则纳入各个类目，形成系统，可以为心理障碍的识别、诊断和防治提供依据，也可以方便研究者之间相互交流。对心理（精神）疾病的现代分类始于德国著名精神科医师克雷丕林（Kraepelin E），目前心理障碍有很多种不同的分类方法，它们之间也存在着区别和争论。

（一）心理学分类

1. 认知过程障碍

（1）感觉障碍　包括感觉过敏、消退、消失和异常感觉等。

（2）知觉障碍　包括错觉、幻觉和感知综合障碍。

（3）思维障碍　包括思维形式障碍和思维内容障碍。

（4）注意障碍　包括注意增强、减弱、涣散、狭窄、固定等。

（5）记忆障碍　包括记忆增强、减退、遗忘症（顺行性遗忘、逆行性遗忘、进行性遗忘、心因性遗忘）、错构症、虚构症（想象性虚构症和睡梦性虚构症）、潜隐记忆、似曾相识（熟悉感）和旧事如新（生疏感）。

（6）智能障碍　包括智能低下（精神发育迟滞）和痴呆。

（7）自知力障碍　对自身疾病无认识或不能正确认识。

（8）定向力障碍　包括周围定向障碍（时间、地点、人物定向障碍）和自我定向障碍。

2. 情感过程障碍　包括情感高涨、欣快、情感低落、焦虑、情感脆弱、情感爆发、易激惹、情感迟钝、情感淡漠、情感倒错、表情倒错、恐惧、病理性激情、矛盾情感和病理性心境恶劣等。

3. 意志行为障碍

（1）意志障碍 包括意志增强、意志减退、意志缺乏、意向倒错和矛盾意向等。

（2）行为障碍 包括兴奋状态、木僵状态、违拗症、被动性服从、刻板动作、模仿症、矫饰症、离奇行为、持续动作、强制性动作和强迫性动作。

4. 意识障碍

（1）周围环境的意识障碍 包括以意识清晰度降低为主的意识障碍（嗜睡状态、混浊状态、昏睡状态、昏迷状态），以意识的范围改变为主的意识障碍（意识蒙眬、神游症）和以意识内容改变为主的意识障碍（谵妄、精神错乱状态、梦幻状态）。

（2）自我意识障碍 包括人格解体、交替人格、双重人格和人格转换等。

（二）精神病学分类

目前国际上影响较大心理障碍分类系统有两个：一个是由 WHO 编写的《疾病及有关健康问题的国际分类（International Statistical Classification of Diseases and Related Health Problems，ICD）》，简称《国际疾病分类》，现正在使用的是第十版，即 ICD－10。但是经过十余年的修订，2018 年 6 月 18 日，WHO 发布了《国际疾病分类》第十一版（ICD－11），将于 2022 年 1 月 1 日正式生效，由各成员国投入应用。另一个有国际影响的分类是美国精神医学会编写的《精神疾病诊断和统计手册》（DSM），该手册可以说是结合美国情况的 ICD 的修订本，现已颁布第五版，即 DSM－5，其分类要目见表 6－1。

表 6－1 DSM－5 分类要目

1	神经发育障碍 Neurodevelopmental Disorders
2	精神分裂症谱系及其他精神病性障碍 Neurodevelopmental Disorders
3	双相及相关障碍 Neurodevelopmental Disorders
4	抑郁障碍 Neurodevelopmental Disorders
5	焦虑障碍 Neurodevelopmental Disorders
6	强迫及相关障碍 Neurodevelopmental Disorders
7	创伤及应激相关障碍 Trauma and Stressor－Related Disorders
8	分离障碍 Dissociative Disorder
9	躯体症状及相关障碍 Somatic Symptom and Related Disorder
10	喂食及进食障碍 Feeding and Eating Disorder
11	排泄障碍 Elimination Disorder
12	睡眠－觉醒障碍 Sleep－Wake Disorders
13	性功能失调 Sexual Dysfunction
14	性别烦躁 Gender Dysphoria
15	破坏性、冲动控制及品行障碍 Disruptive，Impulse－Control and Conduct Disorders
16	物质相关及成瘾障碍 Substance－Related and Addictive Disorders
17	神经认知障碍 Neurocognitive Disorders
18	人格障碍 Personality Disorders
19	性欲倒错障碍 Paraphilic Disorders

续表

20	其他精神障碍 Other Mental Disorder
21	药物所致的运动障碍及其他不良反应 Medication－Induced Movement Disorders and Other Adverse Effects of Medication
22	可能成为临床关注焦点的其他状况 Other Conditions That May Be a Focus of Clinical Attention

在我国，中华医学会于 2001 年制定了我国精神障碍诊断与分类系统，称为《中国精神障碍分类与诊断标准》第三版（Chinese Classification and Diagnostic Criteria of Mental Disorders，CCMD－3），其分类要目见表 6－2。这三种分类系统可供精神病学和心理学等相关学科共同使用。

表 6－2　CCMD－3 分类要目

0	器质性精神障碍 Organic mental disorders
1	精神活性物质所致精神障碍或非成瘾物质所致精神障碍 Mental disorders due to psychoactive substances or non-addictive substances
2	精神分裂症（分裂症）和其他精神病性障碍 Schizophrenia and other psychotic disorder
3	心境障碍（情感性精神障碍）Mood disorders（Affective disorders）
4	癔症、应激相关障碍、神经症 Hysteria，Stress－related disorders，Neurosis
5	心理因素相关生理障碍 Physiological disorders related to psychological factors
6	人格障碍、习惯和冲动控制障碍、性心理障碍 Personality disorders，Habit and impulse disorders，Psychosexual disorders
7	精神发育迟滞与童年和少年期心理发育障碍 Mental retardation and disorders of psychological development with onset usually occurring in childhood and adolescence
8	童年和少年期的多动障碍、品行障碍和情绪障碍 Hyper kinetic，Conduct and Emotional disorders with onset usually occurring in childhood and adolescence
9	其他精神障碍和心理卫生情况 Other mental disorders and psychological health conditions

第二节　常见心理障碍

一、认知过程障碍

认知过程障碍是康复科伤残患者最常见的症状。

（一）感觉障碍

感觉障碍（disorders of sensation）指在反映刺激物个别属性的过程中出现困难和异常。常见的感觉障碍如下。

1. 感觉过敏（hyperesthesia） 对外界一般强度的刺激感受性增高，感觉阈值降低。例如，感到阳光特别耀眼，风吹的声音感到震耳等。这类症状常见于神经症、更年期综合征、感染后的虚弱状态。

2. 感觉减退（hypoesthesia） 与感觉过敏相反，对外界一般强度的刺激感受性减低，感觉阈限值增高。严重时对外界刺激不产生任何感觉，出现感觉消失。例如，强烈的疼痛或难以忍受的气味，都只有轻微的感觉。常见于抑郁状态、木僵状态、意识障碍和癔症。

3. 感觉倒错（paraesthesia） 对外界刺激可产生与正常人不同性质的或相反的异常感

觉。例如，对凉的刺激产生了热感，常见于癔症。

4. 内感性不适（senestopathia） 也称体感异常，躯体内部产生各种不舒适的或难以忍受的异样感觉，并且难以表达。例如，感到虫爬、挤压、流动。较常见于精神分裂症、抑郁状态和颅脑损伤所致的精神障碍。

（二）知觉障碍

知觉障碍（disorders of perception）由于各种原因引起的知觉异常现象，常见于精神疾病。由于知觉障碍的不同类型以及它们与其他症状组合的特点在诊断上有重要意义，常见的知觉障碍如下。

1. 错觉（illusion） 歪曲的知觉，也就是把实际存在的事物歪曲地感知为与实际完全不相符合的事物。正常人在特殊情境下也可以产生错觉，但正常人的错觉是偶然出现的，一般通过验证，能很快被纠正和消除，属"生理性错觉"。而病理性错觉不能被验证，常见于意识障碍。

2. 幻觉（hallucination） 一种虚幻的知觉，即在没有现实刺激作用于感官时发生的虚幻体验，是临床常见且重要的精神病性症状。例如，无人时听到责骂声，看见根本不存在的人、物等。幻觉的种类很多，有不同的分类方法，一般根据其感觉类型分为幻听、幻视、幻嗅、幻味、幻触、内脏性幻觉等。

3. 感知综合障碍（disturbance of perception） 患者在感知某一现实事物时，作为一个客观存在的整体来说是正确的，但对该事物的个别属性，例如，大小、形状、颜色、空间距离等产生与该事物不相符合的感知，常见于精神病或癫痫。常见的感知综合障碍如下。

（1）空间感知综合障碍 感到周围事物的距离发生改变，比如汽车离自己已经很近，但患者仍然觉得很远。患者想把杯子放在桌上，但实际上离桌子很远，因而杯子就掉在地上摔碎了。

（2）时间感知综合障碍 时间体验的综合障碍。如感到岁月不再行进，时间已经"凝固"，或时间"飞驰而过"等。

（3）视物变形症 患者感知事物的大小、长短、形状等发生变化，看到自己的手臂变大，像柱子一样粗（视物显大症），或者变小了（视物显小症）。

（4）非真实感 亦称现实解体，患者感到外界事物或周围的一切变得模糊暗淡、不清晰、缺乏真实感，感到周围的人都假惺惺的，好像在舞台上演戏一样。

（三）思维障碍

思维障碍（disorders of thought）是指思维联想活动量和速度方面发生异常。思维障碍包括思维形式障碍和思维内容障碍。

1. 思维形式障碍 以联想过程障碍为主，包括思维的量和速度的变化、思维联想过程障碍、思维逻辑障碍。

（1）思维奔逸 一种兴奋性的思维联想障碍，主要指思维活动量的增加和思维联想速度加快。患者表现为语量多、语速快、口若悬河、滔滔不绝、词汇丰富、常伴有随境转移，或音联意联。此类症状常见于躁狂发作。

（2）思维迟缓 一种抑制性的思维联想障碍，以思维活动显著缓慢，联想困难，思考问题吃力，反应迟钝为主要临床表现。患者语量少、语速慢、语音低沉、反应迟缓，患者因此而苦恼。常见于抑郁状态或情感性精神障碍抑郁发作。

（3）思维贫乏 患者思想内容空虚，概念和词汇贫乏，对一般性的询问往往无明确的应答性反应或回答得非常简单,回答时的语速并不减慢。思维贫乏和思维迟缓是精神症状鉴别要点之一,思维贫乏往往与情感淡漠、意志缺乏伴随出现,构成精神分裂症的三项基本症状,也可见于痴呆状态。

（4）思维松弛或思维散漫　患者的思维活动表现为联想松弛,内容散漫,交谈时给人一种"答非所问"的感觉,可见于精神分裂症早期。

（5）破裂性思维　患者在意识清楚的情况下,思维联想过程破裂,谈话内容缺乏内在意义上的连贯性和应有的逻辑性。这是精神分裂症特征性的思维联想障碍之一,对精神分裂症的诊断有重要参考价值。

（6）思维插入和思维被夺　患者在思考的过程中突然出现一些与主题无关的意外联想,患者对这部分意外联想有明显的不自主感,认为这种思想不是属于自己的,是别人强加给他的,不受其意志的支配,称为思维插入。若患者在思考的过程中突然认为自己的一些思想（灵感或思想火花）被外界的力量掠夺走了,称为思维被夺。两者常见于精神分裂症。

（7）思维云集　又称强制性思维,是指一种不受患者意愿支配的思潮,强制性地大量涌现在脑内,内容往往杂乱多变,毫无意义,毫无系统,与周围环境也无任何联系。这些内容往往突然出现,迅速消失,常见于精神分裂症,也可见于脑器质性精神障碍。

2. 思维内容障碍　主要表现为妄想、强迫观念和超价观念。

（1）妄想　一种病理性的歪曲信念,病态推理和判断,是精神病患者最常见的症状之一。其特征如下:①以毫无根据的设想为前提进行推理,违背思维逻辑,得出不符合实际的结论;②对荒唐的结论坚信不疑,不能通过摆事实讲道理进行知识教育以及自己的亲身经历来纠正这种荒唐结论;③妄想的内容与切身利益、个人需要和安全相关,并受个人经历和时代背景影响。

（2）强迫观念　又称强迫性思维,是指某一种观念或概念反复地出现在脑海中。患者自己知道这种想法是不必要的,甚至是荒谬的,并力图加以摆脱,但越想摆脱,越摆脱不了,患者为此而苦恼。强迫观念可以表现为反复回忆某些事情经过（强迫性回忆）、反复思索某些毫无意义的问题（强迫性穷思竭虑）、反复对高层建筑物的层数进行计数（强迫性计数）、总是怀疑自己的行动是否正确（强迫性怀疑）、脑中总是出现一些对立的观念（强迫性对立观念）。强迫观念常伴有强迫动作。

（3）超价观念　一种在意识中占主导地位的错误观念。它的发生虽然常常有一定的事实基础,但是患者的这种观念是片面的而偏激的,与实际情况有出入。只是由于患者的这种观念带有强烈的感情色彩,因而患者才坚持这种观念不能自拔,并且明显地影响到患者的行为,超价观念也可转化发展为妄想。常见于人格障碍和心因性精神障碍患者。

（四）注意障碍

注意障碍（attention disorders）常见于精神分裂症、情感性精神障碍,与大脑出现器质性损害有关。临床上注意障碍主要有三方面。

1. 注意程度障碍　①注意增强,表现为主动注意的过分增强,特别容易为某种事物所吸引或特别注意某些活动;②注意减退,外界的刺激不易引起患者的注意,或难以在较长时间内集中于某一事物。

2. 注意稳定性障碍　①注意转移,易受环境的影响而不断转换注意对象;②注意力涣散,主动注意不易集中,注意稳定性下降;③注意固定,将注意力固定在某个观念上无法去除,并与某种强烈的情绪有关。

3. 注意集中性障碍 ①注意狭窄，注意范围显著缩小，当注意集中于某一事物时，不能再注意与之有关的其他事物；②注意缓慢，注意兴奋性的集中困难和缓慢，但注意的稳定性障碍较小。

（五）记忆障碍

记忆障碍可以在识记、保持、再认和再现的不同过程发生，但一般都是同时受损，只是严重程度不同。临床上，记忆障碍大致分为记忆的质和量方面的障碍。

1. 记忆质的障碍

（1）错构 过去经历过的事情，在发生的时间、地点、情节上出现错误的回忆，坚信不疑，并有相应的情感反应，常见于器质性痴呆、酒精中毒性精神障碍。

（2）虚构 患者在回忆时将过去从未发生的事和体验，说成确有其事，以想象的、未亲身经历过的事件来填补缺损的记忆，常见于酒精中毒性精神障碍、急性应激障碍。

（3）潜隐记忆 患者对不同来源的记忆混淆不清，相互颠倒。

2. 记忆量的障碍

（1）记忆增强 表现为"过目不忘"，而且对平时不能回忆的往事细节也能回忆起来，常见轻躁狂患者联想加速和抑郁障碍患者。

（2）记忆减退 记忆过程全面的功能减退，最常见于脑器质性精神障碍，如痴呆患者，也可见于正常老年人。

（3）遗忘 对某一事件或某段经历不能回忆，称为回忆空白，可保留再认功能，分为顺行性遗忘、逆行性遗忘、进行性遗忘、心因性遗忘。前两类常见于脑损伤，进行性遗忘主要见于痴呆，心因性遗忘具有选择性遗忘的特点，即所遗忘的事情选择性地限于痛苦经历或可能引起心理痛苦的事件，多在重大心理应激后发生，常见于分离性障碍，急性应激障碍等。

（六）智能障碍

智能（intelligence）是一个复杂的、综合的精神活动的功能，它反映了个体在认知活动上的差异，涉及一系列认知过程。智能包括观察力、记忆力、注意力、思维能力、想象能力等。一个人智力的高低可以从解决实际问题中反映出来，因此可以通过一些简单的问题与操作，了解患者的智能，也可以通过智力测验对患者的智能进行定量评价。智能障碍可分为精神发育迟滞及痴呆两类。

1. 精神发育迟滞（mental retardation） 先天或围生期或在生长发育成熟前（18 岁以前），大脑的发育由于各种致病因素，如遗传、感染、中毒、头部外伤、缺氧等，使大脑发育不良或受阻，智能发育停留在一定的阶段，低于正常的同龄人。

2. 痴呆（dementia） 一种综合征，是后天获得的智能、记忆和人格的全面受损。由于脑器质性病变，导致后天获得的知识丧失，工作和学习能力下降或丧失，甚至生活不能自理，并伴有行为精神症状，如情感淡漠、行为幼稚及本能意向亢进等。根据大脑病理变化的性质和所涉及的范围大小的不同，可分为全面性痴呆及部分性痴呆。

（七）自知力障碍

自知力（insight） 又称领悟力或内省力，是指患者对其自身精神状态的认识和判断能力。在临床上一般以精神症状消失，并认识自己的精神症状是病态的，即为自知力恢复。精神分裂症最常见的症状是自知力缺乏，正确地认识和理解自知力对精神疾病的正确诊断、治疗、疗效和预后评价有着极其重要的作用。

（八）定向力障碍

定向力（orientation）指一个人对时间、地点、人物以及自身状态的认识能力。定向力障碍（disorientation）是指对环境或自身状况的认识能力丧失或认识错误。定向力障碍常见于症状性精神病及脑器质性精神病伴有意识障碍时，定向力障碍是意识障碍的一个重要标志。

考点提示 ▶ 认知障碍的类型与表现。

二、情感过程障碍

情感障碍通常表现为三种形式，即情感性质的改变、情感波动性的改变和情感协调性的改变。

（一）情感性质的改变

1. 情感高涨（elation） 情感活动明显增强，表现为不同程度的病态喜悦，自我感觉良好，伴有明显的夸张夸大色彩，有与环境不相符的过分的愉快、欢乐。语音高昂，傲慢自负，表情丰富。表现可理解的、带有感染性的情绪高涨，且易引起周围人的共鸣，常见于躁狂症；表现不易理解的、自得其乐的情感高涨状态，常见于脑器质性疾病。

2. 情感低落（depression） 与情感高涨相反，患者表情忧愁、唉声叹气，自我感觉不良，觉得自己前途灰暗，度日如年，缺乏活力，不与人交往，自我评价过低，意志减退，严重时甚至出现自杀的观念及自杀行为。常伴有思维迟缓、动作减少及某些生理功能的抑制，如食欲缺乏、闭经等。情感低落是抑郁症的主要症状之一。

3. 焦虑（anxiety） 在缺乏明显客观因素或充分事实根据的情况下，患者对其自身健康或其他问题感到忧虑不安、紧张恐惧，好似有大祸临头，惶惶不可终日，常伴有心悸、出汗、手抖、尿频等自主神经功能紊乱症状。常见于焦虑症、恐怖症及更年期综合征。

4. 恐惧（phobia） 对平时无关紧要的物品或活动产生紧张恐怖的情绪，甚至感到这种恐怖感是不正常的，但无法摆脱。脱离这种特定的环境或事物时，紧张、恐惧的情绪随即消失。常见于恐怖症及精神分裂症早期。

（二）情感波动性的改变

1. 情感不稳 又称病理性激情，表现为一种突发的、强烈而短暂的情感障碍。情感反应往往从一个极端波动至另一个极端，显得喜怒无常，变幻莫测。常伴有冲动和破坏行为，伴有一定程度意识障碍，事后不能完全回忆，既不能意识到冲动行为产生的后果，也不能对其发作加以控制。情感不稳常见于脑器质性精神障碍。

2. 情感淡漠（apathy） 对周围事物缺乏应有的情绪反应，漠不关心，对能引起正常人极大悲伤或高度愉快的事件，如生离死别、久别重逢等也无动于衷。面部表情冷淡呆板，内心体验极为贫乏，是精神分裂症衰退期经常出现的症状，也常见于脑器质性痴呆患者。

3. 易激惹（irritability） 表现为患者极易因小事而引起较强烈的情感反应，是一种剧烈，但持续时间较短的情感障碍。常见于疲劳状态、人格障碍、神经症和偏执型精神病患者。

（三）情感协调性的改变

1. 情感倒错（parathymia） 患者的认知过程和情感反应缺乏协调一致性，患者的情感反应与环境刺激不一致，或面部表情与内心体验不相符合。如听到令人高兴的事时，反而表现伤感；或在描述他自己遭受迫害时，却表现为愉快的表情，常见于精神分裂症。

2. 情感幼稚 又称情感脆弱，是指成人的情感反应如同小孩儿一样，变得幼稚，缺乏理性控制，反应迅速而强烈，没有节制和遮掩。如患者常因一些无关紧要的事情而伤心落泪或兴奋激动。常见于癔症和痴呆患者。

考点提示 ▶ 情感障碍的类型与表现。

三、意志行为障碍

（一）意志障碍

在意志过程中，受意志支配和控制的行为称作意志行为。意志障碍有质和量两方面的变化。质方面的变化有意志缺乏、意向倒错和矛盾意向；量方面的变化有意志增强和意志减退。

1. 意志缺乏（abulia） 表现为对任何活动都缺乏动机，生活处于被动状态，生活极端懒散，个人卫生极差，处处需要别人督促和管理，严重时连自卫、摄食等本能都丧失，行为孤僻、退缩，且常伴有情感淡漠和思维贫乏，常见于晚期精神分裂症和晚期精神衰退及痴呆。

2. 意向倒错（parabulia） 意向活动与一般常情相违背，导致其行为无法为他人所理解。例如，患者吃粪便、喝尿、喝痰盂里的脏水等。常见于精神分裂症。

3. 矛盾意向（ambitendency） 对同一事物产生对立的相互矛盾的意志活动，患者对此毫不自觉，无法意识到它们之间的矛盾，因此不能自动地加以纠正。例如，碰到朋友时，一面想去打招呼，一面却把手马上缩回来。常见于精神分裂症。

4. 意志增强（hyperbulia） 在病态情感和妄想的支配下，患者可以持续坚持某种行为，表现出极大的顽固性。例如，躁狂状态情感高涨时，患者终日不知疲倦地忙忙碌碌，但常常是"虎头蛇尾"，一事无成；而有被害妄想的患者受妄想的支配，不断地调查了解，寻找所谓的证据或到处控告等等；有嫉妒妄想的患者，坚信配偶有外遇，而长期对配偶进行跟踪监视检查；有疑病妄想的患者到处求医。

5. 意志减退（hypobuia） 患者的意志活动减少，意志活动呈显著持久的抑制，临床表现行为缓慢，生活被动、疏懒，不想做事，不愿和周围人接触交往，常独坐一旁，或整日卧床，不想去上班，不愿外出，不愿参加平常喜欢的活动和业余爱好，常闭门独居、疏远亲友、回避社交。严重时，连吃、喝、个人卫生都不顾，甚至发展为不语、不动、不食，可达木僵状态，称为"抑郁性木僵"，但经仔细精神检查，患者仍流露痛苦抑郁情绪。常见于抑郁症及慢性精神分裂症。

（二）行为障碍

行为障碍是各种心理过程障碍的结果，可由各种原因产生。通常按其表现分为精神运动性抑制与精神运动性兴奋两类。精神运动性抑制指行为动作和言语活动的减少，临床上包括木僵、蜡样屈曲、缄默症、违拗症；精神运动性兴奋指动作和行为增加，可分为协调性精神运动性兴奋、不协调性精神运动兴奋。

1. 木僵（stupor） 动作行为和言语活动的完全抑制或减少，并经常保持一种固定姿势。严重的木僵称为僵住，患者不言、不语、不动、不食，大、小便潴留，对刺激缺乏反应；轻度木僵称作亚木僵状态，表现为问之不答、唤之不动、表情呆滞，但在无人时能自动进食，能解大小便。木僵多见于精神分裂症紧张型（紧张性木僵）、抑郁症的抑郁性木僵、心因性精神障碍的心因性木僵，以及脑器质性精神障碍的器质性木僵，这四种情况虽然都表现为木僵状态，但病因、治疗、预后各不相同。

2. 蜡样屈曲（waxy flexibility） 在木僵的基础上出现的，患者静卧或呆立不动，肢体任人摆布，即使被摆成很不舒服的姿势，也可以维持很长时间，像塑料蜡人一样。如将患者头部抬高似枕着枕头的姿势，患者也可维持很长时间，称之为"空气枕头"，此时患者意识清楚，病愈后能回忆。见于精神分裂症。

3. 缄默症（mutism） 言语器官无器质性病变，智力发育也无障碍而表现沉默不语。患者表现为长时间一言不发，有时可以手示意，常见于精神分裂症、癔症。

4. 违拗症（negativism） 患者对于别人提出的要求没有相应的行为反应，或者加以抗拒或表现相反的行为。可分为主动性违拗症和被动性违拗症两种，主动性违拗指患者的行为与反应与医生的要求完全相反，例如要求患者张口时，他反而紧闭口。被动性违拗指患者对医生的要求都加以拒绝而不做出行为反应。违拗症在临床上常见于紧张型精神分裂症，也可见于反应性精神病、抑郁症和智力障碍等患者。

5. 协调性精神运动性兴奋 患者动作和行为的增多与思维及情感活动、环境协调一致，并且患者的动作和行为是有目的的、可理解的，常见于躁狂症。

6. 不协调性精神运动性兴奋 患者的动作和行为的增多与思维及情感活动不相协调，并且患者的动作杂乱无章，动机和目的性不明确，使人难以理解。常见于精神分裂症，也可见于意识障碍的谵妄状态时。

7. 其他行为障碍

（1）刻板动作 患者机械刻板地反复重复某一单调的动作，常与刻板言语同时出现，常见于精神分裂症。

（2）持续动作 患者对一个有目的而且已完成的言语或动作进行无意义的重复，常见于精神分裂症。

（3）模仿动作 患者无目的地模仿别人的动作，常与模仿言语同时存在，常见于精神分裂症。

（4）作态 患者做出古怪的、愚蠢的、幼稚的、做作的动作、姿势、步态与表情，如做怪相、扮鬼脸等，常见于精神分裂症。

（5）强迫性动作 患者明知不必要，却难于克制地去重复做某个动作，如果不去重复就会产生严重的焦虑不安，常见于强迫症、精神分裂症。

考点提示 意志行为障碍的类型与表现。

四、意识障碍

临床上将人的觉醒状态、定向力、意识内容出现障碍称为意识障碍。当发生意识障碍时，精神活动普遍抑制，主要表现：①感知觉清晰度降低、迟钝、感觉阈限值升高；②注意力难以集中，记忆力减退，出现遗忘或部分性遗忘；③思维迟钝、不连贯；④理解困难，判断力下降；⑤情感反应迟钝、茫然；⑥动作行为迟钝，缺乏目的性和指向性；⑦出现定向障碍，以时间、地点、人物定向不能辨别，严重时出现自我定向力障碍，如姓名、年龄、职业也不能辨认。其中，定向力障碍为意识障碍的重要标志，但仍应根据以上几点综合判断有无意识障碍。

意识障碍可分为环境意识和自我意识两种障碍。

（一）环境意识障碍

环境意识障碍是由于脑功能的抑制所引起的，不同程度的脑功能抑制造成不同程度的意识障碍，包括意识清晰度的降低、意识范围缩小以及意识内容的变化。以意识清晰度降低为主的有嗜睡、意识浑浊、昏睡、昏迷；以意识范围改变为主的有蒙眬状态、走动性自动症；以意识内容改变为主的有谵妄、梦样状态。

1.嗜睡（drowsiness） 意识清晰度水平轻微降低，患者在安静环境下多处于睡眠状态，受刺激后可立即转醒，并能进行正常的交流，但内容简单，一旦刺激消失，便又进入睡眠状态。吞咽反射、瞳孔反射、角膜反射等均存在。

2.意识混浊（confusion） 意识清晰度轻度受损，患者似醒非醒，反应迟钝，思维缓慢，注意、记忆、理解均存在困难，有周围环境定向障碍。强烈刺激能引起反应，但迟钝，回答简单。吞咽反射、角膜对光反射尚存在，也可出现原始动作，如吸吮、伸舌、强握和病理反射等。见于脑或躯体器质性疾病。

3.昏睡（sopor） 患者意识清晰度水平明显降低，言语消失，对一般刺激没有反应，只有强痛刺激才引起防御性反射。角膜、睫毛等反射减弱，对光反射、吞咽反射仍存在，深反射亢进，病理反射阳性，可出现不自主运动及震颤。

4.昏迷（coma） 意识完全丧失，痛觉反应和随意运动消失，任何刺激均不能引起反应，吞咽反射、角膜反射、咳嗽反射，甚至对光反射均消失，可出现病理反射。常见于严重的脑部疾病及躯体性疾病的垂危期。

5.蒙眬状态（twilight state） 意识范围缩窄，伴有意识清晰度降低。患者在狭窄的意识范围内，可有相对正常的感知和行为，但在此范围外的事物则不能进行感知、判断。表现为联想困难、表情呆板或迷惘；也可表现为焦虑或欣快的情绪，有定向障碍，片断的幻觉、错觉、妄想及相应的行为。常见于癫痫性精神障碍、脑外伤、脑缺氧及癔症。

6.走动性自动症（ambulatory automatism） 意识蒙眬状态的一种特殊形式，以不具有幻觉、妄想为临床特点。患者在意识障碍中可执行某种无目的的、与环境不适应的、无意义的动作。突然发作、持续时间短、突然消失、醒后不能回忆。常见于梦游症和神游症，也可见于癫痫、癔症等。

7.谵妄状态（delirium） 在意识清晰度降低的同时，出现大量的错觉、幻觉，以幻视多见，内容多为生动而鲜明、具有恐怖性的形象，意识恢复后，患者对病中的经过可有部分遗忘或全部遗忘，症状往往昼轻夜重。常见于躯体疾病所致精神障碍及中毒所致精神障碍。

8.梦样状态（oneiroid state） 在意识清晰度降低的同时伴有梦境样的体验。患者如同做梦，沉湎于幻觉幻想中，对外界环境毫不在意，但外表好像清醒，过后对其幻觉的内容不完全遗忘。常见于感染中毒性精神障碍和癫痫性精神障碍。

（二）自我意识障碍

自我意识障碍是在大脑皮质觉醒水平轻度降低的状态下，对自身主观状态不能正确认识的一种症状。

1.人格解体（dispersonalization） 对自我与周围现实的一种不真实感，多突然发生，并伴有昏厥和面临灾难的惶恐紧张感，如感到自己不存在或感到世界不真实等。常见疲劳状态、神经症、抑郁症、精神分裂症、颞叶癫痫。

2.双重（多重）人格 患者在同一时间内表现为完全不同的两种（多种）人格，体验到两种（多种）完全不同的心理活动，有着两种（多种）完全不同的精神世界。常见于癔症、精神分裂症。

3. 交替人格　患者在不同时间内表现为两种完全不同的人格抢占内心体验，在不同时间内可以交替出现。常见于癔症和精神分裂症。

4. 人格转换（personality transformation）　患者否认原来的自身，而自称是另一个人或鬼神。常见于癔症性附体状态。

考点提示　意识障碍的类型与表现。

第三节　常见精神障碍

案例讨论

【案例】

王某，男，25岁，初中文化，未婚。其在与女友来往的早期对女友十分关心和体贴，女友也十分满意，自认为找到了如意郎君。然而在确立了恋爱关系之后，变得疑心越来越重，总怀疑女友私下与其他男人交往，跟踪监督女友行踪，一旦发现女友和其他男人接触就发脾气。为此两个人经常吵架，后发展为对女友大打出手，但打过之后又会痛哭流涕求女友原谅，并辩解说是因为太爱女友。

【讨论】

1. 请问该患者的表现是哪种人格障碍？
2. 该人格障碍的临床表现有哪些？

一、人格障碍

（一）概述

人格障碍（personality disorder）又称变态人格，是指明显偏离正常并且根深蒂固的行为方式，具有适应不良的性质，其人格在内容上、性质上或整个人格方面异常，由于这个原因，患者遭受痛苦和（或）使他人遭受痛苦，或给个人或社会带来不良影响。

对于人格障碍患者来说，无论在什么情况下都会表现出适应不良的行为方式，让自己和（或）周围的人感到痛苦，归纳起来有如下特征。

1. 人格严重偏离常态　表现为情绪不稳，常对他人冷漠无情，法律观念差，行为目的不明确，易冲动，自制力差，经常与周围人发生冲突，做出不符合社会道德规范的事情，其行为后果伤害别人，自己却泰然自若，因此，很难与人相处。

2. 对自身人格障碍缺乏自知力　表现为做事不计后果，经常与周围人发生冲突，并处处碰壁，虽深受其害，却不吸取教训，难以纠正，以致害人害己。故难以适应周围环境，痛苦万分。

3. 智力正常，认知能力完整　表现为对事物的辨别能力正常，一般能正确处理自己的日常生活和工作，能理解自己的行为后果及社会对这些行为的评价标准，具有责任能力。

扫码"学一学"

因此，由人格障碍引起的违法行为，应负法律责任。

4. 在18岁以前发生　人格障碍是从儿童期和青春期之前开始逐渐形成的，没有明显的起病日期，在临床上区分人格障碍和患病是很重要的，关键在于确定行为异常的病程。如一个人的行为以往和现在一样反常，即可能是人格障碍；如以前行为正常，后来出现了行为异常，则可能是患病。当然也有少数患者是在人格障碍的基础上患病的。

5. 常持续终生　人格障碍一旦形成，一般很难矫正，具有相对稳定性，只有少数人在中老年后，由于经验、教训和精力不足等原因而渐趋缓和。

考点提示　▶ 人格障碍的特征。

（二）形成原因

人格障碍的形成的原因比较复杂，大量的研究资料和临床实践表明，生物、心理、社会环境等方面因素是人格障碍的病因。

1. 生物遗传因素　遗传因素与人格的形成和发展关系密切。根据对人格障碍患者的家系调查、双生子及染色体研究发现，人格障碍与遗传是有关的，例如 Cadoret 研究了 190 例寄养子，出生后即与经常有反社会型人格的父母分离，在其他正常家庭中长期寄养，其中 42 例被诊断为反社会型人格，证明了反社会型人格病因中遗传因素的作用。

2. 神经系统发育因素　神经系统疾病如脑炎、颞叶癫痫及脑外伤等可为人格障碍的促发因素。攻击性人格障碍患者，睡眠脑电图颞叶常有阵发高波脑波。脑电图检查发现一半受检者常有慢波出现，与儿童脑电图相似，故有学者认为人格障碍是大脑发育成熟延迟的表现，人格障碍者到中年以后情况有所改善，可能是大脑皮质成熟程度增加的结果。

3. 童年经历及教养方式　童年生活的经历和不当的教养方式也是形成人格障碍的重要因素，如父母离异、父爱或母爱的剥夺、父母过度的溺爱、父母教育态度的不一致、父母的不良榜样作用等。有资料表明，母爱剥夺可能是反社会型人格的重要成因；父母教育态度的不一致，使小孩在矛盾的牵制之中，形成不诚实的习惯。

4. 社会因素　结交有品行障碍的伙伴，混迹于充满恶习的圈子，接受不同于大多数人的社会意识与价值观念，接触包含淫秽、暴力等内容的书刊、影视作品等，这些都能对人格障碍的形成产生一定的作用。

（三）常见类型及其临床表现

1. 偏执型人格障碍（paranoid personality disorder）　以猜疑和偏执为特点，始于成年早期，男性多于女性。临床表现如下。

（1）对挫折与拒绝过分敏感，遇挫折或失败时，埋怨、怪罪他人，夸大对方的失误或缺点，易与他人发生争辩、对抗，对他人对自己的"忽视"深感耻辱，满怀怨恨，反应过度，有时产生牵连观念。

（2）容易长久的记仇，不肯原谅侮辱、伤害或轻视，对自认为受到的轻视、不公平待遇等耿耿于怀，引起强烈的敌意和报复心。

（3）猜疑、歪曲自己的体验，对他人无意的或友好的行为误解为敌意或轻蔑，总认为他人不怀好意，怀疑他人的真诚，并且毫无根据地怀疑配偶或性伴侣的忠诚。

（4）与现实环境不相称的好斗及顽固地维护个人的权利，固执地追求不合理的利益或权利，意见多，常有抗议。

（5）自负、自我评价过高，对他人的过错不能宽容，得理不饶人，易感委屈，自命不凡，总感怀才不遇、不被重视。

（6）将与自己直接有关的事件以及世间的形形色色都解释为"阴谋"，无根据的先占观念，经常怀疑别人要伤害、欺骗或利用自己，或认为有针对自己的阴谋，对别人善意的举做歪曲的理解。

这类患者少有自知之明，对自己的偏执行为持否认态度，即使意识到自己的这一问题也是很难改变，别人的指导难以维持太久，继而又陷入从前的状态。残疾人因易产生被疏远的感觉，有演变为偏执倾向的可能。例如，长期耳聋的人有时会怀疑别人正在议论或嘲笑自己。

2. 分裂型人格障碍（schizoid personality disorder，SPD） 一种以观念、外貌和行为奇特，以及人际关系有明显缺陷，且情感冷淡为主要特点的人格障碍。这类人一般较孤独、沉默、隐匿，不爱人际交往，不合群，男性多于女性。临床表现如下。

（1）几乎没有可体验到愉快的活动。

（2）情绪冷漠、隔膜或平淡，对人冷漠，缺乏热情和幽默感。

（3）对他人表达温情，体贴和愤怒情绪的能力有限。

（4）对于批评和表扬都无动于衷，对别人对他的看法漠不关心，缺乏情感体验，甚至不通情理。

（5）在精力充沛的成熟年龄阶段，对与他人发生性接触毫无兴趣。

（6）几乎总是偏爱单独行动，回避社交，离群独处，我行我素而自得其乐。

（7）过分沉湎于幻想和内省。

（8）没有亲密朋友，与他人不能建立相互信任的关系，也不想建立这种关系。

（9）明显的无视公认的社会常规及习俗，常不修边幅，服饰奇特，行为怪异，行为不合时宜，不符合当时当地风俗习惯或目的不明确。

3. 社交紊乱型人格障碍（dissocial personality disorder） 常因其行为与公认的社会规范有显著差异而引人注目的一种人格障碍，也称为反社会型人格障碍（antisocial personality disorder，ASPD）。临床表现如下。

（1）对他人感受漠不关心，往往缺乏正常的人间有爱，骨肉亲情，对家庭亲情缺乏爱和责任心，待人冷酷无情。

（2）全面、持久的缺乏责任感，无视社会规范与义务，经常违法乱纪。

（3）尽管建立人际关系并无困难，却不能长久地保持。

（4）对挫折的耐受力极低，微小刺激便可引起攻击，甚至暴力行为。

（5）无内疚感，不能从经历中，特别是从惩罚中吸取教训。

（6）很容易责怪他人，或者当他们与社会相冲突时，对行为做似是而非的"合理化"解释。

（7）伴随的特征中，还有持续的易激惹。

在DSM-5中，反社会型人格障碍的基本特征是一种漠视或侵犯他人权利的普遍模式，始于儿童或青少年早期并持续到成年。该模式也被称为心理病态、社会病态或逆社会型人格障碍，欺诈和操纵是反社会型人格障碍的核心特征，表现为反复地撒谎、用假名、坑别人或诈病。

反社会型人格与违法犯罪具有密切的关系，罪行特别严重，作案手段残忍，犯罪情节恶劣的罪犯中有相当比例属于反社会型人格障碍。反社会型人格障碍患者在30岁以后常有所缓解，但难以和家庭成员建立持久、尽责、热情的关系。在现实生活中，反社会型人格障碍对社会的负面影响较大，又极少主动求助于专业人士，因此应以预防为主。

4. 情绪不稳定型人格障碍　突出的倾向是行为冲动，不计后果，伴有情感不稳定，执行计划的能力很差，强烈的愤怒爆发常导致暴力和行为障碍，当冲动被人批评和阻止时，极易诱发上述表现，其特定的亚型为冲动型人格障碍和边缘型人格障碍。

（1）冲动型人格障碍（impulsive personality disorder）　以情绪不稳定及冲动为特征，伴有暴力或威胁性行为的爆发，男性明显多于女性，主要表现：①情绪不稳定，易激惹，易与他人发生争执和冲突，冲动后对自己的行为虽懊恼，但不能防止再犯，间歇期正常；②情感爆发时对他人有暴力攻击，也可有自杀、自伤行为；③在日常生活和工作中同样表现出冲动性，缺乏目的性和计划性，做事虎头蛇尾，很难坚持，需长时间才能完成的某件事。

（2）边缘型人格障碍（borderline personality disorder）　除了一些情绪不稳定的特征之外，患者的自我形象及内心偏好，常常是模糊不清或扭曲的。他们通常有持续的空虚感，人际关系强烈而时好时坏，要么与人关系极好，要么极坏，几乎没有持久的朋友，这种强烈极不稳定的人际关系，可能会导致连续的情感危机，也可能会竭力避免被人遗弃，并可能伴有一连串自杀威胁或自伤行为。

边缘型人格目前在各个精神障碍分类中的分歧较大。1979 年，美国精神障碍分类与诊断标准，首次将边缘型人格障碍作为一个独立的诊断，直到目前的 DSM-5 仍保留此诊断名称；而中国的 CCMD-3 认为，边缘型人格障碍不符合中国的情况，否定了边缘型人格障碍的诊断名称；ICD-10 将边缘型人格障碍和冲动型人格障碍归入情绪不稳型人格障碍。

5. 表演型人格障碍（histrionic personality disorder）　又称癔症型人格障碍。以过分地感情用事，夸张言行吸引他人的注意为特点。患者情绪不稳定，暗示性、依赖性强。临床表现如下。

（1）自我戏剧化，做作、夸张的情绪表达，表情丰富，但矫揉造作。

（2）暗示性强，容易受他人或环境的影响。

（3）情感体验肤浅，情感反应强烈，常感情用事，喜怒哀乐皆形于色，爱发脾气。

（4）不停地追求刺激、为他人赞赏及以自己为注意中心的活动，渴望别人的注意。

（5）外表及行为显出不恰当的挑逗性，甚至于卖弄风情，给人以轻浮的感觉。

（6）对自己外观容貌过分计较，行事夸张做作，其隐忍注意的动机非常明显。

（7）以自我为中心，感情易受伤害，为满足自己的需要，常常不择手段。

6. 强迫型人格障碍（obsessive-compulsive personality disorder）　以过分的谨小慎微、严格要求与完美主义及内心的不安全感为特征，男性多于女性 2 倍，约 70%强迫症患者患有强迫性人格障碍。临床表现如下。

（1）过分疑虑及谨慎，常有不安全感，往往穷思竭虑，对实施的计划反复检查核对，唯恐疏忽和差错。

（2）对细节、规则、条目、秩序、组织或表格过分关注。

（3）完美主义，以至影响了工作的完成。

（4）道德感过强，谨小慎微，过分看重工作成效而不顾乐趣和人际关系。

（5）过分迂腐，拘泥于社会习俗，缺乏创新和冒险精神。

（6）刻板和固执，不合情理地要求他人必须严格按自己的方式行事，或即使允许他人行事也极不情愿，对别人做事很不放心，往往事必躬亲。

（7）有强加的、令人讨厌的思想或冲动闯入。

强迫型人格障碍在童年或青春期就会有所表现，持续到成年后逐渐显著。如果症状不是十分严重，往往可在工作中取得比较大的成就，但有时会因过分注重细节、墨守成规，反而影响工作效率。在生活中时患者常会用严苛的尺度衡量周围事物，使自己和身边的人陷入紧张、焦虑的氛围。

7. 焦虑（回避）型人格障碍（anxious/avoidant personality disorder） 以经常感到紧张，提心吊胆，不安全及自卑为特征。临床表现如下。

（1）持续和广泛的紧张感与忧虑。

（2）相信自己在社交上笨拙、没有吸引力、不如别人。

（3）在社交场合总是过分担心被人指责和拒绝，除非肯定受人欢迎，否则不肯与他人打交道。

（4）出于躯体安全感的需要，在生活风格上有许多限制，惯性地夸大日常处境的潜在危险，而有回避某些活动的倾向。

（5）对拒绝和批评过分敏感，由于担心批评、指责和拒绝，而回避那些与人密切交往的社交和职业活动。

8. 依赖型人格障碍（dependent personality disorder） 以过分依赖，害怕被抛弃和决定能力低下为特征。临床表现如下。

（1）求他人为自己生活中大多数重要事情做决定。

（2）将自己的需求附属于所依赖的人，过分顺从他人的意志。

（3）不愿意对所依赖的人提出合理的要求。

（4）在独处时总感到不舒服或无助。

（5）沉陷于被关系亲密的人所抛弃的恐惧中。

（6）在没有别人的建议和保证时，做出日常决定的能力非常有限。

（7）总认为自己无依无靠、无能为力。

由于将自己依附于他人，这类患者也容易遭到因受批评和不理会所伤害。有时他们明知道别人是错误的，也要迎合别人的意思；为讨别人的喜欢，他们情愿做令人不愉快或降低自己身份的事情。这种情形导致他们的社会关系局限于他们依赖的少数人，如果从事高度独立性的工作，对他们而言就非常困难。

> **考点提示** 人格障碍的类型及表现。

二、心境障碍

（一）概述

心境障碍（mood disorder）又称情感性精神障碍（affective disorder），是指由各种原因引起的、以显著而持久的心境或情感改变为主要特征的一组疾病。此类精神障碍通常有反复发作倾向，缓解期精神症状基本正常，部分可有残留症状或转为慢性病程。按 CCMD-3 分类，心境障碍包括躁狂症、双相情感性精神障碍、抑郁发作、持续性心理障碍、其他或待分类的心境障碍等几个亚型，并将原来的抑郁性神经症纳入轻性抑郁症。双相情感性精神障碍具有躁狂相和抑郁相交替发作的临床特征。

由于疾病概念、诊断标准、流行病学调查方法和调查工具的不同，所报道的患病率相差甚远。WHO 于 1993 年在一项以 15 个城市为中心的全球合作研究中，调查综合医院就诊者中的心理障碍，发现患抑郁症和恶劣心境者达 12.5%。2012～2014 年，在国家科技部的支持下，40 余家精神专科医疗机构和高校专业人员，在全国 31 个省市、自治区，开展了中国精神障碍疾病负担及卫生服务利用研究，发现心境障碍患病率是 4.06%，其中抑郁障碍占 3.59%。

心境障碍的病因和发病机制尚不清楚，大量研究资料提示遗传因素、神经生化因素和心理社会因素等对本病的发生有明显影响。

（二）常见类型及其临床表现

1. 躁狂发作（manic episode）　典型症状是"三高"，即情感高涨、思维奔逸和活动增多，发作应至少持续一周，并有不同程度的社会功能损害，或给别人造成危险或不良后果。若躁狂反复发作，按 ICD–10 则归类于双相情感障碍。

（1）情感高涨　躁狂发作的基本症状。典型表现：患者自我感觉良好，心境轻松愉快，整日兴高采烈，洋洋得意，具有一定的感染力，语言诙谐风趣，常博得周围人的共鸣，引起阵阵欢笑。患者可表现为易激惹，愤怒，敌意，动辄暴跳如雷，怒不可遏，甚至出现破坏及攻击行为，但持续时间较短，易转怒为喜或赔礼道歉。症状轻时可能被人忽视，但了解的人则可看出其表现异常。

（2）思维奔逸　患者联想速度明显加快，思维内容丰富多变，自觉脑子聪明，反应敏捷。语量大，语速快，口若悬河，自感语言表达跟不上思维速度，联想丰富，信口开河。严重时出现"音联"和"意联"。患者讲话时眉飞色舞和手舞足蹈，常因说话过多，口干舌燥，甚至声音嘶哑，所谈内容常随周围环境变化而频繁转移，呈现随境转移现象。

（3）活动增多　表现为协调性神经运动兴奋，活动增多，患者自觉精力旺盛，能力强，喜欢交往，爱凑热闹，想有所作为。因而活动明显增加，整日忙碌不停，但多虎头蛇尾。有的表现为爱管闲事，爱打抱不平，爱与人开玩笑，爱接近异性，注重打扮，行为轻率、鲁莽。自控力差，患者无倦怠感，感觉全身有使不完的劲儿，严重者可出现攻击和破坏行为。

考点提示　躁狂发作的临床表现。

2. 抑郁发作（depressive episode）　核心症状包括情绪低落、兴趣缺乏、快感缺失，可伴有躯体症状，自杀观念和行为等，发作应至少持续两周，并且不同程度的损害社会功能，或给本人造成痛苦或不良后果。若抑郁反复发作，按 ICD–10 则归类于复发性抑郁障碍。

（1）情绪低落　患者体验到明显而持久的情感低落，终日忧心忡忡、郁郁寡欢，愁眉苦脸，长吁短叹。有度日如年，生不如死之感，自称高兴不起来，活着没意思等。典型病例常有晨重夜轻节律改变的特点。部分患者有深深的内疚甚至罪恶感，严重时可出现罪恶妄想。

（2）兴趣缺乏　患者对以前喜爱的各种活动兴趣显著退化，丧失了体验快乐的能力，不能从平日从事的活动中获取乐趣。如以前很喜欢画画的人，现在却对画画一点儿兴趣都没有。因此，患者常常离群索居，不愿见人。

（3）快感缺失　患者无法从生活之中体验到乐趣，丧失了体验快乐的能力。虽有一些患者也能参与一些活动，但这个过程中毫无快乐可言，其目的主要是为了消磨时间，或希望能从悲观失望中解脱出来。

（4）思维迟缓　患者思维联想速度缓慢、反应迟钝、思路闭塞，自觉愚笨，思考问题困难，表现为主动言语减少、语速慢、语音低、应答及交流困难。

（5）运动性迟滞或激越　活动减少、动作缓慢。严重者可表现为木僵和亚木僵状态。激越患者表现为紧张，烦躁不安，难以控制自己，甚至出现攻击行为。此外，患者还会表现出不同程度的焦虑，以及睡眠障碍、食欲减退、体重下降等躯体症状，严重的患者会出现自杀观念和行为，以及幻觉、妄想等精神病性症状。

（6）自责自罪　患者对自己的轻微过失或失误痛加责备，认为给家庭和社会带来了巨大的负担。严重者可达到罪恶妄想，回顾过去自感一无是处，罪孽深重。

（7）自杀观念和行为　患者感到生活中的一切都没有意义，认为死是最好的归宿。可有自杀的计划及行动，反复寻求自杀。自杀行为是严重抑郁的一个标志，抑郁发作中至少有25%的人有自杀企图或自杀行为。

（8）精神病性症状　一般在抑郁存在一段时期后可出现幻觉和妄想。

（9）焦虑　表现为莫名其妙地紧张、担心、坐立不安，甚至恐惧。抑郁常伴发不同程度的焦虑。

（10）躯体症状　主要有睡眠障碍、食欲减退、性欲减退、体重下降、便秘、躯体疼痛不适、乏力、自主神经功能失调症状等。

抑郁发作依据症状的数量、类型以及严重度分为轻度、中度、重度抑郁。不同程度之间的区分有赖于复杂的临床判断，包括在日常工作和社交活动中的表现。轻度和中度抑郁通常不会出现幻觉和妄想等精神病性症状，但常伴有躯体症状，工作、生活、社交有一定困难。重度抑郁常伴有精神病性症状，严重影响社会功能。

考点提示　抑郁发作的临床表现。

3. 双相障碍（bipolar disorder）　临床特点是反复（至少两次）出现心境和活动水平的明显改变，有时表现为心情高涨、精力充沛和活动增强；有时表现为心情低落、精力减退和活动减少。最典型的形式是躁狂和抑郁交替发作。

躁狂症状和抑郁症状可在一次发作中同时出现，如抑郁心境伴以连续数日至数周的活动过度和言语急促，躁狂心境伴有激越、精力和本能活动降低等。抑郁症状和躁狂症状也可快速转换，因日而异，甚至因时而异。如果在目前的疾病发作中，两类症状在大部分时间里都很突出，则应归为混合性发作。

双相障碍是一类临床常见且危害严重的重性精神疾病，多起病于成年早期，该病有明显的家族聚集性，其遗传倾向较精神分裂症、抑郁症等更为突出，遗传度高达85%。双相情感障碍的发病机制尚不清楚，目前认为是遗传、神经生化、神经内分泌、神经免疫、社会心理因素等共同作用的结果。

4. 持续性心境障碍

（1）环性心境障碍（cyclothymia）　主要特征：持续性心境不稳定，心境波动通常与生活事件无明显关系，波动幅度相对较小，每次波动极少严重到轻躁狂和轻抑郁的程度，这种心境不稳定一般开始于成年早期，呈慢性病程，可一次持续数年，有时甚至占据个体一生中大部分时间，不过有时也可有正常心情，且一次稳定数月，如果没有相当长的观察和是对个体既往行为有充分的了解，很难做出诊断。

（2）恶劣心境（dysthymia）　原称抑郁性神经症，是一种以持久的心境低落为主的轻度抑郁，从不出现躁狂，常伴有焦虑，躯体不适感和睡眠障碍，但无明显的精神运动性抑制和精神病性症状。持续时间长，抑郁常持续两年以上，期间无长时间的完全缓解，如果缓解，一般不超过两个月。患者有主动求治的要求，生活不受严重影响，他通常属于成年早期，持续数年，有时终身。恶劣心境与生活事件和性格都有较大关系。

知识拓展

基于生物节律理论的"时间治疗学"

时间治疗学是指将昼夜节律或其他生物节律应用于临床治疗中。时间治疗学被广泛应用于医学的各个领域，包括抑郁障碍、双相障碍、季节性情感障碍等精神障碍的治疗。通过调节昼夜节律可以促进各种精神障碍患者更好地恢复，从而改善日常生活与社交功能。

案例讨论

【案例】

患者，男，28岁，高中文化，已婚。因为家庭条件不好，在恋爱期间遭到女方家长的反对，一心想要出人头地，以证明自己。与妻子一起在批发市场里卖装饰品，对自己要求极其严格，每天起早贪黑，从不耽误一天工作，后来生活终于有了起色。但近半年发现每天在卫生间洗漱的时间越来越长，有时刷牙要用1~2个小时，明明知道已经刷过牙了，还是不停地再刷几遍，导致无法按时上班，严重影响了正常生活，患者感到十分痛苦。

【讨论】

1. 请问该患者的表现属哪种类型的神经症？
2. 请分析该患者的主要症状。

三、神经症

（一）概述

神经症（neurosis）旧称神经官能症，由苏格兰精神病学家卡伦（Cullen. W）首次提出。从历史发展来看，神经症的概念处在不断的变化之中，对其内涵和外延的理解也很不一致。在DSM-4和ICD-10中取消了神经症这一概念，但是保留了神经症及其亚类疾病，在CCMD-3中仍保留了神经症这一疾病单元。在CCMD-3中将神经症描述为"一组主要表现为焦虑、抑郁、恐惧、强迫、疑患疾病，或神经衰弱症状的精神障碍，有一定的人格基础，起病常受心理社会（环境）因素影响。症状没有可证实的器质性病变为基础，与患者的现实处境不相称，但患者对存在的症状感到痛苦和无能为力，自知力完整或基本完整，病程多迁延。

神经症的各亚型有着各自不同的病因、发病机制、临床表现，但多年来的研究发现，神经症患者仍有些共同之处而使其有别于其他类别的心理障碍。

1. 起病常与心理社会因素有关　许多研究表明，神经症患者在病前较他人遭受更多的应激生活事件，主要以人际关系、婚姻与性关系、经济、家庭、工作等方面问题多见。引发神经症的应激事件往往是累积发生的日常琐事，并且有些事件在常人看来也许是无足轻重的事，因此，应激事件所产生的影响更多地源于患者对事件的不良认知。

2. 病前常有一定的人格基础　研究表明，在遭遇相同应激事件的群体中，最后发展成神经症者毕竟是少数，因此个体的易感素质和性格特征，对于神经症有重要的病因学意义。

3. 症状没有相应的器质性病变为基础　这里所说的"症状没有明确的器质性病变"是指就目前的科学技术水平而言，还未能发现肯定的、相应的病理生物学和组织形态学变化，但随着研究水平的提高，可能会找到有器质性病因的证据。

4. 一般没有明显或持续的精神病性症状　罕见明显和持续的神经病性症状，如幻觉、妄想、思维连贯性和逻辑障碍，也罕见行为紊乱、怪异行为。

5. 社会功能相对完好　找不到明确病因的治疗历程，可能加重患者的痛苦体验，并对患者的社会功能产生一定的影响，他们的工作、学习效率和适应能力均有不同程度的减退，但大多数神经症患者在疾病发作期均能保持较好的自知力，有强烈的求治欲望。

考点提示　神经症的共同特征。

（二）常见类型及临床表现

1. 恐怖症（phobia）　患者对特殊物体、活动或情景产生异乎寻常的恐惧和紧张不安的内心体验，并常伴有明显的自主神经症状，如心悸、出汗、震颤、头晕、晕倒等。患者明知这种恐惧反应是过分和不合理的，但无法控制，一直极力回避所恐惧的客观事物或情境，影响其正常活动。本病以青年期与老年期发病者居多，女性更多见。因恐怖对象的不同可分为三种类型。

（1）社交恐怖症（social phobia）　多在 17 至 30 岁期间发病，常无明显诱因突然起病。主要表现：社交场合下害羞、尴尬、笨拙、局促不安，常伴有脸红、出汗、心慌、口干等自主神经症状。患者害怕处于众目睽睽的场合，害怕被人注视下操作、书写和进食，害怕聚会、当众说话和表演。赤面恐怖是较常见的一种，患者只要在公共场合就感到害羞脸红、局促不安，怕成为人们耻笑的对象；害怕看别人的眼睛，怕跟别人的视线相遇，称为对视恐怖。

（2）特定恐怖症（simple phobia）　又称单一恐怖症，是对某一特定物体或高度特定的情境，产生强烈的、不合理的害怕或厌恶，儿童时期多发。典型的特定恐怖是害怕动物（如蜘蛛、蛇）、自然环境（如打雷、闪电）、血、注射或高度特定的情境（如高处、密闭空间、飞行）。患者会因此而产生回避行为。

（3）场所恐怖症（agoraphobia）　又称广场恐怖症，是恐怖症中最常见的，约占 60%。多起病于 25 岁左右，35 岁左右是另一发病高峰，女性多于男性。主要表现：对广场等人群拥挤场合感到恐惧，也包括害怕空旷地方，还怕离家或独自一人在家。临床表现为明显的焦虑、恐惧、不安，严重时出现惊恐发作。广场恐怖症的一个重要特征是回避行为，即立刻从恐怖情形中逃走。此患者 1/3～1/2 伴有抑郁症状，少数患者可伴有强迫症状和人格解体。

2. 焦虑症（anxiety disorder）　以广泛和持久性焦虑或反复发作的惊恐不安为主要特征，常伴有自主神经功能紊乱，肌肉紧张及运动性不安，包括广泛性焦虑障碍和惊恐障碍两种临床相。焦虑症是神经症这一大类疾病中最常见的一种，全球疾病负担研究（Global

Burden of Disease Study）的数据显示，2017 年，全球焦虑症的患病率为 3721.764 例/10 万人，在精神障碍类问题里患病率居首位；2017 年，中国的焦虑症流行率为 3167.89 例/10 万人，是世界上焦虑症患者人数最多的国家之一，女性多于男性。

（1）广泛性焦虑症　又称慢性焦虑症，主要表现：对未来可能发生的，难以预料的某种危险或不幸事件经常担心，患者担心往往是非现实的威胁，是患者自己难以理解的主观过虑；运动性不安，坐立不安、搓手顿足、来回走动、肌肉紧张和震颤；自主神经功能兴奋，心悸、气促、出汗、尿频、尿急、腹泻、腹痛等。

（2）惊恐障碍　又称急性焦虑症，是焦虑的急性发作，主要表现：惊恐发作，在无特殊的恐惧处境时，突然感到一种突如其来的惊恐体验，伴濒死感或失控感及严重的自主神经功能紊乱症状，每次发作时间长短不一，短者数分钟，长者可达 1 小时以上，一般在 15～30 分钟，发作期间始终意识清晰，高度警觉；预期焦虑，在反复惊恐发作后仍心有余悸，产生预期性焦虑，担心下次再发作，不过此时焦虑体验不再突出，而代之以虚弱无力，需经若干天才恢复；回避行为，60%的患者在发作的间歇期，由于担心发病时得不到帮助而产生回避行为，如不敢单独出门，不敢到人多热闹的场所，由此发展为场所恐惧症。

3. 强迫症（obsessive-compulsive disorder，OCD）　一组以强迫症状为主要临床表现的神经症。全球强迫症的终生患病率为 0.8%～3.0%，中国精神卫生调查数据显示强迫症的年患病率为 1.63%。强迫症致残率高，就诊率低，逐渐受到公共卫生部门及精神科专业人员的重视。在 DSM-5 诊断标准中，将强迫症与"躯体变形障碍、拔毛症、抓痕障碍、囤积障碍、物质/药物所致强迫及相关障碍（obsessive-compulsive and related disorders，OCRD）、由于其他医学状况导致的 OCRD、其他特定的 OCRD"等一同被命名为强迫及相关障碍。

强迫症多发病于青春期，1/3 的患者症状出现于 10～15 岁，75%的患者起病于 30 岁前，发病的平均年龄在 20 岁左右。男性的发病高峰年龄在青春期，而女性在 20～24 岁之间，男女患病率接近，多数为缓慢起病，无明显诱因。

其基本症状为强迫观念和强迫行为，多数患者有多种强迫观念和强迫行为。以强迫观念多见，常见的强迫观念有强迫思维、强迫性穷思竭虑、强迫怀疑、强迫联想、强迫回忆和强迫意向；强迫行为多为减轻强迫观念引起的焦虑，而不得不采取的顺应行为，常见的有强迫检查、强迫询问、强迫清洗等。回避行为也是强迫症的突出症状，患者回避触发强迫观念和强迫行为的各种情境，在疾病严重时回避可能成为最受关注的症状，而在治疗过程中，随着回避行为的减少，强迫行为可能增加，因为治疗过程增加了患者暴露在诱发强迫症状的环境中。强迫症的特点是有意识的自我强迫与反强迫同时存在，两者的尖锐冲突使患者焦虑和痛苦，患者体验到冲突和观念来自于自我，意识到强迫症状是异常的，但无法摆脱。病程迁延的患者表现为以仪式化动作为主，而精神痛苦减少，但此时社会功能明显受损。

📋 **知识拓展**

强迫症的 ERP 心理治疗

按照循证等级，心理治疗，尤其是暴露反应预防（exposure and response prevention，ERP）是强迫症的一线治疗。ERP 治疗属于行为疗法，是唯一被写入指南的心理治疗方法。该疗法通过暴露让患者直接面对引起焦虑恐惧的刺激，而反应预防是预防或阻止原来用于缓解焦虑、恐惧等情绪的反应，包括回避、仪式化行为、仪式化思维等。ERP 也同样适用于强迫相关障碍，包括躯体变形障碍、囤积障碍。

4. 躯体形式障碍（somatoform disorder） 主要特征：患者反复陈述躯体症状，不断要求给予医学检查，无视反复检查的阴性结果。患者有时会出现某种躯体障碍症状，但并不能解释其症状的性质和程度，即使症状的出现和持续与不愉快的生活事件、困难、冲突密切相关，但患者仍时常拒绝探讨心理病因，并认为其疾病在本质上是躯体性的，要求进一步检查，常有一定程度的寻求注意的行为。本病女性多见，其发病年龄多在 30 岁以前。由于各国诊断的标准不同，缺乏可比较的流行病学资料。在 ICD－10 中，躯体形式障碍主要包括躯体化障碍、疑病症、躯体形式的自主神经功能紊乱和持续躯体形式的疼痛障碍。

5. 神经衰弱（neurasthenia） 一种以脑和躯体功能衰弱为主的神经症。以精神易兴奋，脑力易疲劳为特征，常伴有紧张、烦恼、易激惹等情感症状及肌肉紧张性疼痛、睡眠障碍等生理功能紊乱症状，这些躯体不适，不能以躯体疾病来解释。临床表现如下。

（1）脑功能衰弱的症状 神经易兴奋，无论工作学习均易引起兴奋，回忆和联想增多，注意力难以集中，外界的无关刺激可轻易转移患者的注意，患者为此感到痛苦。看书学习和用脑则容易疲乏，感到脑力迟钝，学习效率低，记忆力差，工作学习力不从心。即使充分休息，娱乐也难以恢复，是神经衰弱者的基本症状。

（2）情绪症状 神经衰弱的情绪症状主要为烦恼、易激惹、紧张。情绪的强度及持续时间与生活事件和处境不相称，患者感到痛苦、难以自拔而主动求助。

（3）常有大量的躯体不适症状 这些症状实际上是心理因素引起的生理功能障碍，最常见的有紧张性头痛和睡眠障碍。患者感到头痛、头胀、头部紧压感，或颈部、腰部酸痛，常有入睡或中段睡眠紊乱，也可表现为睡眠过度。除此之外，还表现为耳鸣、心悸、胸闷气短、消化不良、多汗等。

6. 癔症（hysteria） 又称歇斯底里，由于明显的心理因素，如生活事件、内心冲突、情绪激动、暗示或自我暗示等，作用于易感个体所引起精神障碍。临床主要表现：感觉障碍、运动障碍、意识改变、情感爆发等心理特征，但不能查出相应的器质性疾病基础。其症状表现可具有做作、夸大或富有情感色彩，有时可由暗示诱发，也可由暗示而消失，有反复发作的倾向。该疾病共同特点是丧失了对过去的记忆、身份意识、即刻感觉以及身体运动控制四个方面的正常整合。

国外报告该病的终身患病率，女性为 3‰～6‰，男性少见。多数学者认为，文化落后、经济状况差的地区患病率较高，大多数患者在 35 岁以前发病，我国部分地区有儿童青少年的集体发作情况。在 ICD－10 中癔症的概念已经被废弃，取而代之的是分离转换性障碍。根据我国的实际情况，目前仍采用癔症这个概念，但与以往不同的是，CCMD－3 已经将其从神经症中独立出来。一般认为癔症的预后较好，60%～80%的患者可在一年内自行缓解。

考点提示 ▶ 各类神经症的临床表现。

本 章 小 结

　　本章主要介绍了心理障碍的概念、判断标准，常见心理障碍的症状以及常见精神障碍的临床表现。学习的重点是掌握心理障碍的判断标准、常见精神障碍的临床表现，熟悉心理障碍的各种症状；难点是常见精神障碍的临床表现。通过本章的学习，可以使学生能够判断患者的心理状态正常与否，并在以后的工作实践中能够对患者的心理问题进行鉴别与诊断，在了解患者的心理状态的基础上，更加有利于对患者躯体功能进行全面的康复治疗。

习 题

扫码"练一练"

一、选择题

1. 下列关于心理障碍的描述不正确的是（　　　）

A. 由于某种原因致使心理功能不能正常发挥作用，从而影响社会功能

B. 又称精神障碍

C. 使人际关系紧张，工作和生活能力明显下降

D. 患者有能力按社会认为适宜的方式行动

E. 使自己长期处于痛苦状态

2. 临床实践中，判断心理正常与否的标准不包括（　　　）

A. 经验标准　　　　　　　　　　　B. 社会适应性标准

C. 统计学标准　　　　　　　　　　D. 医学标准

E. 社会风气标准

3. 按心理学分类，心理障碍不包括（　　　）

A. 感知障碍　　　　　　　　　　　B. 情感过程障碍

C. 吞咽障碍　　　　　　　　　　　D. 人格障碍

E. 意志行为障碍

4. 人格障碍的特征不包括（　　　）

A. 智力正常　　　　　　　　　　　B. 难以矫正

C. 人格严重偏离常态、不协调　　　D. 对自身人格障碍缺乏自省力

E. 意识障碍

5. 《中国精神障碍分类与诊断标准》的英文缩写是（　　　）

A. ICD　　　　　　　　　　　　　B. CCMD

C. DMS　　　　　　　　　　　　　D. DIC

E. DSM

6. 对焦虑症的描述，正确的是（　　　）

A. 急性焦虑又称广泛性焦虑　　　　B. 焦虑症又称自主神经症

C. 焦虑症又称广泛性焦虑　　　　　D. 慢性焦虑又称惊恐障碍

E. 焦虑症包括惊恐障碍和广泛性焦虑

7. 抑郁症的思维特性是（　　　）

A. 思维贫乏　　　　　　　　　　　B. 思维迟缓或困难

C. 思维松弛　　　　　　　　　　　　D. 思维奔逸

E. 思维散漫

8. 在下列症状中不属于知觉障碍是（　　　）

A. 幻想　　　　　　　　　　　　　　B. 幻觉

C. 错觉　　　　　　　　　　　　　　D. 视物变小

E. 感知综合障碍

9. 关于妄想，下列说法正确的是（　　　）

A. 是不符合事实的信念

B. 是一种病态的信念

C. 是患者坚信不疑的信念

D. 是一种可以通过摆事实，讲道理说服的信念

E. 都是很荒谬的信念

10. 谵妄属于下列哪种障碍（　　　）

A. 情感障碍　　　　　　　　　　　　B. 思维障碍

C. 行为障碍　　　　　　　　　　　　D. 记忆障碍

E. 意识障碍

11. 下列哪项是躁狂症的临床表现（　　　）

A. 躁狂症患者自我感觉不良、整日无精打采

B. 躁狂症患者思维散漫、有幻觉，感觉全身无力

C. 躁狂症患者情感高涨、联想丰富、活动增多

D. 躁狂症患者有时精力减退，有时精力充沛

E. 躁狂症患者的生活、工作和学习常受到病态的明显影响

12. 关于神经症的描述错误的是（　　　）

A. 神经症有一定的人格基础，起病常受心理社会（环境）因素影响

B. 社会功能相对完好，因此患者不觉痛苦

C. 起病常与心理社会因素有关

D. 症状没有相应的品质性病变为基础

E. 病程多迁延

13. 人格障碍的主要表现除适应不良外，还应该有（　　　）

A. 冲动，缺乏自省力　　　　　　　　B. 智力障碍，缺乏言语表达能力

C. 缺乏学习和模仿能力　　　　　　　D. 缺乏记忆和分析能力

E. 缺乏逻辑思维能力

14. 人格障碍的形成时间是（　　　）

A. 在成年以后开始形成　　　　　　　B. 30 岁以后才能形成

C. 可以在 20～30 岁之间形成　　　　D. 自幼年开始形成

E. 20 岁以前即可形成

15. 关于惊恐发作的描述错误的是（　　　）

A. 惊恐发作又称急性焦虑症　　　　　B. 惊恐发作与某一刺激因素有关

C. 惊恐发作期间患者始终意识清醒　　D. 惊恐发作患者会产生预期焦虑

E. 惊恐发作患者会出现回避行为

二、思考题

患者，男，28 岁，未婚。近半月来自觉聪明过人，能力非凡，精力旺盛，逢人打招呼，整天喜气洋洋。每天早起出门，很晚回家。乱买东西送人，喜欢唱歌、跳舞，喜欢结交朋友，尤其喜欢接近异性。交谈时，滔滔不绝，自觉思维加快，脑子里出现一个念头又一个念头，写文章一挥而就。好管闲事，做事虎头蛇尾，举止轻浮，不顾后果，情绪不稳，常为小事而勃然大怒。

思考：

该患者的诊断可能是什么，依据是什么？

（李巍巍）

第七章

康复心理学的基本技能

学习目标

1. **掌握** 心理评估的基本方法；标准化心理测验的基本特征。
2. **熟悉** 临床工作中常用心理评定工具的使用；心理咨询技巧在临床康复工作中的应用。
3. **了解** 临床康复工作常用的心理治疗技术。
4. 具有在临床实际工作中对康复患者进行心理评估和基本心理干预的能力。
5. 树立正确的测验观，养成良好的临床心理评估的职业素养。

案例讨论

【案例】

某医院康复科的一名患者张女士，40岁，因遭遇车祸致使右脚被截肢。最近该患者反复出现失眠早醒、烦躁心悸、疲惫乏力、情绪低落、少言寡言，对未来的生活悲观失望，怨天尤人，常一个人独自掉眼泪。

【讨论】

1. 怎样制定张女士的访谈的提纲？
2. 应选择使用哪些心理测验量表？
3. 可以采取哪些方法对张女士进行心理干预？

扫码"学一学"

第一节 心理评估概述

一、心理评估的概念

心理评估（psychological assessment）是指应用心理学的理论、方法和工具对个体某一心理现象进行全面、系统和深入的客观描述、分类、鉴别与诊断的过程。心理评估在心理学、医学、教育、人力资源、军事司法等领域有广泛的应用，用于临床康复治疗时则称为康复心理评估。临床康复心理评估的常用的方法主要有行为观察法（behavior observation）、访谈法（interview method）和心理测验法（psychological test method）。

二、心理评估者应具备的条件

1. 业务素质　心理评估工作者具备心理学方面的专业知识，包括普通心理学、生理心理学、病理心理学等，具备临床医疗和康复的知识，能够鉴别正常和异常的心理现象；还应具备一定的专业技能，经过心理评估、心理测量学方面的专门训练，熟悉各种评估方法的功能、适用范围、优缺点及评估结果的分析，并对评估结果的影响因素有充分的认识。

2. 心理素质　心理测验工作者需要有敏锐的观察力，较强的分析、比较、推理和判断能力，健全稳定的人格和良好的沟通能力；此外，还需要意识清醒，能控制自己的情绪和行为以适应心理评估的要求。

3. 职业道德

（1）严肃认真、科学慎重的态度　在评估过程中，选择评估方法、实施心理评估均需要严肃认真的态度；在分析评估结果、做出评估结论时也需要特别慎重。

（2）管理好心理评估工具　心理评估尤其是心理测验，就如同国家考试题，内容要保密，不能随意公开，更不能因满足好奇心而随意使用。标准化的心理测验，如智商测验是受管制的测验工具，只有具备相应资格的人员才能保存和独立使用，且不允许向无关人员泄露测验内容。

（3）保护被评估者的利益　心理评估工作会接触到被评估者的个人隐私，因此需要尊重被评估者的人格，保护其隐私，对其心理测验的结果保守秘密。如果得到的测验结果是对他人有危害的，需要用适当的方法让对方注意。

三、心理评估在临床康复工作中的应用

1. 诊断依据　心理评估可以为诊断各种心理障碍、精神疾病、脑功能障碍等疾病提供科学依据，通过分析患者在临床中表现出来的心理问题的性质、程度及主要原因，帮助了解患者的心理特点及潜在心理困扰，也可对心理康复的效果进行评价。

2. 心理康复　心理评估可以帮助康复工作者全面准确地了解各种残疾患者心理状况的特点和变化规律，明确与躯体损伤、残疾和残障伴发的心理问题或心理障碍，探究与疾病相关的心理因素以及这些因素的作用途径，以便正确认识疾病并制订明确的康复计划，采取有针对性的措施对患者的损伤、残疾和残障问题进行心理干预，并及时评估实施效果、调整干预方案，以提高残疾患者的心理健康水平，以健康的心理状态充分平等地参与社会生活。

3. 科学研究　心理评估还可作为医务人员进行临床科学研究的方法。在临床工作的基础上，医务人员可以运用心理评估的方法，如采用观察法、访谈法了解某类患者的心理特点和心理需求，并采用心理测验法对患者的心理健康状况、智力状况、人格等进行进一步的定量分析研究，明确心理社会因素在患者疾病发生、发展及转归中的作用。此外，还可以借助心理评估的手段了解关注医护群体的心理健康状况，为提高医患心理素质和心理健康水平提供科学的依据和参考。

第二节　临床康复心理评估基本方法

一、行为观察法

（一）行为观察法的概念

行为观察法是指在自然或接近自然的条件下，有目的、有计划地对患者有代表性的行为或活动进行系统的直接或间接观察，从而描述临床现象、评估患者心理活动特点、监测行为变化，为心理评估提供客观依据的方法。行为观察法是临床心理评估的方法中常用的方法之一。由于人的心理活动是通过其表情、动作、语言等外显行为来显现的，因此，医务人员通过对患者的行为进行客观、准确的观察，以此判断患者的心理活动的变化和规律。

（二）行为观察法的设计

观察设计是否合理将直接影响观察结果的科学性和客观性，观察方案的设计需要考虑如下因素。

1. 观察情境　在临床康复工作中，行为观察通常都在医院进行。在确定观察情境时，应考虑观察的可行性，一要保证观察者的观察视野没有死角，二是不影响被观察者的常态。

2. 观察内容　主要包括被观察者的仪表、体形、人际交往风格、身体状况、疾病认知及态度、注意力、兴趣、各种情景下的应对行为等。在实际的观察中，需要根据观察目的、观察方法和观察的不同阶段来选择观察的目标行为。目标行为应该是有代表性的、可观测的。为了保证观察的可持续性和观察结果的客观性，对选定的目标行为要给予明确的操作性定义。例如，要观察患者在手术前攻击性行为是否增加时，就可以把攻击性行为定义为"导致自己或他人身体或心理上痛苦的有意行为"。

3. 观察时间　一般为每次 10～30 分钟，这样观察者不会太疲劳。当然有时根据需要亦可以更长一些。观察次数可以根据实际情况制定。如果需要一天内进行多次观察，则各次观察应分布在一天当中不同的时间段，以便较全面地掌握被观察者在不同情境下的行为表现；如果观察期跨越若干天，则每一天的观察次数和观察的时间应保持一致。至于各次观察安排在什么时进行，应根据影响目标行为的时间因素来确定。

4. 观察记录　主要记录方法如下。

（1）叙述性记录　一种常用的方法，可采用笔记、录音、录像或以上方法联合使用，也可以按目标行为发生的时间顺序编写简单的记录表，记录重要观察指标。这种方法不仅要记录观察到的行为，有时还要进行推理判断。例如，记录"×××暗自哭泣 2 分钟"（叙述性记录），同时还记下"×××情绪抑郁"（推理性记录）。

（2）评定性记录　根据评定量表的要求进行观察和记录。例如，记录"焦虑等级 3"。

（3）间隔性记录　又称为时间间隔样本，指在观察中有规则地每隔同样长短时间便观察和记录一次，如每隔 10 秒观察并记录 5 秒内的观察结果，这种记录方法能比较准确地反映目标行为随时间变化的特征。一般而言，这种记录的观察时间间隔可定为 5～30 秒。具体可视目标行为的性质和研究需要而定。

（4）事件记录　又称事件样本，记录在一次观察期间内，目标行为或事件的发生频率。

这种方法有时常与时间间隔记录结合使用，多在条件控制较好的观察中应用。

（5）特殊事件记录　在观察过程中，如果出现了影响目标行为发生、发展或进程的特殊事件，观察者应将这些特殊事件详细记录下来，并分析这些特殊事件对目标行为产生的影响。

（三）行为观察法的注意事项

由于个人动机和心理预期的影响，不同观察者对同一观察对象的观察结果可能出现不一致的情况，即所谓的观察者偏见。为了防止这种偏差的产生，在进行行为观察时观察者应注意以下几点。

1. 全面观察　观察者应记录被观察者周围的环境，以及其他人的言语和非言语因素是如何影响被观察者的行为的，注意其他人对被观察者行为的反应。

2. 及时记录　当一个事件发生后应尽快地把它记录下来（间隔性记录时例外）。对事件或目标行为的观察和记录应当尽可能客观、完整和准确。对目标行为采用描述的方式记录而避免使用解释的方式。

3. 观察者对被观察者的印象　观察者应认识到自己对被观察者的整体印象，并评价自己的这种印象可能会对观察结果产生什么样的影响。

4. 观察者的感觉和反应　在观察和评估过程中，观察者要经常意识到自己的"角色"，特别是自己的感觉和反应。

5. 观察者的自控　观察者要控制自己，不对那些与目标行为关系不大的特殊行为和突发事件产生兴趣。

6. 理解被观察者　对于与自己年龄或文化背景相差悬殊的人，观察者在分析结果时应尽可能地从被观察者角度而不是从自己的角度去理解他们的行为。

（四）行为观察法的优缺点

1. 行为观察法的优点

（1）观察法简便、易操作，观察法不受时间、地点和条件的限制。

（2）观察结果比较客观真实，由于医生护士通常是在患者不知情的自然条件下进行观察活动，因此患者所表现出的外显行为较为真实。

（3）观察具有及时性，运用观察法时，不需要患者作任何配合，就能捕捉到正在发生的现象，还能搜集到一些无法言表的临床资料。

2. 行为观察法的缺点

（1）观察法受观察者自身能力的制约，实施观察的医生护士自身的临床经验、敏感程度、观察态度、洞察能力和分析综合能力等因素都会对观察结果的客观性和准确程度造成影响。

（2）观察指标不易定量，观察的标准难以统一，比如沮丧、孤独等行为表现的程度难以用定量的指标衡量，造成不同观察者得到的结果差异较大。

（3）观察结果不易重复，患者的某些心理行为具有随意性和偶然性，不能做精确的重复观察和定量分析，容易造成观察者个人主观臆断，影响临床心理评估的真实性。

二、访谈法

（一）访谈法的概念

访谈法又称晤谈法，是医生围绕某一问题，通过会谈、访问、座谈等方式对患者的心理特征和行为进行调查，获得被调查者资料并加以分析研究的方法。访谈法是临床心理评估的最基本的技术。访谈法的效果取决于问题的性质和访谈者的访谈技巧。

（二）访谈的基本形式

1. 结构式访谈　根据访谈目的预先编制好访谈提纲或者问题表，访谈时据此依次进行访谈。使用该方法进行访谈时重点突出，方法固定，省时高效。但是过于程序化，缺乏灵活性，易将相关信息遗漏。

2. 非结构式访谈　开放式谈话。访谈氛围轻松，被访谈者较少受到约束，能自由发散地表达，易于了解到一些额外的重要信息，但是这种方法交流话题比较松散、费时、效率较低。

3. 半结构式访谈　介于结构式和非结构式访谈之间，具有两种方法的优点，又能较好地克服不足和缺点，是临床应用较多的一种访谈方法。

（三）访谈的内容

1. 一般性资料收集　访谈者与被访谈者接触初期进行的访谈。其目的是收集被访者一般人口学信息和基本病情资料。通常涉及以下问题。

（1）被访者基本情况　姓名、年龄、职业、文化、经济状况等。

（2）婚姻及家庭情况　婚姻状况、家庭成员、家庭关系等。

（3）出生成长情况　是否顺产、成长经历等。

（4）近期情况　饮食睡眠、日常活动、是否容易疲劳、精神状况如何等。

（5）健康情况　既往和现在的健康状况，有无遗传病、外伤等。

（6）生活习惯　起居是否规律、是否有吸烟、酗酒等嗜好。

（7）生活事件　近期是否有对自己影响较大的事件发生，如工作状况、经济状况、突然变故等。

（8）社会支持　与家人、同事、朋友之间的关系如何。

2. 心理评估访谈　在一般性资料访谈之后，为了进一步了解被访者的心理状况而进行的更加专业的访谈。它主要围绕病史采集、精神状况检查的内容和诊断需要的资料进行。常见的问题如下。

（1）您现在主要存在哪些问题和麻烦？

（2）请您描述一下这些问题最重要的方面。

（3）您的这些问题是什么时候开始出现的？

（4）这种问题大概多长时间出现一次？

（5）这些问题发生后变化吗？多久变化一次？

（6）出现这些问题后还有其他方面的相继改变吗？

3. 心理（精神）状况检查　在一般性资料访谈和心理评估访谈之后，如有需要可以继续进行心理（精神）状况检查。检查应包括以下几个方面。

（1）感知觉障碍　被访者有无幻觉和错觉、感知综合障碍。

（2）思维障碍　评价被访者有无联想障碍（如牵连观念、思维松弛等），有无各种妄想。

（3）智力　在访谈过程中可以观察被访者是否有明显的智力缺损，以便确定是否要进行智力测验。

（4）定向力检查　被访者是否存在时间和空间的定向障碍。

（5）注意和记忆　被访者在访谈过程中的注意情况；远、近记忆是否有障碍。

116

（6）情绪表现　检查被访者一段时间以来的心境，情绪反应的强度、适度性和可控性。

（7）行为方式和仪表　访谈期间可以观察被访者的行为和仪表是否属于常态。

（8）自知力　访谈期间访谈者应对被访者的自知力（对自己的问题或疾病的自我判断能力）进行评估，重性精神病患者在症状活跃期通常自知力缺乏。

上述只是一个检查提纲，详细的检查方法及临床意义可参考精神病学专著。

（四）访谈的技术

1. 营造良好的访谈氛围　在访谈过程中首先需要营造一个放松、安全的谈话氛围，让患者能对医生、护士产生信任感、安全感，从而自然地接受提问，真实地回答问题。

2. 注重倾听　耐心、专注、真诚地倾听患者的表述是取得访谈成功的关键。它不仅有利于建立良好的医患关系，而且容易从患者的表述中掌握问题的关键点。一名优秀的倾听者不但要在访谈中注意患者说了些"什么"，而且还能通过患者的表情（面部表情、姿态表情和言语表情）来观察他是"如何"说的，从中觉察患者未表露出的深层问题。此外，倾听时给予适当的鼓励性回应，让患者感到自己被关注和关怀，利于更开放地表露。

3. 掌握提问技巧　医生在访谈提问时，要使用患者易于理解的语言，避免使用含糊、模棱两可的词语和专业术语；询问时应表述清晰准确、简洁易懂；所提问题要避免对患者造成暗示而影响回答的客观性。如"你对手术是否感到很紧张"？就具有一定暗示性，患者的回答容易被你的问题所引导，可改为"手术前你的心情是怎样的"？

4. 客观准确地记录　访谈时医生要做好记录。但无论是现场记录还是之后回忆记录，医生都要注意尽量使用患者自己表述的语言，不要任意诠释、强调和加重患者的叙述内容；不要将医生个人主观的理解和看法添加到记录内容中，以免影响所收集资料的客观性。此外，若需使用摄像机、录音机辅助记录，要事先征得患者的同意，并尽可能不给访谈过程造成干扰。

三、心理测验法

（一）心理测验法的概念

心理测验法是一种重要的心理评估方法，是指依据心理学的理论和技术，在标准情境下，按照一定的操作程序对个体的心理特征进行数量化的客观分析和描述的一种评估方法。心理测验的目的是确定个体心理现象在性质和程度上的差异。

与观察法和访谈法相比，心理测验具有客观性、间接性、相对性的特点。由于心理测验的刺激、反应量化，分数的转换与解释都经过了标准化处理，测验结果几乎不受施测者主观影响，所以其结果客观性比较高。由于多数心理特征无法直接测量，只能通过被测者对测量刺激的反应来判断，因此心理测验具有间接性。另外，大多数心理测验只能判断被测者某种心理特征在行为样本中的位置，没有绝对的判断标准，因此其结果具有相对性。

（二）常用心理测验的分类

心理测验数量繁多，从不同的角度可以划分出不同的心理测验类型，常用的心理测验分类如下。

1. 按被测者的数量分类

（1）个别测验　在一段时间内由一位主试对一位被测者施测。这种方法在临床比较常见。其优点是对被测者的反应掌握得比较全面，测验过程控制性较强。缺点是对主试要求较高、费时、不经济。

（2）团体测验　在一段时间内由一位或几位主试同时对多位被测者施测。这种方法可以在短时间内获得大量信息，适用于群体心理研究。但其结果在准确性和全面性方面与个别测验存在一定差距。

2. 按测验材料的性质分类

（1）文字测验　以语言或文字作为测验材料，被测者用文字符号或语言做出反应。其优点是使用方便、应用广泛。缺点是受被测者文化程度和文化背景限制明显。

（2）非文字测验　以图画、仪器、模型、工具、实物为测验材料，被测者用动作或手势做出反应。这种测验方法不受文化程度和文化背景的限制，不过难以进行团体测验。

3. 按测验材料的意义是否明确分类

（1）常规测验　测验材料意义明确，被测者的回答有一定的范围，测验有固定的评分标准和常模。其优点是操作简便，结果易于比较。缺点是在涉及具有一定社会评价和道德标准的问题时，结果可能失真。

（2）投射测验　测验材料通常没有明确的意义，被测者的回答也没有严格的限制，评分没有特别固定的标准。其优点是测验目的隐蔽，回答不易掩饰，结果比较真实。缺点是操作过程对主试的要求较高，而且结果的分析受主试的经验和主观影响较大，不易进行比较。

4. 按测验的目的和功能分类

（1）能力测验　分为一般能力测验和特殊能力测验。一般能力测验即通常所指的智力测验，主要用于测量人的一般智力水平。临床运用广泛，如斯坦福－比奈智力量表、韦克斯勒智力量表，都是常用的智力测量的工具。特殊能力测验则主要用于测量人的特殊潜在能力，如测量个体的音乐、绘画、机械技巧、飞行以及文书等方面的特殊能力。

（2）人格测验　主要用于评估个体人格特征和病理人格特征的精神分析。一般有两类：①自陈量表型，如明尼苏达多相人格问卷（MMPI）、卡特尔16项人格因素问卷（16PF）、艾森克人格问卷（EPQ）等；②投射测验型，如罗夏墨迹测验、主题统觉测验等（TAT）。

（3）神经心理学测验　用于评估正常人或脑损伤患者的脑神经功能（主要是高级神经功能）状态，在脑功能的诊断及脑损伤的康复与评估方面发挥重要作用，如H－R神经心理学测验。

（4）临床评定量表　对自己的主观感受和他人行为的客观观察进行量化描述的量表。最早始于精神科临床应用，以后推广到其他广泛的临床和研究领域。常用的有症状自评量表（SCL－90）、焦虑自评量表（SAS）、抑郁自评量表（SDS）等。

考点提示 ▶ 心理测验的分类。

（三）标准化心理测验的基本特征

标准化心理测验（Standardized psychological test）是指通过一套标准程序建立测验内容，制定评分标准，固定实施方法，具备达到国际公认水平的主要心理测量技术指标的心理测验。标准化心理测验可以最大限度地减少测量误差，保证测量结果的稳定与可靠，使测量结果具有可比性。标准化心理测验主要的测量技术指标如下。

1. 常模（norm） 根据标准化样本的测验分数经过统计处理而建立起来的具有参照点和单位的测验量表，是用来比较的标准，解释测验结果的依据。被测者的测验结果只有与这一标准比较，才能确定该结果的实际意义。而这一标准是否正确，很大程度上取决于常模样本的代表性。

2. 信度（reliability） 测量结果的一致性或可靠性程度。若用同一测量工具反复测量某人的同一种心理特质，则其多次测量的结果间的一致性程度就叫信度。它反映测量结果的稳定性程度。

3. 效度（validity） 测量的正确性，即一个测验或量表实际能够测出其所要测的心理特质的程度。效度越高表示该测验测量的结果所能代表要测量行为的真实度越高，越能够达到所要测量的目的。但是值得注意的是效度的高低是一个相对的概念，它是相对于一定的测量目的而言的，并且心理测量不可能做到百分百的准确，因为心理特征是不能直接测量的，只能通过个体的行为表现来进行推测。

考点提示 标准化心理测验的基本特征。

（四）使用心理测验应注意的几个问题

1. 测验的选择 心理测验种类繁多，在使用过程中必须认真选择。选择心理测验应注意：①明确各种心理测验方法的优缺点，根据评估目的选择适当的测验种类或组合多种测验以利于评估结果的准确性和全面性；②根据被测者的居住区域、受教育程度等情况选择常模样本能代表被测者的测验；③优先选用信度和效度较高的测验；④尽量选用主试熟悉的测验；⑤选用国外引进的测验时，尽可能选择经过我国修订和再标准化的测验。

2. 正确使用测验 心理测验的优越性能否得到体现，很大程度上取决于测验的使用是否正确。使用心理测验需做到：①防止滥用，只有在确实需要时才进行心理测验；②心理测验的实施需以良好协调的医患关系为基础；③在实测过程中始终尊重受测者，以平等的态度对待受试者；④测验的实施要严格按照操作规定进行，正确安排测验材料，按规定给予被测者指导语和提问，准确记录答案和分数，及时观察被测者在测验过程中的行为，认真书写测验报告；⑤妥善保管心理测验的材料和测验结果等相关资料，不得随意泄露或让无关人员翻阅。

3. 科学解释测验结果 心理测验的实施者和测验报告的阅读者均应掌握心理学基础知识，并经过专业培训，对测验结果能够科学看待、正确描述、详细分析、合理解释。心理测验的结果只能反映被测者一定时期内某种心理特质的情况，所以对待测验结果应采取综合分析并动态看待的态度，结合被测者的动机、情绪等因素做出符合实际情况的判断，防止出现仅根据测验分数就对被测者贴标签的做法。

第三节 临床康复常用心理测验和评定量表

一、智力测验

智力测验（intelligence test）是评估个人一般能力的方法，它是根据有关智力概念和智力理论经标准化过程编制而成的，它是心理测验中重要的一类测验，也是临床工作中最常用的心理测验。常用的智力测验有韦克斯勒智力测验、瑞文测验、中国比奈测验等。下面主要介绍韦克斯勒智力测验。

扫码"学一学"

韦克斯勒量表（简称韦氏量表）是由美国纽约贝尔韦精神病医院的韦克斯勒编制的一整套智力测验，包括韦氏幼儿智力量表（适用于4~6岁半的儿童）、韦氏儿童智力量表（适用于6岁半至16岁的儿童）和韦氏成人智力量表（适用于16岁以上的成人）。

韦克斯勒提出了离差智商的概念，它是用统计学标准分的概念来计算智商，表示被试者的成绩偏离同年龄组平均成绩的距离（以标准差为单位）。每个年龄组IQ均值都为100，标准差为15。计算方法为：$IQ = 100 \pm 15 (X - \bar{X})/SD$。其中$X$是被试者的成绩，$\bar{X}$是样本成绩的均数，$SD$是样本成绩的标准差。如果某被试者得到的IQ为100时，表示他的智力水平恰好处于平均位置；如果IQ为115，则高于平均智力一个标准差，为中上智力水平；如果IQ为85，则表示低于平均智力的一个标准差，为中下智力水平。离差智商克服了比率智商计算成人智商的困难，已成为通用的计算智商的方法。

韦氏智力测验全量表（测量总智商，FIQ）由言语量表（测量言语智商，VIQ）和操作量表（测量操作智商，PIQ）组成，VIQ和PIQ又分别由几个分测验组成，每个分测验分数可以单独计算，也可以合并计算，从而能够直接获得智力的各个侧面或综合水平。在临床上对于大脑损伤、精神失常和情绪困扰的诊断有很大帮助。以1982年龚耀先主持修订的《中国修订本韦氏成人智力量表》（WAIS-RC）为例，言语量表包括知识、领悟、算术、相似性、数字广度、词汇6个分测验，操作量表包括数字符号、填图、木块图、图片排列、图形拼凑5个分测验。

韦克斯勒系列量表适用的年龄范围可从幼儿直到老年，是一套较完整的智力量表。该量表在临床应用较多，成为临床测验中的重要工具。

二、人格测验

由于依据的人格理论不同，人格测验多达数百种，大体上可以分为两大类。一类是结构性的自陈量表，如MMPI、EPQ、16PF等；一类是非结构性的投射测验，如主题统觉测验、罗夏墨迹测验等。下面主要介绍艾森克人格问卷。

艾森克人格问卷（Eysenck personality questionnaire，EPQ）是由英国心理学家艾森克编制的，主要被用于测量个体的人格特征，是目前国内外广泛采用的人格量表之一。EPQ包括成人问卷和儿童问卷，其中EPQ成人问卷用于调查16岁以上成人的个性类型，儿童问卷用于调查7至15岁儿童的个性类型。不同文化程度的被试者均可以使用。1983年我国龚耀先对其进行修订，修订后成人和儿童问卷均为88个题目。与此同时，北京大学的陈仲庚也建立了EPQ的成人北京常模，其修订的EPQ为85个题目，采用自陈形式，要求被试者进行"是"或者"否"的回答。EPQ包括三个人格维度量表（精神质P，神经质N，内外向E）和一个效度量表（掩饰性L）构成。根据被试者在各量表上获得的总分（粗分），按年龄和性别常模算出标准T分。量表T分在43.3~56.7之间为中间型，38.5~43.3或56.7~61.5为倾向型，38.5以下或61.5以上为典型型。量表各维度的简要解释如下。

1. P量表（精神质维度） 精神质并非指精神病，它在所有人身上都存在，只是程度不同。高分表示不关心他人，难以适应外部环境，不近人情，感觉迟钝，与他人不友好，喜欢寻衅搅扰，喜欢奇特的事情，并且不顾危险。低分者能与人相处，能较好地适应环境，态度温和，不粗野，善从人意。

2. N量表（神经质维度） 高分表示情绪不稳定，常常焦虑，担忧，易怒，忧心忡忡，遇事常有强烈的情绪反应，以至出现不够理智的行为。低分者情绪反应缓慢且轻微，很容易恢复平静，他们性情温和，善于自我控制。

3. E量表（内外向维度）　高分表示人格外向，可能是好交际，渴望刺激和冒险；低分者人格内向，表现安静、离群、内省，不喜欢与人接触，不喜欢刺激，喜欢有秩序的生活方式。

4. L量表（掩饰性）　效度量表，测定被试者的"掩饰"倾向，即不真实回答，同时也有测量被试者纯朴性的作用。若该量表得分过高，则说明此次测量的可靠性差。

考点提示　艾森克人格问卷的维度。

三、临床评定量表

临床评定量表（rating scale）是临床心理评估和研究的常用方法，包括反映心理健康状况的症状评定量表（如90项症状自评量表、焦虑自评量表和抑郁自评量表等）和与心理应激、应对有关的评定量表（如生活事件量表、应对方式量表和社会支持量表等）。评定量表具有数量化、客观、可比较和简便易用等特点。下面主要介绍常用的三种症状评定量表。

（一）90项症状自评量表

90项症状自评量表（symptom check-list 90，SCL-90）由L.R.Derofatis编写（1975年）。吴文源修订的版本，包含90个反映常见心理症状的项目，共10个症状因子。SCL-90包含较广泛的精神症状学内容，从感觉、情绪、思维、意识、行为到生活习惯、人际关系、饮食、睡眠，均有涉及。该量表具有容量大、反映症状丰富，是目前临床应用最多的一种自评量表。

1. 评定方法　该量表采用1~5级评分或0~4级评分，要求受试者根据自己最近一周的情况进行判定。"1"没有：自觉无该项症状；"2"轻度：自觉有该项症状，但发生得并不频繁、严重；"3"中度：自觉有该项症状，且造成一定影响；"4"偏重：自觉有该项症状，且有相当程度的影响；"5"严重：自觉有该项症状，且频度和强度都十分严重。

2. 统计指标　该量表的统计指标如下。

（1）总分　90个项目所得分之和，可反映整体心理健康水平。

（2）总症状指数　也称总均分，是将总分除以90，表示从总体上看，受测者的自我感觉位于1~5级间的哪一个分值程度上。

（3）阳性项目数　评为2~5分的项目数，可反映症状广度，表示受测者在多少项目中呈现"有症状"。

（4）阴性项目数　单项分等于1的项目数，即90减去阳性项目数，表示受测者"无症状"的项目有多少。

（5）因子分　SCL-90包括10个因子，每一个因子反映出患者的某方面症状痛苦情况，通过因子分可了解症状分布特点。因子分＝组成某一因子的各项目总分/组成某一因子的项目数。根据总分、阳性项目数、因子分等评分结果情况，判定是否有阳性症状，筛选阳性只能说明可能有心理问题，但不说明一定患有精神障碍，需进一步检查。

3. 10个因子　其名称、题项及含义如下。

（1）躯体化　主要反映被试者的主观的身体不适感。

（2）强迫　主要反映那种明知没有必要，但又无法摆脱的无意义的思想、冲动、行为等表现。

（3）人际关系敏感　主要反映人际交往障碍如个人不自在感、自卑感，尤其是在与他人相比较时更突出。

（4）抑郁　主要反映忧郁苦闷的感情和心境。

（5）焦虑　主要反映焦虑症状。

（6）敌对　主要从思维、情感及行为三个方面来反映患者的敌对表现。

（7）恐怖　主要反映恐怖症状。

（8）妄想　主要反映猜疑和关系妄想等精神症状。

（9）精神病性　主要反映幻听、被控制感等精神分裂症症状。

（10）附加项　主要反映睡眠和饮食情况。

（二）抑郁自评量表

抑郁自评量表（SDS）主要用于成年人衡量抑郁程度的轻重及其在治疗中的变化情况。其特点是使用简便，能直观地反映抑郁患者的主观感受及严重程度，但对严重迟缓症状的抑郁评定有困难。SDS 包括 20 个题项，每一个题项反映一个有关的症状。

1. 评定方法　SDS 采用 4 级评分，主要评定症状出现的频度。让被试根据自己一周内的实际情况进行判定。"1"表示没有或很少时间有；"2"表示小部分时间有；"3"表示相当多时间有；"4"表示绝大部分或全部时间有。20 个题项中有 10 项为反向计分题，按 4～1 顺序评分，其余 10 项为正向记分，按 1～4 顺序评分。

2. 统计指标　将 20 个题项的得分相加得到粗分，用粗分乘以 1.25 直接取整数部分（不用四舍五入）得到标准分。

3. 结果解释　中国常模分界值为 53 分。53 分以下为无抑郁；53～62 分为轻微至轻度抑郁；63～72 分为中度至重度抑郁；72 分以上为重度抑郁。量表总分值仅作为参考而非绝对标准，还应根据临床关键症状来划分。

（三）焦虑自评量表

焦虑自评量表（SAS），从量表的构造、形式到具体的评定方法，都与 SDS 十分相似。SAS 主要用于评定感到焦虑患者的主观感受，且与 SDS 具有一样广泛的适用性。SAS 有 20 个问题，分别调查 20 项症状，其中第 5、9、13、17、19 题为反向记分题。

中国常模分界值为 50 分。50～59 为轻度焦虑；60～69 为中度焦虑；70 以上为重度焦虑。量表总分值仅作为参考而非绝对标准，还应根据临床关键症状来划分。

考点提示　临床评定量表的操作使用。

第四节　心理咨询

案例讨论

【案例】

一个 4 岁的小男孩不幸摔伤，左手骨折，妈妈带他去医院检查。待医生检查诊断之后，护士按照医嘱要给小男孩行左手骨折康复训练。小男孩见状啼哭不止，拒绝治疗。妈妈和护士急忙各种安抚劝说。妈妈："宝贝乖，你是大哥哥啦，哪有大哥哥还害怕治

疗的。如果你不哭的话，待会妈妈去给你买你最喜欢的机器人，好不好？而且你一直大声哭，被隔壁警察叔叔听到了，那就麻烦了，他会把你带走的。"护士："小朋友，乖，姐姐帮你治疗下就好了，一点都不疼。而且你看，姐姐这里有棒棒糖，你不哭的话，姐姐就给你喔。"但妈妈和护士的安抚劝说均不奏效，小男孩一直啼哭不止。

【讨论】

1. 如果你是检查医生，见此情况，你应该怎么跟小男孩沟通，从而让他配合康复训练呢？

2. 请分角色扮演并体会。

一、心理咨询的概述

（一）心理咨询的概念

心理咨询是指受过系统专业训练的咨询师运用心理学的理论、方法和技术，通过特殊的人际关系，帮助来访者解决心理问题，提高适应能力，促进人格健全发展的过程。心理咨询是咨询师帮助来访者发挥自身潜能进行自我救助的过程，即"助人自助"。

而康复心理咨询是指针对康复患者及其家属等人在康复过程中出现的各种心理问题进行分析和讨论，给予解释、启发及引导，协商解决问题的方法，帮助他们缓解心理危机，改善不良认知和情绪，矫正适应不良行为，挖掘潜能，促进全面康复。

知识拓展

人们对心理咨询的常见误解

误解一：心理咨询应该立竿见影

把一切心理问题都付诸心理咨询并期望"手到病除""豁然开朗"是一种错误的想法。实际上，心理咨询是一个连续的、艰难的改变过程。心理问题常与来访者的个性及生活经历有关，没有强烈的求助、改变的动机，没有恒久的决心与之抗衡，是难以冰消雪融的，所以来访者需有打"持久战"的心理准备。

误解二：心理咨询师就是算命先生

来访者往往对咨询师期望过高，以为通过三言两语就可以让咨询师洞悉一切，妙手回春。实际上，心理咨询是咨询师应用心理学的理论和方法，对来访者提供的信息进行讨论和分析，并进行咨询与治疗。它要求来访者详尽地提供有关情况，才能帮助双方共同找到问题的症结所在，以利于咨询师做出正确的评估并进行恰当的治疗。因此，不要将咨询师当作算命先生看待，以为咨询师不能一眼猜中自己的心事就是水平不高。

（二）心理咨询的对象

心理咨询面对的对象非常广泛，就临床康复工作中可能面临的对象主要可分为三大类。

1. 康复患者　这是康复心理咨询最主要的咨询对象，几乎所有康复患者在面对伤残、疾病以及康复过程中均可能出现各种不同程度的心理及行为问题，他们需要理解、安慰和支持，需要心理咨询师帮助其消除心理危机，解除疑虑，端正态度，树立信心和勇气，促进其躯体疾病的康复。

2. 康复患者的家属 家属是患者最有力的社会支持，家属的心理需求如果得不到解决可能会影响患者疾病的恢复。康复患者的家属对患者的健康强烈关注，并花费大量的时间和精力照顾患者，常常忽视对自己的照顾，压抑自身的需求，极易出现疲乏和暴躁，抑郁和焦虑等不良心理反应，甚至因此影响与患者、亲友和医护人员的关系。因此，可对康复患者的家属、亲友，或者其单位的领导和同事开展心理咨询，鼓励其将内心的痛苦和真实想法说出，并提供适当的场所和机会让其宣泄内心的悲伤和压力，耐心倾听他们诉说，理解与尊重其失落反应和悲伤，给予适当的安慰，为其提供最大程度的情感支持和及时有效的帮助。

3. 医护人员 临床康复工作中医护人员的心理健康水平直接关系和影响着康复患者的康复效果，而目前高强度、高压力的工作应激对医护人员的心理健康影响也日益突出。所以对医院医护人员，以及各级基层保健人员和社区工作人员开展心理咨询，对促进其身心健康，提高临床工作治疗有着重要意义。

（三）心理咨询的分类

心理咨询按照不同的标准可以划分为很多类型。

1. 按咨询内容分类

（1）发展性心理咨询 帮助来访者更好地认识自己和社会，充分开发潜能，扬长避短，增强适应能力，提高学习和生活质量，促进人的全面发展。如工作、学习、恋爱、婚姻、家庭生活、职业选择等。

（2）适应性心理咨询 帮助来访者缓解因生活、学习和工作环境发生重大改变后的心理困扰与冲突，提高适应社会的能力。来访者基本健康，但有明显心理矛盾和内心冲突。

（3）障碍性心理咨询 对存在程度不同的非精神病性心理障碍、心理生理障碍者的咨询，以及某些早期精神患者的诊断、治疗或康复期精神病患者的心理指导。重点是去除或控制症状，克服心理障碍，促进心理健康，预防复发。

2. 按对象多少分类

（1）个别咨询 心理咨询师与来访者之间进行"一对一"的心理咨询，是心理咨询的主要形式。其特点是针对性强、保密性好，咨询效果明显，但咨询成本较高，需要双方投入较多的时间、精力。

（2）团体咨询 将问题相同或相似的来访者组织在一起，在团体情境中对其提供心理帮助和指导。优点是小组成员间相互支持、相互影响，多项交流，感染力强，咨询效率高，对社交障碍具有较好的作用。局限是难以对个体进行深入研究，成员间不易做深入暴露。

3. 按时间长短分类

（1）长期咨询 咨询的期限较长久，如超过两三个月，甚至达数年，咨询的重点主要放在深层心理的探讨、心理与行为改进的维持上。

（2）短期咨询 咨询的期限较短，咨询的重点在于问题的解决和症状的去除。

（3）限期咨询 在咨询开始时，咨询师与来访者共同制订了咨询计划，对咨询的次数或期限做了规定，如5次、10次，或2个月等。这种事先确定咨询期限的做法，目的在于让彼此有个事先的计划与了解，并可针对此约定的期限尽量努力，求得具体的改善。

4. 按咨询方式分类

（1）门诊咨询 心理咨询中最常见且最有效的方式通过在综合医院、精神卫生中心设立门诊，由有经验的医生或临床心理学家担任咨询工作，直接与来访者面对面交流，着重解决来访者的相关问题。

（2）现场咨询　咨询师到学校、企事业单位、部队、城乡社区、医院病房等现场进行个别或团体心理咨询，对咨询对象提出的各种心理问题给予咨询帮助，具有预防和治疗的双重效果，是特殊群体心理卫生的重要模式。

（3）信函咨询　以通信的方式进行咨询，对异地的患者及一些有心理问题又羞于面见咨询师的来访者非常适合。但有些来访者由于文化程度低和相关知识少，来信对问题、症状叙述不全面或欠准确，咨询师不能全面深入地了解情况，不利于问题的解决。

（4）专栏咨询　针对公众关心的一些较为普遍的心理问题，通过报纸、杂志、电台、电视台等大众传播媒介进行专题讨论和答疑。随着互联网的发展，专栏咨询又逐渐扩展到专门的网站或网页上进行。这种方式便于普及心理卫生知识，影响面广，但是针对性差。

（5）网络咨询　心理咨询师利用互联网视频、音频或文字聊天平台进行心理咨询。对于那些由于个人身体条件、地域环境的限制而不能直接、方便地寻求心理咨询，以及由于个人生活风格、认知习惯，不愿意面对咨询师的人们来说，网络心理咨询显得尤为必要。

（6）电话咨询　用电话的方式开展咨询。具有方便、迅速、及时的特点。但由于缺乏咨询师与来访者之间面对面的直接交流，难以进行准确的心理评估，限制了咨询师的干预能力。

（四）心理咨询的原则

1. 保密原则　在心理咨询中，咨询者收集到的所有有关来访者的资料，包括个人生活、思想状况、个人成长过程、个人恋爱、婚姻、交友、工作等情况，均在保密之列。咨询人员不在任何场合谈论来访者的隐私，除非征得来访者的同意，不向来访者的单位领导、同事、同学、父母、配偶等谈及来访者的隐私。此外，还要妥善保管来访者的咨询记录、心理测验、咨询档案等资料，绝不可将这些资料泄露。但是，保密原则也并不是绝对的，例如，当来访者有明显自杀或伤人意图时，咨询者则应及时告知来访者家属或公安机关以防意外发生。

2. 自愿原则　求助心理咨询的来访者必须出于完全自愿，这是确立咨访关系的先决条件。只有自愿寻求心理咨询的人，才具有自我改变的动力，才能够解决问题。

3. 中立原则　一旦进入咨询过程中，咨询者应时刻注意保持价值观中立。避免因自身的价值观取向而对来访者产生影响，并避免主动或被动为来访者做选择，而将咨询限于表面化，难以深入探究来访者问题的深层原因。

4. 平等原则　咨询者与来访者之间的关系应尽力保持平等关系，在平等的基础上才能发挥来访者的主观能动性，使来访者明确自身对问题呈现及自我改变应负有的责任，以避免来访者对咨询者的过分依赖。咨询者与来访者应建立良好的咨访关系，此为心理咨询产生作用的基础，但是因平等原则的限制，要求咨询者与来访者不能建立除咨访关系以外的其他任何关系，如恋人、朋友等，否则咨询过程中咨询者将难以再保持中立原则，并影响咨询效果。

5. 助人自助原则　心理咨询不是为来访者出主意、想办法，而是帮助来访者自己认识到问题的所在，从而找出解决问题的方法的过程。咨询的最终目的是使来访者的心理能够得到成长，获得自己帮助自己的能力，即"授人以渔"，而不是"授人以鱼"。

心理咨询的原则。

二、心理咨询的过程

（一）初始阶段

该阶段的主要工作是搜集来访者的相关信息。搜集资料的途径包括会谈、观察、相关他人访谈、心理测验及问卷调查、心理生理实验室检查等。相关信息如下。

1. 一般资料 姓名、性别、年龄、民族、文化水平、职业、兴趣爱好、身体状况、个人及家庭经济状况等。

2. 主要问题 来访者目前面临的主要问题、该问题对来访者的影响、当前身心状况及行为表现、诱因、个性心理特征、想要达到的咨询目的等。

3. 背景资料 与来访问题相关的个人成长史。

在搜集资料的过程中，咨询师更重要的任务是要尽快与来访者建立起良好的咨询关系，不良的咨询关系将会使咨询没有成效或中断。

（二）分析与诊断阶段

将搜集来的资料进行分析比较，按来访者具有典型意义的特异行为表现进行定性，形成诊断并确定心理问题的由来、性质、严重程度。该阶段需对来访者心理问题做鉴别诊断，以确定是否属于心理咨询范畴，如重性精神障碍则应立即转诊到精神科治疗。

（三）制订咨询计划与实施阶段

与来访者就咨询的切入点、来访主要问题和咨询方式与方法达成共识，制订咨询计划，并按照计划实施。

（四）结束与巩固阶段

咨询者在咨询结束前应安排1～2次会谈，用于与来访者共同对整个咨询过程进行回顾与总结，并检查目标是否完成、是否有遗留问题、咨询结束后的建议，使来访者更清楚地认识问题、领悟启示，使咨询者理清思路、总结经验。

三、心理咨询的技术

（一）建立咨访关系的技术

1. 尊重 咨询师把来访者作为有思想感情、内心体验、生活追求和独特性与自主性的个体去对待。这是对咨询师最基本的要求。尊重体现在以下几个方面：①要完整地接纳来访者：尊重来访者的情感、价值观、人格及人权。②咨询师与来访者在人格上是平等的：咨询师不能卖弄自己的学识，不能轻视来访者，也不能把自己的想法、观念和行为模式强加于来访者身上，更不能教训来访者。应以平等的口吻来和来访者交流沟通。③信任来访者：来访者在涉及某些敏感问题时会因顾虑而有所掩饰或隐瞒，咨询师应了解来访者，并利用各种方式消除其顾虑。④保护来访者的隐私：对来访者表达的内容予以保密。

2. 热情 应充满整个咨询过程，从求助者进门到离开都应让其感受到自己受到了友好的对待。热情具体体现在：与患者沟通中对患者适当询问，表达关切；注意倾听患者的叙述，耐心、认真、不厌其烦；通过恰当的肢体语言让患者感受到温暖热情。这是一个优秀的咨询师必须具备的素质。另外，热情本身就有助人功效。多数来访者都带着犹豫、紧张、不安、疑惑等情绪前来，咨询师的热情能有效地消除或减轻来访者的不良情绪。但是，热情也应把握好职业性尺度。

3. 真诚 咨询师以"真正的我"出现，没有防御式伪装，不把自己藏在专业角色后面，不戴假面具，不是在扮演角色或例行公事。当然要注意真诚不等于说实话，不宜说会影响咨询双方关系的话。真诚也应适时适度。如临床中医护人员的"真诚"表现在不要躲在专家和护士职业角色的面具后面，而是在诊疗过程中各种适应的角色自然转换，比如可以作为亲人角色、朋友角色或其他当下角色。这有利于建立温暖的人与人之间的关系。

4. 积极关注 咨询师对来访者的言语和行为的积极面予以关注，从而使来访者拥有正向价值观，拥有改变自己的内在动力。积极关注涉及对人的基本认识和基本情感。凡是助人工作，首先必须抱有一种信念，即来访者是可以改变的。积极关注不仅有助于建立良好的咨询关系，促进沟通，而且本身就具有咨询效果。尤其是对那些自卑感强或因面临挫折而认识片面的来访者而言，积极关注能帮助其树立信心，挖掘自身潜能。

5. 共情 以对方的眼界、思维去体会其感受和情绪，理解其立场和想法，并把这种理解准确传达给对方的一种沟通技能。共情也称"设身处地""投情""同理心""感同身受"等，它是咨询关系建立的重要因素。共情在临床中也具有重要的运用意义。首先医护人员对患者的主动共情具有治疗或辅助治疗的作用。可以使患者感到自己被理解、被尊重，促进患者自我表露和自我探索，增加患者社会支持感。还可以引导患者及家属对医护人员的共情，促使患者及家属对医护人员同样表示理解和尊重，这促进了医疗康复服务的顺利开展及纠纷的减少。例如，临床中对于一些重症患者，医务人员可能无法改善他的病症，但如果多一些共情，多理解他的痛苦，支持他、安慰他，指导他走过生命中这一艰难的阶段是很有必要的。

（二）参与性技术

1. 倾听 心理咨询者对来访者的倾听不同于日常谈话中的倾听，而是作为一种心理咨询的技术贯穿于整个心理咨询的过程中。良好的倾听除了可以搜集来访者资料、明确问题外，还能够表达出一种开放、谦和、专注、投入的态度，建立与来访者良好的咨访关系。积极地倾听还可以鼓励来访者更加开放自己，坦诚表达自己，具有助人效果。倾听不是被动接受的过程，而是一个积极参与的过程，包括咨询者通过身体传达的专注，以及心理的专注。此外，倾听不仅在于听，还要有参与，有适当的反应。反应既可以是言语性，也可以是非言语性。倾听更重要的是要理解来访者所传达的内容和情感，不排斥、不歧视，把自己放在来访者的位置上来思考，鼓励其宣泄，帮助其澄清自己的想法。

2. 提问 不仅是收集信息和核实信息的手段，而且可以引导交谈主题。提问可以分为封闭式提问和开放式提问两种。封闭式提问是指提出答案有唯一性，范围较小，有限制的问题，对回答的内容有一定限制，提问时，给对方一个框架，让对方在可选的几个答案中进行选择。如"这件事情让你感到困扰吗？""你经常失眠吗？"来访者对这类问题只回答"是"或"不是"即可。开放式提问是指提出比较概括、广泛、范围较大的问题，对回答的内容限制不严格，给对方以充分自由发挥的余地。如"这件事让你有什么感受？""你最近睡眠怎么样？"

3. 鼓励 咨询者运用语言和非语言的方式来表达对来访者叙述内容的关注和鼓励其继续讲下去。通常采用"嗯""后来呢？""还有吗？""能具体讲一下吗？"等词语，或直接重复来访者的话或对来访者的叙述回馈以点头、微笑等以鼓励其朝着某一方向继续深入会谈。

4. 内容反应 也称释义，是指咨询师把来访者的主要言谈、思想加以综合整理，再反馈给来访者。换句话说，内容反应就是咨询者对来访者的回答内容进行再编排，换种形式向来访者再说一遍。如来访者："我该如何告诉我丈夫他的病情？他知道了一定会伤心绝望的。我想我还是不要告诉他。"咨询师："你似乎因为担心你丈夫知道他病情后会伤心绝望，你还没有找到怎样告诉他的方法，对吗？"

5. 情感反应 与释义很接近，但有所区别，释义着重于来访者言谈内容的反馈，而情感反应则着重于来访者的情绪反应。情感反应最有效的方式是针对来访者现在的而不是过去的情感。比如"你此时的情绪似乎是对你母亲非常不满"比"你一直对你母亲非常不满"更有效。情感反应最大的功用就是捕捉来访者瞬间的感受。但有时这种针对此刻的情感反应可能会对来访者冲击太大，反而不如以过去的经验作为情感反应的对象为宜。

（三）影响性技术

1. 解释 运用某一种理论来描述来访者的思想、情感和行为的原因、实质等，以加深来访者对自身行为、思想和情感的了解，从而产生领悟，提高认知，促进变化。咨询师应该针对不同的来访者，采用对方能理解的理论和语言对其心理问题做出科学的解释，给来访者提供一种新的认识自身及存在问题的方式。

2. 指导 咨询师直接地指示来访者做某件事、说某些话或以某种方式行动。指导是影响力最明显的一种技巧。使用指导技巧时，咨询者应十分明确自己对来访者指导些什么以及效果怎样，叙述应清楚，要让求助者真正理解指导的内容。同时，不能以权威的身份出现，强迫来访者执行，若来访者不理解、不接受，效果差甚至无效，还会引起反感。指导时的语言和非语言都会同时对来访者产生影响。

3. 自我开放 亦称自我暴露、自我表露，指咨询师提出自己的情感、思想、经验与求助者共同分享。自我开放可以建立并且促进咨访关系，能使来访者感到有人分担了他的困扰，感受到咨询师是一个普通的人，拉近彼此的心理距离。同时咨询师的自我开放也能起到榜样作用，促使来访者产生更多的自我开放。

4. 面质 又称质疑、对质、对抗、正视现实等，是指咨询者指出来访者身上存在的矛盾。咨询中使用面质的目的在于帮助来访者更客观地认识自己的感受、信念、行为及所处境况，并有更深入的了解；在于激励来访者放下自己有意无意的防卫心理、掩饰心理来面对自己、面对现实，并由此产生富有建设性的活动；在于促进来访者实现言语与行动的统一，理想自我与现实自我的一致；在于使求助者明了自己所具有而又被自己掩盖的能力、优势，即自己的资源，并加以利用；在于通过咨询者的面质给来访者树立学习、模仿面质的榜样，以便将来自己有能力去对他人或者自己作面质，而这一点是健康人生所需学习的课题。在咨询中常见的矛盾有：言行不一致、理想与现实不一致、前后言语不一致、咨访意见不一致等。在使用面质技术时要注意的包括：要有事实依据；避免个人发泄；避免无情攻击；要以良好的咨访关系为基础。

上述几方面的技巧是心理咨询师与来访者沟通并帮助其自我成长的常用手段，是心理咨询区别于一般社交谈话与生活咨询的指标。由于心理咨询领域内流派很多，且争议纷纭，所以上述技巧并不代表心理咨询中的所有技巧，它们只是一般心理咨询中所常用的技巧。

考点提示 心理咨询的技巧。

第五节　心理治疗技术

一、心理治疗的概念

心理治疗是以医学心理学的理论体系为指导，以良好的医患关系为桥梁，运用心理科学的技术和方法，通过心理治疗师的认知及行为活动，或借助某些治疗仪器，来改善或消除病理心理状态和由此产生的躯体症状，使个体与环境保持相对的平衡状态的过程，必要时借助于药物治疗。

心理治疗是康复实践的一个不可分割的部分，当代康复实践主要遵循生物－心理－社会模式并坚持心理应对的核心观点。个体的生理活动与心理活动既相互联系，又相互影响，生理功能障碍往往会影响其心理功能和社会功能，反之，若能有效调整心理功能，在一定程度上也会促进其社会功能的恢复，促使部分受损的生理功能得到有效代偿，对促进康复和提高患者的生活质量具有重要意义。因此，在康复实践中对患者出现的各种心理问题进行治疗，是促进患者整体康复的一个重要途径。

二、心理治疗和心理咨询的区别与联系

心理治疗与心理咨询同属于心理学的同一分支学科——临床心理学范畴，二者既有联系又有区别。

1. 心理治疗与心理咨询的联系

（1）心理治疗与咨询都重视建立专业人员与求助者之间的人际关系，认为这是帮助求助者心理改变和健康成长的必要条件。

（2）心理咨询与心理治疗所遵循的理论和方法是一致的。如心理治疗中常使用的精神分析疗法、行为疗法、当事人中心疗法、森田疗法以及认知疗法等在心理咨询中也常用；而心理咨询中的基本技巧在心理治疗中也常用。

（3）心理咨询和心理治疗所遵循的原则是一致的。如理解、尊重、共情、中立的态度，保密制度，促进来访者人格成熟等基本原则在心理治疗和心理咨询中都是必须遵循的。

2. 心理治疗与心理咨询的区别

（1）对象不同　心理咨询的对象是有心理困扰的正常人，而心理治疗的对象是心理异常的患者。

（2）内容不同　心理咨询的内容贴近生活，主要解决正常人的各种心理困扰，如学习、工作、婚姻、家庭和人际关系等方面的心理困扰；而心理治疗的内容贴近疾病，主要针对神经症、性心理障碍、人格障碍、行为障碍等心理障碍患者。

（3）目标不同　心理咨询的目标重点是预防，在于促进心理健康发展，即通过心理咨询，使者摆脱心理困扰、增强适应能力，充分开发潜能，提高发展水平；而心理治疗的目标属于"亡羊补牢"的形式，在于纠正异常心理，即通过心理治疗，消除或缓解病理症状，弥补已经形成的损害，使患者恢复正常生活。

（4）工作人员不同　心理治疗的工作人员主要是治疗师和临床心理学家，而心理咨询的工作人员主要是各类心理学工作者和社会工作者。

扫码"学一学"

（5）工作情境不同　心理咨询在一般的工作场所开展咨询工作；心理治疗在临床和医疗场所开展治疗工作。

心理咨询与心理治疗以上的区别是非本质的，它们是相互重叠、相互渗透的，在实际工作中两者很难截然分开。例如，心理咨询师和心理治疗师都会遇到因人际关系问题、情绪障碍而来寻求帮助的来访者。

三、临床康复工作常用的心理治疗技术

（一）支持疗法

1. 基本观点　心理支持疗法（supportive psychotherapy）由伯莱安·索恩（Brian Thorne）于 20 世纪 50 年代首先提出的，简称支持疗法。该疗法要求医生首先在建立良好医患关系基础上，通过交谈互动过程对患者的心身产生积极的影响；其次要科学地运用各种心理支持手段。其目标不是改变患者的人格，而是要加强患者对精神应激防御能力，帮助患者控制混乱的思想和感情，重建心理平衡。

2. 治疗方法

（1）倾听　治疗者在详细了解患者的病史后，认真倾听患者对疾病的感受，对他们的痛苦给予高度的重视和同情，让患者感觉到自己并不是孤立的，以便更好地与其建立起信任的关系。治疗者的同情、理解、安慰等积极态度，可以极大地鼓舞患者树立勇气和信心，使其能顺利渡过困境。另外，患者的倾诉也可起到疏泄郁闷情绪的作用。

（2）解释　在良好医患关系的基础上，治疗者对患者问题的实质及所具备的潜能和解决问题的实际能力有了充分的了解后，用通俗易懂的语言实事求是地向患者说明道理，讲清问题的原因、性质、程度、处理方案等，解除其顾虑，缓解或消除其紧张、焦虑情绪，使患者树立信心，积极配合治疗。解释之所以能起到支持作用，就在于能消除患者因对疾病知识缺乏而带来的心理压力。

（3）保证　治疗者客观明确地对疾病的可能预后给予客观的说明，以消除患者的疑虑和错误观念。在患者存在着明显的紧张、焦虑、抑郁等负性情绪时，适当的保证是非常有益的。提出的保证要有足够的依据，不能信口开河，否则患者会对治疗者失去信任。

（4）指导　直接指点和示意患者做什么、怎么做，以减轻疾病引起的心理压力。指导是支持性心理治疗的重要手段之一，是跟患者一起分析，寻求应对困难或处理问题的恰当方法，并指导和建议患者正确选用。指导的内容多种多样，包括日常生活方面、工作方面、学习方面、家庭方面、社会交往方面。指导一定要明确且具有可行性。

（5）鼓励　通过鼓励可以增强患者克服困难治疗疾病的信心，使患者充分发挥其主观能动性，调动治愈疾病的潜能。鼓励必须根据患者的情况合理使用，一般在情绪低落、缺乏自信心时进行。鼓励一定要针对患者的具体情况，不要鼓励患者去做实际上办不到的事，这样会起到相反的作用。

（6）改善环境　改善不利于患者心理问题解决的社会环境，如改善不利于患者心理问题的生活、工作环境，除去患者人际关系中的不利因素（指责、争吵、过多关注某些症状等）。帮助患者利用社会支持系统，学会自助，增强其社会适应能力，为患者营造一个良好的工作、生活氛围。

3. 临床应用　支持性心理治疗是临床上应用非常广的心理治疗模式，任何有心理问题或心理障碍的患者都可以接受此种治疗模式。另外，支持性心理治疗也是临床上最基本的

心理治疗模式，不管采用何种形式的心理治疗，支持疗法的技术都宜采用。

（二）行为疗法

1. 基本观点 行为疗法认为人类所有行为都是学习而来的，异常行为也是学习获得，要改变异常行为必须根据学习理论，通过观察、模仿、强化等学习训练方式来矫正不良行为，获得适应性行为。行为疗法的理论基础是学习理论，治疗对象是外显行为，目的是修正不良行为模式，矫正外部行为模式进而重建良好适应性的行为模式。行为治疗技术源于巴甫洛夫的经典条件反射学说，斯金纳的操作条件反射学说和班杜拉的观察学习理论。

2. 基本技术

（1）系统脱敏疗法 又称交互抑制法，由美国心理学家沃尔普（Wolpe）在 1958 年提出，利用交互抑制原理，循序渐进地克服或消除神经症性反应的治疗方法。系统脱敏疗法认为，让一个原可引起微弱焦虑的刺激，在求助者面前重复暴露，同时求助者以全身放松予以对抗，从而使这一刺激逐渐失去了引起焦虑的作用。系统脱敏疗法分三个基本步骤。

1）学习放松技巧 每日 1 次，每次 20～30 分钟，一般需 6～8 次才能学会放松。要求患者自身反复练习，直至能运用自如。

2）建构焦虑等级 把能引起患者焦虑的情境按焦虑强度由弱到强的顺序排列，各等级之间的级差要均匀（表 7-1），一般分为 10 个等级。每一级刺激因素引起的焦虑，应小到能被全身松弛所拮抗的程度。

表 7-1 有社交恐惧症的康复患者（男）在社交中的恐惧等级层次表

事件情景	焦虑等级
独自一人待在病房	1
有家属陪伴时与来探望的亲戚待在病房	2
独自与来探望的亲戚待在病房	3
有家庭陪伴时与其他陌生患者待在同一病房	4
独自与陌生患者待在同一个病房	5
独自与陌生患者及他们的家属待在同一个病房	6
在医生查房时，被一位陌生男医生所注视	7
在医生查房时，被一位陌生女医生所注视	8
在医生查房时，被一位很漂亮的女医生所注视	9
在医生查房时，一位很漂亮的女医生过来与之交流	10

3）脱敏治疗 按照焦虑等级由低到高逐级实施脱敏。首先让患者想象最低等级的刺激事件或情境，当其感到焦虑紧张时，令其停止想象，并用之前学习的放松来对抗紧张，直至想到这一刺激时不再紧张焦虑，之后再进入高一等级的刺激想象。一般经过数次想象脱敏后，对最高等级刺激事件不再焦虑即可转入现实脱敏，从低到高，逐级训练，以达到全身适应。

该方法常用于恐怖症、焦虑症的治疗，在消除运动员在比赛时的紧张情绪，以及学生的考前焦虑是十分有效的。

（2）满灌疗法 又称冲击疗法，让来访者完全暴露在使其感到强烈焦虑和恐惧的刺激情景之中，患者即使反应强烈、恐惧、欲逃跑也不准离开，直至紧张感消失为止，从而消除恐惧。采用暴露疗法前必须仔细地向患者介绍治疗的原理、过程和各种可能出现的情况，尤其要清楚地向患者说明在治疗过程中可能承受的痛苦，不能隐瞒和淡化。如果患者及其家属下定决心接受治疗之后，应签订行为协议。实施过程中应确保保证患者的身心安全。有严重躯体疾病的人不适合接受冲击疗法，如心脏病、高血压、哮喘等，以防止出现意外。现实中有时是想象冲击疗法，因为一些实际创伤事件，如飞机失事、强奸、水灾、火灾等通常是不可能的，或者在伦理上和实际上是不合适实施现实暴露的。

（3）厌恶疗法　以经典条件反射理论为依据，将某种负性刺激及厌恶反应与来访者要矫正的行为结合起来，从而使来访者因感到厌恶而最终放弃不良行为。厌恶疗法的实施程序如下。

1）确定靶症状　打算弃除的行为，每次治疗只能选择一个。

2）选用厌恶刺激　如电击、药物、想象（内隐致敏法）、其他刺激（羞辱、强烈光线、尖锐噪音及针刺等），其产生的不快必须强烈到能压倒原有快感。

3）把握时机施加厌恶刺激　厌恶体验应该与不适行为同步。如临床医生在治疗酒癖患者时，让嗜酒者服酒石酸锑钾，或注射阿扑吗啡、依米丁，在即将出现恶心时，让嗜酒者饮酒。如此每天一次，重复 7～10 次，直到嗜酒者不使用药物而单纯饮酒也出现恶心，对酒产生厌恶情绪为止。厌恶疗法主要用来治疗烟瘾、酒瘾、毒瘾等成瘾行为，强迫症、各种性变态行为、咬指甲、拔毛癖等适应不良行为。

（4）强化法　根据斯金纳的操作性条件反射理论发展起来的，是指应用各种强化手段以增加某些适应性行为，减弱或消除某些不良行为的心理治疗方法。强化分正强化和负强化。正强化即给予阳性刺激，如适应性行为出现时，用奖励的方法强化；负强化即施加阴性刺激，如良好行为出现时，减少或撤销惩罚或批评等，通过强化使得增加某个良好行为重复出现的频率。强化的具体方法有很多种，如可以对心理障碍的患者或低智能儿童使用的"代币法"治疗，即行为塑造法。其具体做法是采取逐步晋级作业，在完成作业时给予奖励即正强化，促其增强出现良好行为的欲望。让患者将自己改变不良行为的成绩详加记录，医生制成图表，直观地显示出行为进展状况。达到某个成绩就给多少分，累计一定分数，发给印制的纸币，累计纸币金额，可与流通货币一样用来换取喜爱食物或满足心愿。运用这种办法可以训练患孤独症的孩子说话，改善恐怖症、神经性厌食症、肥胖症、成瘾等。此外，还可以借助一些仪器和电子设备。如生物反馈仪，利用电子仪器反映我们通常觉察不到的身体内部的生理活动信息，并将其加工转换成电子信号，显示在仪器上，被试据此了解他此时此刻的生理状态，并据其变化学会调节自己的生理状态。

（5）放松疗法（relaxation therapy）　又称松弛疗法、放松训练，其理论基础：当人体通过控制全身骨骼肌的放松而使躯体进入松弛状态时，交感神经活动功能降低，表现为全身骨骼肌张力下降，即肌肉放松、呼吸频率和心率减慢、血压下降、并有四肢温暖、头脑清醒、心情轻松愉快、全身舒适的感觉，同时加强了副交感神经系统的活动功能，促进合成代谢及有关激素的分泌。经过放松训练，通过神经、内分泌及自主神经系统功能的调节，可影响机体各方面的功能，从而达到增进心身健康和防病治病的目的。渐进性的肌肉放松训练是对抗焦虑的一种常用方法，和系统脱敏疗法相结合，可治疗各种焦虑性神经症、恐怖症，且对各系统的身心疾病都有较好的疗效。由于放松训练易学习，效果良好，目前已成为最经济、应用最广泛、最有效的治疗焦虑的方法之一。

3. 临床应用　行为疗法在临床上用于神经症（恐怖症、强迫症及焦虑症），性功能和性心理障碍，冲动控制障碍，儿童行为障碍，进食障碍，成瘾行为及部分心身疾病的治疗，效果良好。但对于边缘人格、人格障碍或抑郁症的患者治疗效果有限。

（三）认知疗法

认知疗法（cognitive therapy）产生于 20 世纪 60～70 年代的美国，是以心理学的认知理论为基础发展形成的心理治疗方法，是根据人的认知过程影响其情绪和行为的理论假设，通过认知和行为技术来改变求治者的不良认知，从而矫正并适应不良情绪和行为的心理治疗方法。认知疗法作为一种心理治疗体系，其流派众多，在理论、操作上各有侧重，大概可分为四派：埃利斯的合理情绪疗法（rational – emotional therapy，RET）；贝克的认知疗法；认知行为疗法（cognitive behavior therapy，CBT）；及出现较晚的认知分析治疗（cognitive analysis therapy，CAT）。其中，认知行为疗法是应用最多最广泛的，而认知分析治疗因结合了认知疗法和精神分析理论，在今后发展中大有潜力。

1. 埃利斯的合理情绪疗法

（1）基本观点　认为一切错误的思考方式或不合理信念，是导致心理障碍和行为问题的根源。可归纳为"ABC 理论"。其中 A（activating events）指诱发事件；B（beliefs）指人对这一事件的看法、解释和评价；C（consequences）指人在事件发生后的情绪和行为反应。合理情绪疗法认为 A 并不是直接导致 C 产生的直接原因，是经过 B 的评价解释后，才产生的 C。所以，改变不合理信念，以合理观念替代是这一治疗的核心，即埃利斯提出的"ABC"理论，后来进一步发展为"ABCDEF"疗法，A – B – C – D – E – F，即诱发事件→不合理信念→情绪反应和行为结果→矫正不良认知 B→合理的信念→治疗或咨询后的新感觉。

（2）基本治疗技术

1）不合理信念辩论技术　治疗者运用科学的方法，向患者所持的有关对自己、他人及周围环境的不合理信念进行挑战和质疑，以改善或动摇这些非理性信念。

2）合理情绪想象技术　由治疗者指导，协助患者进行想象，克服非理性信念，逐渐建立理性信念的过程。

3）认知家庭作业　由于信念及认知模式的改变是循序渐进的过程，需要患者本人的配合和努力，所以这种努力不仅需要在面谈中进行，而且应持续到面谈以外的其他时间。为此，需布置认知家庭作业，使患者更好地掌握商谈的内容，并逐渐学会与自己不合理信念进行辩论，最后以理性信念逐渐代替非理性信念。认知家庭作业的主要内容是完成已列出的十几种常见不合理信念自助量表，要求按 ABCDE 的不同程序进行与这些不合理的信念进行辩论。

2. 贝克的认知疗法

（1）基本观点　贝克认为认知疗法有三条基本原理：①认知是情感和行为反应的中介，引发人们情绪和行为问题的原因不是发生的事件本身，而是人们对事件的解释；②认知、情感和行为相互联系、相互影响，不良认知、负性情绪和异常行为彼此强化，形成恶性循环；③情绪障碍常存在人的认知歪曲，只有识别和矫正其歪曲的认知，问题才可能改善。贝克指出，人们的认知建立在自己以往经验的态度和假设基础上，错误思维常以"自动思维"的形式出现，不容易被意识到。

（2）基本治疗技术　贝克提出的五种认知疗法技术。

1）识别负性自动想法（identifying automatic thoughts）　自动性想法是介于外部发生的事件和个体产生的情绪体验、行为之间的那些想法。大多数患者不能意识到这些想法的存在及其与自己情绪及行为的关系。患者在认知疗法过程中要首先学习识别这些想法，特别是在愤怒、焦虑、抑郁等情绪之前出现的那些思想。治疗者可以采用提问的方法帮助患者识别负性自动想法，也可采用填空的方式引导患者发掘这些想法。例如，将事件或情境作为 A，所产生的情绪和行为作为 C，努力寻找其间的想法作为 B。如果仍不能查出自动想法，可以采用想象的方法或采用角色扮演的方式来寻找。

2）识别认知错误（identifying cognitive errors） 焦虑和抑郁患者往往采用消极的方式来看待和处理一切事物，他们的观点往往与现实大相径庭，并带有悲观色彩。常见的认知错误有任意推断、选择性概括、过度引申、夸大或缩小、全或无思维、强迫观念等。大多数患者一般比较容易学会识别自动想法，但要他们识别认知错误却相当困难，因为有些认知错误相当难评价。因此，为了识别认知错误，治疗者应记下患者诉说的自动性想法以及不同的情景和问题，然后要求患者归纳出一般规律，找出其共性。

3）真实性检验（reality testing） 识别认知错误后，治疗者和患者要一起设计严格的真实性检验，即检验错误信念。这是认知疗法的核心，因为不如此不足以改变患者的认知。在治疗中鼓励患者将其自动想法当作假设来看待，并设计一种方法来调查、检验这种假设。结果患者会发现 95％以上的调查时间里这些想法和认知是不符合实际的。

4）去注意（decentering） 大多数抑郁和焦虑患者感到自己是人们注意的中心，自己的一言一行都受到他人的"评头论足"。因此，一致认为自己是脆弱的、无力的。如某患者认为自己的服装式样稍有改变，就会引起周围每一个人的注意和非难，治疗计划则要求患者的衣着不像以往那样整洁，然后去沿街散步、跑步，并要求患者记录不良反应发生的次数，结果患者发现几乎很少有人会注意到自己的言行。

5）监察焦虑水平（monitoring anxiety level） 许多慢性甚至急性焦虑患者往往认为自己的焦虑会一成不变地存在下去，但实际上，焦虑的发生是波动的。如果人们认识到焦虑有一个开始、高峰和消退过程的话，就能够比较容易地控制焦虑。因此，鼓励患者对自己的焦虑水平进行自我检测，促使患者认识焦虑波动的特点，增强抵抗焦虑的信心，是认知疗法的一项常用手段。有人说"你无法防止焦急的鸟儿从你头顶上飞过，但你能阻止它在你头上筑窝"。

6）识别自动性思维 思维模式构成来访者一部分认知习惯，多数人意识不到在不良情绪产生前会出现这些思想，在治疗中帮助来访者识别自动思维。找出习惯的旧认知模式。

知识拓展

常见的负性认知

1. 绝对化 个体以自己的意愿为出发点，认为某一事物必定会发生或不会发生的信念。其特征是常与"必须"和"应该"这类词联系在一起。

2. 过分概括化 一种以偏概全的不合理的思维方式，就好像是以一本书的封面来判断它的好坏一样。它是个体对自己或别人不合理的评价，其典型特征是以某一件或几件事来评价自身或他人的整体价值。如面对失败的结果常常认为自己"一无是处"或"毫无价值"。

3. 糟糕至极 一种对事物的可能后果非常可怕、非常糟糕，甚至是一种灾难性的预期的非理性信念。

3. 认知行为疗法

（1）基本观点　近年来，认知疗法技术已同各种行为治疗技术相结合，而形成了一种理论和实践体系——认知行为疗法。认知行为疗法是一组通过改变思维或信念和行为的方法来改变不良认知，达到消除不良情绪和行为的短程心理治疗方法，是新兴起的一种心理治疗方法，从认知角度入手，应用认知理论、ABC 理论模式及行为主义理论和方法对有认知行为障碍者进行干预。认知行为治疗认为治疗的目标不仅仅是针对行为、情绪这些外在表现，而且分析患者的思维活动和应付现实的策略，找出错误的认知加以纠正，其理论基础是认知理论和学习理论。此法强调认知活动在心理或行为问题的发生和转归起着非常重要的作用，并且在治疗过程中既采用各种认知矫正技术，又采用行为治疗技术。

（2）基本治疗技术

1）认知技术　主要包括：①帮助患者认知自动思维，即应用 ABC 理论向患者阐述激发事件与患者的异常反应之间存在信念的作用，从而帮助患者认知到自动思维的存在和影响；②列举患者的歪曲认识，从而提高其认知水平，矫正错误思想；③改变患者的极端信念；④帮助患者进行检验假设，帮助患者认识事实，发现自身对事物的认识歪曲和消极片面的态度；⑤积极自我对话法，即要求患者对自己的消极思想，提出积极的想法；⑥家庭作业法，如让患者以记笔记的形式记录自己的思维及自己对这些思维的分析，从而达到纠正错误认知的办法。

2）行为技术　主要包括：①日常活动计划，即安排给患者一些能完成的活动，每天每小时都有计划和任务活动的难度和要求随患者的能力和心情改善而提高；②活动难易与感受评估技术，常与日常活动计划相结合，采用让患者填写日常活动记录的形式，使患者发现问题，分析问题并鼓励其解决问题；③放松训练方法，即按照一定的顺序在音乐的配合下，指导患者一次放松一定的部位，让其充分体验紧张和放松的感受。

认知疗法在临床上的应用较为广泛，凡是与不良认知有关的心理行为障碍、心身疾病、药物依赖等，均可用认知疗法进行治疗。目前主要应用的领域有：精神病的康复、神经系统疾病的康复、儿童认知行为发育异常的康复。

（四）音乐治疗

音乐治疗（musical therapy）也称为音乐疗法，它是一个系统的干预过程，在这个过程中，治疗师利用音乐体验的各种形式，以及在治疗过程中发展起来的、作为治疗的动力的治疗关系，来帮助被治疗者达到健康的目的。康复音乐治疗是通过音乐体验和在治疗过程中建立起来的治疗有关系来促进生理、精神、心理的自我康复和健康。也就是说，治疗对象在治疗师的引导和帮助下，通过对各种音乐的体验以及与治疗师之间的动力关系达到自我痊愈和促进身心健康的过程。

音乐治疗的方法很多，大致可以分为三种。

1. 接受式音乐治疗　通过聆听音乐以及由聆听音乐所引起的各种生理心理体验来达到治疗的目的。具体的方法如下。

（1）歌曲讨论　这是最常用的方法之一，由治疗师或治疗对象选择歌曲，在聆听之后对音乐以及歌词的含义进行讨论。通常用于小组治疗中。

（2）音乐回忆　治疗师要求治疗对象选择一首或数首歌曲或乐曲在小组中播放，这些歌曲和乐曲都是他们在过去生活中具有特别意义的。此方法的目的在于引发音乐所伴随的情感和回忆，通过回忆来达到探索和了解治疗对象的生活历史和情感事件的目的。

（3）音乐同步　治疗师使用录制好的音乐和即兴演奏音乐来与治疗对象的生理、心理状态同步，当治疗对象与音乐产生共鸣后，治疗师逐渐地改变音乐，把治疗对象的生理、心理和情绪状态向预期的方向引导，以达到治疗的目的。需要注意的是：使用的音乐风格必须是治疗对象所喜爱的，至少是能接受的，同时要注意治疗对象对音乐反应的特异性。

（4）音乐想象　治疗对象在特别编制的音乐背景下，产生自发的自由想象。这种想象通常是生动的视觉联想，有时会伴随着强烈的情绪反应。想象往往与治疗对象的深层内心世界和潜意识矛盾有关。音乐想象可分为引导性和非引导两种。引导性的音乐想象是治疗师始终引导和控制着音乐想象的全过程，包括对音乐的选择、想象情景的设定以及想象进程的发展，患者基本上跟随治疗师的引导进行想象。非引导性音乐想象是治疗师不对患者进行想象引导，而是把想象的主动权交给患者，让患者进行自由联想，治疗师对想象内容的方向的控制是通过对音乐的选择来体现的。

2. 再创造式音乐治疗　通过主动参与演唱、演奏现有的音乐作品，根据治疗的需要对现有的作品进行改变的各种音乐活动（包括演唱、演奏、创伤等）来达到治疗的目的，强调让治疗对象亲身参与各种音乐活动之中。包括演唱演奏和音乐技能学习。音乐演唱演奏的治疗活动可以是非音乐性的，也可以是音乐性的。当音乐活动是非音乐性时，治疗活动的重点在于患者在演唱演奏和技能学习过程中所表现的行为和相互间的反应；当音乐活动是音乐性时，要求患者的演唱演奏具有相对较高的艺术性。演唱演奏多用于集体治疗，音乐技能学习通常是以个体治疗的形式进行。学习音乐技能的过程是一个不断解决问题、克服困难、获得成功经验的过程，是伴随愉悦体验的过程，因此，可增强患者的学习动机和抗挫折能力，最终的目的是让患者把自己在学习音乐过程中获得的成功经验迁移到日常生活中去，同时能有效地改善患者的自我评价，增强患者的自尊感。学习音乐技能适用于长期住院的患者、智障儿童、严重残疾的患者。

3. 即兴演奏式音乐治疗　通过在特定的乐器上随心所欲地即兴演奏音乐的活动来达到治疗的目的。即兴演奏所使用的乐器大多为简单的、不需要经过专业学习即可演奏的节奏性和旋律性的打击乐器，如鼓、三角铁等。治疗师多用钢琴或吉他参与演奏。

即兴演奏式音乐治疗通常由一名志愿者开始，其他成员可以任何时间进入演奏，也可以不演奏。大家虽然是随心所欲的演奏，但音响效果却迫使参与演奏的每一个自觉或不自觉地不断调整自己的节奏、速度、音量或旋律，来找到和确立自己整个音乐中的位置和角色。此时每一位参与者在社会和人际关系中的行为特征和人格特点便呈现出来。

即兴演奏的结果可以是和谐动听的，也可以是杂乱无章的，这反映出整个治疗小组的人际关系状态。每次演奏后，由康复治疗师引导大家开展讨论，每个人都要说出自己的感受和对他人演奏的感受，使每个人在小组中的行为表现都得到及时、直接的反馈。这是一个学习如何适应社会生活和人际关系的很好的机会和环境，所有的参与者都在这个环境，学习如何在社会中找到和确立一个为别人所接受的地位和角色，学习如何改变自己不适当的行为。

本 章 小 结

本章内容涉及心理评估、心理咨询和心理治疗。通过对心理评估的基本方法、临床常用心理量表、心理咨询的基本技巧，以及临床常用心理治疗技术等知识的介绍，让学生能对康复心理学的基本技能有初步的认识和了解；能够领会心理咨询和心理治疗在临床康复工作中的重要作用，能够掌握临床心理评估、心理咨询和心理治疗的基本技巧，并尝试在日常人际交往和以后临床的医患沟通及患者的临床康复中进行运用；让学生站在更高的、全新的视角诠释人类的疾病，建立新的健康观和疾病整体观。

扫码"练一练"

习　题

一、选择题

1. 罗夏墨迹测验作为一种心理测验，其所用的方法是（　　　）

A. 问卷法　　　　　B. 观察法　　　　　C. 投射法　　　　　D. 会谈法

E. 作业法

2. "一种心理测量的工具"称为（　　　）

A. 心理评估　　　　B. 心理鉴定　　　　C. 心理测验　　　　D. 心理观察

E. 心理调查

3. 反映一个测验工具的正确性是指该测验的（　　　）

A. 效度　　　　　　B. 信度　　　　　　C. 样本　　　　　　D. 常模

E. 标准化

4. "比奈－西蒙量表"属于一种（　　　）

A. 智力测验　　　　B. 人格测验　　　　C. 神经心理测验　　　D. 评定量表

E. 投射测验

5. SCL－90评定的时间范围是（　　　）

A. 半个月　　　　　B. 一个月　　　　　C. 10天　　　　　　D. 一周

E. 5天

6. 以下关于心理咨询的原则不正确的是（　　　）

A. 保密性原则　　　B. 尊重性原则　　　C. 指导性原则　　　D. 平等性原则

E. 助人自助性原则

7. 心理咨询的作用不包括（　　　）

A. 解决心理上的疑难问题　　　　　　　　B. 改善人际关系

C. 治疗精神疾病　　　　　　　　　　　　D. 促进身心健康

E. 帮助精神疾病康复期患者的社会功能重建

8. 以下不属于阻抗表现的是（　　　）

A. 沉默　　　　　　B. 哭泣　　　　　　C. 顺从　　　　　　D. 迟到

E. 给咨询者额外的礼物

9. "患者仰卧在躺椅上畅所欲言，治疗者在倾听和释问中解释患者的潜意识、情绪或幼年的特殊生活事件的方法"称为（　　　）

A. 梦的分析　　　　B. 自由联想　　　　C. 系统脱敏　　　　D. 生物反馈

E. 放松疗法

10. 以下各项属于认知疗法的是（　　　）

A. 自由联想   B. 系统脱敏疗法   C. 厌恶疗法   D. 合理情绪疗法

E. 生物反馈疗法

11. 为小儿断奶时，在母亲的乳头上涂抹苦味剂属于（   ）

A. 冲击疗法   B. 厌恶疗法   C. 系统脱敏疗法   D. 放松疗法

E. 认知疗法

二、思考题

实习生小刘遇到一位即将接受手术的患者吴某。吴某最近几天血压较高，脾气变得很暴躁，常常会因为一点小事情就对家人及医生护士大发脾气且极不配合。小刘主动找到患者吴某交谈。在交谈中小刘观察发现吴某始终眉头紧锁，眼睑和手指不自主震颤。吴某表露自己对手术非常担心，感觉紧张不安，心情很不愉快、很烦躁。小刘立即将吴某的情况向带教医生反映，经过带教医生的心理评估，吴某这种情况属于术前焦虑，需要适当服用抗焦虑的药物并配合进行心理干预。

思考：

1. 在这个案例里，小刘实际上运用了心理评估的哪些方法？

2. 要诊断患者吴某为术前焦虑，带教主治医生可能会运用什么方法?采用什么工具？

3. 针对患者吴某的情况，小刘可以采取哪些措施来减轻其焦虑？

（李明芳）

第八章

康复患者的心理与心理康复

学习目标

1. **掌握** 康复患者的一般心理需要与心理反应；不同年龄阶段康复患者的心理康复。
2. **熟悉** 不同年龄阶段康复患者的心理特征。
3. **了解** 心理康复的含义、对象及过程。
4. 具有在临床医学实践对不同年龄阶段的患者进行心理康复的能力。
5. 养成综合评估患者康复水平的思维。

第一节 康复患者的一般心理需要与心理反应

案例讨论

【案例】

某医院血液科收治了一位白血病中年患者，此患者是某市检察院干部，爱人经商，家庭条件非常优越。入院后，患者要求住单人房间，但科室单人病房已住满，患者又要求包下一间 3 人间的病房，仍未能如愿，患者很生气。此后患者对护士百般挑剔，甚至谩骂、无中生有，并曾向医院投诉。在 3 个星期的住院期间，护士为之护理时，害怕与她说话，操作非常小心谨慎，但总免不了受责骂，护士长为她替换了 3 名责任护士。最后她主动要求转院。转院后，此患者竟然介绍两名患者来此医院血液科，从这两位患者那里得知，此患者经常称赞医院血液科的护士。

【讨论】

1. 该患者入院后出现了哪些心理反应？
2. 该患者介绍其他患者来此医院血液科的原因是什么？

扫码"学一学"

一、康复患者的一般心理需要

康复患者因各种原因导致视力、听力、言语、智力和精神等方面功能丧失或者不正常，从而影响其正常的学习、工作和生活，导致社会功能受损；各类慢性疾病、心身疾病、重大应激等均可导致患者心身功能失常。他们除了具有与常人一样的各种需要以外，还有康复患者角色条件下不同于常人的需要。需要的满足与否直接引起康复患者相应的情绪体验，带来相应的心理反应。康复患者的一些基本心理需要如下。

1. 康复的需要　患者在患病后，病痛的折磨会威胁到一些基本的生理需要，他们会急切地希望得到医生和护士的专业帮助，以恢复身体舒适，因此康复患者的最大愿望莫过于尽快康复，健康成了康复患者的第一需要。他们十分关注病情的微小变化，稍有不适或病情反复就会出现寝食难安、情绪不稳定和心理压力增大等。康复患者希望得到最好的康复治疗，在最短的时间内康复。

2. 安全的需要　疾病使患者感到生命安全受到威胁，因此患者迫切地希望可以采取一些措施来保障生命安全。为了早日康复，恢复正常生活和工作，每一个康复患者都把安全视为最重要、最普遍的心理需要。病情越严重，个体的自我保护能力越低，安全的心理需要就越强烈。在接受康复治疗过程中，康复患者对于治疗方案的有效性、治疗手段的准确性等大多心存疑虑，对药物、手术等也十分顾虑，康复过程中病情的变化都会让患者担心、恐惧。此外，住院患者由于离开熟悉的家庭和工作环境，进入完全陌生的医院环境，这些都会让康复患者有强烈不安的感觉。因此，康复患者迫切需要维护自身安全，希望生活中有一种力量能保护他，需要所处环境中不受安全因素的折磨。

3. 爱和归属的需要　由于疾病痛苦的折磨，康复患者深切期盼家人及医护人员的理解、关爱与呵护，尤其是住院患者，一个人住在陌生的环境中，加上对病情及康复过程的担忧，这时家人的关爱和精神支持可以带给患者强烈的精神满足感和仍然被爱的感觉。患者康复过程中，面对医院这个陌生的环境，他们希望尽快融入新的环境，与医务人员、病友建立良好的关系，渴望被新的人群集体接纳和认可。如果康复患者已经处于疾病恢复期，他们会想要了解家人的生活、工作情况，工作单位的变化情况等，期待出院后尽快融入和回归到家庭及工作。

4. 尊重的需要　疾病使康复患者的社会功能有了不同程度的下降，这常常导致他们自我评价较低，但却对别人如何看待自己极为敏感，自尊心也极易受伤。此时他们比平时更需要别人的理解和尊重，尤其希望得到医护人员的关心和重视。对于一些自理能力部分或全部丧失的患者，他们常常感到自己是别人的负担，悲观无助，缺乏自信，这时医护人员对他们的尊重显得尤为重要。此外，康复患者希望医护人员在制定和执行医疗护理措施及康复方案时尊重他们自己的个人自主权，保护隐私。

5. 信息的需要　信息对康复患者的康复具有重要的导向作用。康复患者会特别关注有关自身疾病范围的信息。他们不仅需要知道医院的各种规章制度、治疗设备及治疗水平等情况，还急于知道疾病的诊断、治疗和预后等信息。如果这些信息不能正确地、及时地得到满足，会使康复患者体验到恐慌、焦虑、无助等负性情绪。他们还面临着与家庭及单位的暂时脱离，如果没有来自家庭或社会的一些新信息，康复患者会感到孤独。

6. 刺激的需要　一些住院治疗的康复患者，整日被束缚在病区这个狭小单调的环境里，个人感兴趣的事情都不同程度地减少，每天的任务就是康复训练，接触的人群也相对单一，这常常让患者觉得沉闷无聊。加之疾病的折磨，更让患者有度日如年的感觉，特别是那些事业心较强和担负一定职务的人更会如此。适当的刺激对机体健康有积极作用，可根据康复患者情况，组织安排适当的活动，提供新鲜的刺激，如阅读、下棋、听音乐及开展趣味性的活动。有条件者可提供网络 WIFI 等，既满足康复患者刺激的需要，又满足其信息等其他需要。

7. 自我实现的需要　患病时，最难满足的就是自我实现的需要，主要表现在表达个性和发展个人能力方面感到力不从心，成就感下降，特别是有些意外事故致残者，其自我实现需要受挫更严重。因此鼓励患者战胜病痛，对生活充满信心就显得尤为重要。

考点提示　康复患者的一般心理需要。

二、康复患者的心理反应

1. 情绪反应　在各种心理反应中，情绪反应通常是康复患者最先体验到的反应。如果不良情绪一直没有得到缓解，长期持续，就会影响患者的康复，比较常见的情绪反应如下。

（1）焦虑（anxiety）　最常见的情绪性反应，是个体预期将要发生危险或不良后果时所表现出的紧张和担心等情绪状态。根据焦虑的原因不同，把患者焦虑分为 3 种类型：①期待性焦虑：面临即将发生但又未能确定的重大事件的不安反应。常见于尚未明确诊断、初次住院、等待手术、疗效不显著的患者等。②分离性焦虑：与自己所熟悉的环境和亲人分离而产生的分离感所伴随的情绪反应。依赖性较强的儿童和老年人容易发生。③阉割性焦虑：自我完整性受到破坏或威胁时所产生的心理反应。常见于手术切除某脏器或肢体的患者。

焦虑的表现通常包括：①情绪反应：患者常常出现与所处处境不相符的情绪体验，如担忧、紧张、着急、烦躁、害怕、不安、恐惧、不祥预感等。感到危险马上发生，内心处于警觉状态，却无力应对。②行为反应：主要是外显情绪和躯体运动症状为主的表现。如表情紧张、双眉紧锁；笨手笨脚、坐立不安、颤抖、哭泣等。极度焦虑患者还可出现回避、退缩行为。③生理反应：主要表现为自主神经兴奋的症状，如胸闷、气短、心慌、头晕、尿频、尿急、面色潮红、皮肤出汗、寒战、手足心发冷等。

焦虑状态的评估不仅可通过上述情绪、行为、生理反应进行定性分析，还可通过焦虑评定量表进行定量分析。国内常用的比较成熟的评定量表有：焦虑自评量表（SAS）、汉密顿焦虑量表（HAMA）、贝克焦虑量表（BAI）。需注意的是，在某些情况下，适度的焦虑可提高人的警觉水平，提高人对环境的适应和应对能力，是一种保护性反应。但如果焦虑过度就是有害的心理反应。

（2）恐惧（fear）　面临危险或即将受到的伤害，个体企图摆脱已经明确的有特定危险对象和情景的情绪反应。恐惧与焦虑表现类似，但是焦虑的对象是不明确或是有潜在威胁的事物，而恐惧是有明确的对象的。引起恐惧的因素主要有：医院特殊的氛围和环境、疾病的威胁、一定危险性或有创性的检查、手术、预后不良或威胁生命的疾病等。临床上儿童和手术患者最常出现恐惧情绪。持续时间长、超过一定程度的恐惧情绪会使自主神经进入兴奋状态，导致患者出现呼吸急促、心率加快、血压升高、烦躁激动等，这些都不利于患者的康复。

（3）愤怒（anger）　个人需要不能得到满足，愿望不能实现，追求某一目标的道路上遇到障碍、受到挫折时产生的情绪体验。引起患者愤怒的原因很多，主要有：①医患、护患之间的沟通障碍，如对医务人员服务态度不满意，觉得未能及时满足他们提出的要求，没有受到重视等；②与所患疾病有关的障碍，如无法治愈的疾病、患者期望过高而无法实现的目标；③自然环境不便，如遥远的路途、不便的交通、不良的就医环境等；④社会与家庭障碍，如家庭关系紧张、经济负担沉重、社会对某些疾病的偏见等。愤怒往往伴有攻击、冲动等不可控制的行为反应，表现为对使其受挫的人或事物的攻击性行为，如打人、摔东西等，有时由于各种原因不能对致挫源直接攻击，而将攻击对象转移到无关的人或事称为转移性攻击，如有些患者因恶性肿瘤无法治愈而打骂医务工作者。攻击有可能指向自身，表现为自我惩罚或伤害，或拒绝接受治疗，破坏已取得的疗效等。

（4）抑郁（depression） 表现为情绪低落、思维迟钝，兴趣减退或丧失，感到生活无意义、前途无望而郁郁寡欢，严重者甚至有自杀观念或自杀行为。如果抑郁程度较重，持续的时间较长，且伴有一定的躯体症状、社会功能障碍，则属于病理性抑郁状态。病理性抑郁状态主要表现有：①心境低落：抑郁状态的特征症状，表现为显著而持久的情感低落。②思维迟缓：联想抑制和困难，联想的速度减慢及数量减少。表现为语速慢、语量少、语音低，对询问反应迟钝，回答简单，但思维内容不荒谬，能正确反映现实。③意志活动减退：行为缓慢，生活被动，不想做事，常闭门独居、回避社交。④躯体症状：普遍有躯体不适或原有躯体不适加重主诉。主要有睡眠障碍、乏力、食欲减退、体重下降、便秘、身体疼痛等。抑郁状态的评估需要通过上述临床表现和抑郁评定量表进行综合评估。国内常用的比较成熟的评定抑郁的量表和问卷有：抑郁自评量表（SDS）、汉密顿抑郁量表（HAMD）、贝克抑郁问卷（BDI）等。抑郁会增加义务人员对康复患者进行治疗的难度，而长期的抑郁也会对康复患者的生理状况产生影响。此外，抑郁状态会使康复患者的治疗动机和信心下降，还会妨碍其与医务人员的合作，以至于影响其对治疗的信任和依从性。

（5）期待心理 患者的期待心理是指向未来的美好想象的追求。不论急性或慢性患者，都希望获得医护人员的支持，得到认真的治疗和护理，急盼早日康复。这种期待心理使他们寄托于医术高超的医生及护理工作的创新，甚至幻想着医疗奇迹的出现。那些期望水准较高的患者，往往把家属的安慰、医护人员的鼓励视为病情减轻，甚至是即将痊愈的征兆；当病情加重时，又期待着高峰过后即将出现好转；如已进入危险期，又期待着有起死回生、转危为安的可能。作为医护人员，要引导康复患者正确看待疾病，让其认识到自身努力及心理状态对疾病的影响。

2. 认知反应

（1）感知觉异常 患者患病后，由于病体的反应、角色的变化和心理冲突，感知觉的阈限、指向性、选择性、理解性与正常时有了差异。除病体反应外，主要因为患者患病之前集中精力忙于工作和学习，心理活动经常指向外界客观事物，对自己的躯体状况不太留意。患者一旦患病，就会把注意力转向自身，出现感知觉异常，主要表现：①感受性增高：有些康复患者会对环境中正常强度的声音、光线、温度等刺激特别敏感，一点变化都能引起患者强烈的情绪反应。另一方面，康复患者会过分关注自己的躯体，甚至对自己的呼吸、心跳、胃肠蠕动的声音都异常敏感。②感受性降低：有的康复患者在患病之后某些感觉的感受性会降低，如味觉、嗅觉等，住院后感觉饭菜没有味道。③时间知觉和空间知觉异常：有的康复患者出现时间知觉的异常，感觉时间过得非常慢，度日如年，有的患者出现空间知觉异常，感觉房间变得异常狭小等。④幻觉：有些康复患者甚至会出现幻觉，如有些患者在做了截肢手术后仍觉得截肢部位有一个虚幻的假体，并且会感到幻肢出现疼痛。

（2）记忆障碍（memory block） 个体处于一种不能记住或回忆信息或技能的状态，有可能是由于病理生理性的或情境性的原因引起的永久性或暂时性的记忆障碍。这里所说的记忆障碍主要是指由于病理生理原因引起的永久性记忆障碍，主要表现为记忆减弱、遗忘、错构、虚构、歪曲记忆等。主要见于老年患者。

（3）猜疑（jealous） 对人对事不放心，没有根据地怀疑别人，或者怀疑别人做事针对自己。常见于某些慢性病患者、急危重症患者和多疑个性的患者。主要表现为在人际交往中，自我牵连倾向太重，即总觉得其他什么事情都会与自己有关，对他人的言行过分敏感、多疑。它是一种缺乏依据的消极自我暗示，会影响人对客观事物的正确判断。由于人们主观上都不愿得病，便对诊断产生疑问，甚至泛化涉及整个医疗过程。患者的猜疑主要表现在两个方面：一是怀疑疾病诊断和治疗的正确性，总是担心误诊、怕吃错药、打错针等；二是过度自我牵连，听到别人低声细语，就以为是在议论自己的病情，觉得自己的病情加重，甚至没救了。

（4）认知能力下降　患病后，个体心理的内稳态受到破坏，各种事件通过情绪反应，干扰和影响逻辑思维、智力，造成认知能力下降；认知能力下降又会使个体产生动机冲突，并使挫折增多，激发不良情绪，形成不良情绪与认知能力下降的恶性循环。

（5）自我评价降低　认知反应可表现为对个体自我评价的影响。当个体面对一些重大疾病是，产生悲伤、焦虑和恐惧，自我价值感降低，此外，也易产生自我怀疑和否定，自我控制力下降，会对生活和工作产生负性影响。

3. 行为反应　疾病的治疗及康复过程就是患者为康复目标而进行意志活动的过程。疾病本身及诊疗过程带来的痛苦和折磨往往会导致患者意志行为的改变，从而影响患者的康复。

（1）逃避与回避　许多康复患者在患病之后，由于病痛的折磨，身体外形的改变，或在亲朋好友探视时被怜悯同情，那些身体残疾的患者在外出时更是会被陌生人另眼看待，逐渐产生了自卑心理。他们不愿面对自己的疾病，回避讨论任何与疾病有关的问题，孤僻、胆小、退缩，不愿与其他人交往，更不愿到陌生的环境中去，把自己封闭起来以获得安全感。无特殊原因的行为退缩多发生在5～7岁的儿童身上，成年人在受到外界某种刺激或遭遇变故后也可发生，临床常见于传染病患者、烧伤患者、因病致残患者及体像改变的患者等。

（2）退行与依赖　退行指当个体遇到挫折与应激时，放弃已经学到的比较成熟的适应技巧或方式，而退化到早期生活阶段的某种行为方式，以原始、幼稚的方法来应付当前情景，降低自己的焦虑。退行行为主要是为了获得别人的同情、支持和照顾，以减轻心理上的压力和痛苦。退行行为必然会伴随产生依赖心理和行为，只要亲人在场，本来可以自己去做的事也让别人做，本来能吃下去的东西几经劝说也吃不下，一向意志独立性很强的人变得没有主见，对医护人员的嘱咐也百依百顺，他们希望得到更多亲友的探望，更多的关心和爱护，否则就会感到孤独、可怜。

（3）无助与自怜　一种无能为力、无可奈何、悲愤自怜的行为状态，往往发生在患有预后不良或面临生命危险的患者身上。主要是由于心理应激失控，自我价值感的丧失和自信心降低造成的。在失助的状态下，患者往往出现自怜"我为什么偏偏生这种病？""老天爷为什么和我过不去？"等。患者处于绝望，有时会无缘无故大发脾气，有时表现情绪木僵，麻木不仁。

（4）物质滥用　某些康复患者在面对自己的问题时会以饮酒、吸烟或服用某些药物的方式来转换自己对疾病的应对方式。虽然明知这些物质滥用对自己的身体没有益处，但这些不良行为能使自己暂时麻痹，从而短时摆脱烦恼及困境。

考点提示　▶　康复患者的心理反应。

第二节　心理康复概述

一、心理康复的概念

心理康复是运用系统的心理学理论与方法，从生物－心理－社会角度出发，对患者的损伤、残疾和残障问题进行心理干预，以提高残疾患者的心理健康水平。通过对残疾人的心理诊断、治疗及训练，改善其认知功能、情感障碍及不良行为，使之正确对待残疾及其影响，最大限度地自尊、自信、自强、自立。

心理康复对于帮助残疾人恢复身体功能、克服障碍，以健康的心理状态充分平等地参与社会生活具有十分重要的意义。这种意义主要体现在以下三个方面。

1. 由于身体或心理原因而出现的人格变化，这种变化可能会伴随其后的人生历程。人格变化可能导致生活危机或其他精神危机，需要心理干预才能使患者能够面对现实和未来发展。因此心理康复扮演着重要的角色。

2. 残疾人的一些生理功能异常或障碍如肌肉痉挛等也可以使用心理方法加以控制。

3. 残疾人由于身体的损伤导致的障碍（如移动困难，活动不便或语言障碍等）会产生情绪和其他一些心理变化，这些均需要以心理康复保持健康。

二、心理康复的对象

心理康复的对象主要如下。

1. 残疾人　包括肢体、精神、智力或感觉具有长期损伤的人。

2. 临床常见病症患者　疼痛患者、压疮患者、睡眠障碍患者、言语吞咽障碍患者、排泄障碍患者、性功能障碍患者。

3. 神经系统疾病患者　脑血管意外患者、脊髓损伤患者、周围神经损伤患者、帕金森病患者。

4. 运动系统疾病患者　截肢、骨折患者。

5. 心血管系统疾病患者　高血压患者、冠心病患者。

6. 代谢和营养疾病患者　糖尿病患者、肥胖症患者。

7. 其他疾病患者　烧伤患者、恶性肿瘤患者。

三、心理康复的程序

1. 搜集资料　心理康复的首要步骤是要搜集患者的个人信息，包括一般资料（年龄、性别、文化程度、婚姻状况、职业、生活习惯、爱好等）和病史资料等。

2. 心理诊断　在搜集完患者资料后，需要判断患者心理问题的性质及严重程度。

3. 心理评估　对患者的心理状态进行评估，包括认知评估、情绪评估、行为评估及人格评估等。具体内容及方法详见第七章。

4. 心理治疗与干预　根据搜集到的患者资料、心理诊断及评估结果，有针对性地选取不同的心理治疗方法与干预措施，对患者进行治疗及干预。

第三节　不同年龄阶段康复患者的心理特征与心理康复

扫码"学一学"

案例讨论

【案例】

　　某医院儿科病房里某天收治了一位 5 岁因脑外伤导致肌体无力的患儿，该患儿从入院就诊到进入病房，一直紧紧依偎着其母亲，不允许母亲离开自己。当母亲不得不离开时，该患儿便哭闹不休，拒绝进食和睡觉，医护人员对其进行检查时有反抗行为，极不合作。

【讨论】

　　1. 该患儿出现了哪些心理反应？

　　2. 该如何帮助患儿更好地进行心理康复？

一、儿童康复患者的心理特征与心理康复

　　一般认为儿童指的是从出生到 12 岁，包括新生儿期、婴儿期、幼儿期和学龄期。总体来看，儿童对疾病缺乏深刻认识，加之患病带来的痛苦，以及住院治疗离开自己熟悉的亲人和环境，常引起一系列的心理变化。儿童期不同阶段的心理特点也会有很大差异。

（一）乳婴期康复患儿的心理特征与心理康复

　　1. 新生儿期　新生儿（0～1 个月）往往以不同音调的啼哭声表达不同的心理需要，如饥饿、便溺、不适、疼痛等。康复人员可从啼哭声中判断原因，并尽量满足新生儿的需要。在进行康复治疗时动作要轻柔，减轻对患儿的过强刺激而造成不必要的损伤。

　　2. 婴儿期　个体身心发展最快的时期，常见的心理特征如下。

　　（1）母爱被剥夺感　6 个月～3 岁婴儿是与母亲形成良好依恋的关键年龄，这个阶段的婴儿对母亲产生了特殊的依恋，他们对情感的需要更加迫切，需要陪伴、玩耍、爱抚和情感交流。因此因病情需要而必须住院的患儿，最好允许母亲陪护，因为他们身患疾病，蒙受着生理的痛苦与折磨，非常需要亲和、依恋和支持，住院患儿如果无母亲陪伴，就会产生母爱被剥夺感或产生分离焦虑，表现为恐惧、焦虑不安、经常哭闹、拒食、不服药及睡眠不安等。康复人员应尽量做好母亲陪护工作，使患儿和家长都得到心理上的满足；如果需执行无陪护制度，康复人员则必须承担起母亲的角色，亲近患儿，经常抱抱、抚摸、逗引、玩耍，用"呀呀语"与患儿进行语言交流，使患儿得到安慰。

　　（2）皮肤饥饿感　心理学研究发现，人类与所有的热血动物一样，都有一种特殊的需要，即相互接触与抚摸，这种现象称之为"皮肤饥饿"。婴儿生病时，皮肤饥饿感比平时更强烈，康复人员要尽量满足患儿的心理需要，一般可采取全身搂抱、抚摸背部、抚摸上肢、抚摸头部等进行抚触治疗。

知识链接

依恋（attachment）是婴儿与主要抚养者（通常是母亲）之间最初的社会性联结，也是情感社会化的重要标志，对婴儿整个心理发展具有重大作用。婴儿是否同母亲形成依恋及其依恋性质如何，直接影响着婴儿的情绪情感、社会性行为、性格特征和对人交往的基本态度的形成。

鲍尔比（J. Bowlby）和艾斯沃思（Mary Ainsworth）等将婴儿的依恋发展分为三个阶段。①无差别的社会反应阶段（从出生到 3 个月）：这个阶段的婴儿对人反应是不加区分、无差别的反应，此时的婴儿还未有对任何人产生明显偏爱。②有差别的社会反应阶段（3～6 个月）：这时婴儿对人的反应有了区别，对母亲更为偏爱，在母亲面前表现出更多的微笑、咿呀学语、依偎、接近。但是此时婴儿还不怕生。③特殊的情感联结阶段（6 个月～3 岁）：从 6、7 个月起，婴儿对母亲的存在更加关切，特别愿意与母亲在一起，当母亲离开时就哭喊，别人也不能替代。当母亲回来时，婴儿则能马上显得十分高兴。只要母亲在身边，婴儿就能安心地玩、探索周围环境。与此同时，婴儿对陌生人的态度变化很大，见到陌生人不再微笑、牙牙学语，而是紧张、恐惧和哭泣，产生了怕生。

考点提示 婴儿期康复患儿的心理特征与心理康复。

（二）幼儿期康复患儿的心理特征与心理康复

1. 幼儿期康复患儿的心理特征

（1）恐惧 患儿主要的心理反应之一，其产生原因主要有：①疾病给患儿带来的躯体不适；②各种注射、诊断等操作给患儿带来的不安；③医院陌生的环境给患儿带来的不适应。在强烈的恐惧情绪影响下，有的患儿会出现拒绝住院、拒绝接受治疗，或者大喊大叫、拒食、摔东西等，也有的患儿对前来探视的父母沉默抗拒、不理睬，以此来表现自己不愉快的心情。

（2）被动依赖倾向 患儿在住院期间表现出行为退化，自己能做的事也不去做，完全依赖父母或护理人员。尤其是独生子女，由于家长娇惯、溺爱，患病后更是有求必应。家长这种过度保护行为更强化了其依赖心理，使其依赖性更加明显。

（3）分离性焦虑 患儿住院治疗，离开母亲或亲人，会引起极大的情绪反应，首先表现为"分离性焦虑"，患儿可出现冷漠、呆板、口吃、尿床等现象。离开父母的年龄越早，造成心理上的紊乱越突出。

2. 幼儿期康复患儿的心理康复

（1）针对恐惧 康复人员应用亲切的语言、和蔼的态度与患儿进行情感交流。如介绍病房的环境与同病房的小病友；在生活上给予细心照顾；在每次护理、治疗性操作之前，要说明对治病的好处，操作时一定要敏捷、准确和轻巧。切忌使用强迫和恐吓的方法使患儿顺从。对患儿配合治疗的积极表现，应及时给予赞扬和鼓励，使患儿增强勇气，克服恐惧，保持愉快情绪。

（2）针对被动依赖倾向 康复人员应满足患儿的生理、心理需要，随着病情的好转，逐渐引导其主动做些力所能及的事情。但要注意保护患儿的自尊心，对正常范围内的依赖心理要理解和支持。

（3）针对分离性焦虑 康复人员应兼康复人员与母亲的角色于一身，尽力满足患儿的生理和心理需求。应经常抱一抱，拍一拍，或抚摸头部、后背，或哄、逗、讲话、微笑等，使患儿产生如同母亲在身边一样。

考点提示 幼儿期康复患儿的心理特征与心理康复。

（三）学龄期康复患儿的心理特征与心理康复

学龄期在儿童心理的发展上是一个重要转折时期。住院后，患儿由于离开父母、老师、同学，来到一个陌生环境，加之疾病的影响，患儿易产生恐惧不安、悲伤、胆怯、孤独等心理反应。同时，学龄期儿童有一定的分析判断能力，但往往受直观印象影响。

对于这些大龄患儿，康复人员应主动接近，态度和蔼，动作轻柔，沟通感情。要为其创造舒适、愉快的环境和生动、活泼的生活气氛，热情安慰，向其说明住院的原因，设法消除患儿的紧张、不安情绪，鼓励患儿树立信心，发扬勇敢精神。为使患儿不感到孤独和寂寞，在病情允许的情况下，可组织患儿做游戏、绘画、看电视、讲故事等活动，并叮嘱其家长定期来看望患儿，以满足患儿渴望得到父母关爱的心理需要。

（四）特殊儿童的心理特征与心理康复

特殊儿童指生理或心理发展有缺陷的残疾儿童，主要包括先天性疾病、发育障碍、各种慢性疾病及外伤导致的残疾，如智力障碍、运动障碍、脑瘫、听觉障碍、视觉障碍、孤独症、多动症等。

1. 特殊儿童的心理特征

（1）自卑 生理上的缺陷及功能上的受限，使得特殊儿童在日常生活、学习、社会活动及康复治疗过程中都会遇到困难，使得他们自信心减弱，对自己的能力、品质评价过低，瞧不起自己，缺乏生活的信心与勇气，同时伴有特殊的情绪体验，如害羞、不安、内疚、抑郁、失望等。

（2）孤僻 由于身体上的缺陷，特殊儿童的活动范围非常局限，且在许多场合受到歧视，使得他们在人际交往中遭到拒绝或打击，使他们自主性受到伤害，便把自己封闭起来。主要表现为不愿与他人接触，待人冷漠，对周围的人常有厌烦、鄙视或戒备的心理，通常猜疑心较强。

（3）多疑 常常表现为对人际活动产生偏见和误解，仅依据感性认识和事物表象做出判断。比如看见同学窃窃私语，就以为在说自己坏话；别人无意之中看自己一眼，就以为别人看不起自己，别有用心；别人无意之中说了一句笑话也以为在讥讽自己；甚至怀疑别人对自己的真诚，认为这些都是虚假的，自己没有一个可以谈心的朋友。也因此常常感到孤独、寂寞、焦虑。

（4）依赖 特殊儿童在成长过程中不可避免地要接受身边亲人的照顾，有些特殊儿童在家庭受到过多的照顾，养成依赖的习性，即使是一些力所能及的事情，也不愿做，一味地依附于他人，自立能力差。

（5）易激惹 由于特殊儿童长期受疾病的困扰，生活中又常常遭受失败的经验，情绪不稳定，性情暴躁，在一些情境或刺激下，如在学校或家里被批评、被人嘲笑、考试失利等，特殊儿童有时会表现出过度的行为反应，极易激动，举止冲动，乱发脾气，甚至出现极端的过激行为，如自杀、攻击行为等。

2. 特殊儿童的心理康复 儿童期是人格形成的关键时期，因此在对特殊儿童患者进行康复的过程中要注意观察患儿有无心理问题的危险因素，有无情绪和行为的异常变化，及早发现并进行干预。当特殊儿童出现心理问题时，应根据其不同的心理问题选择合适的心理治疗技术和方法，治疗患儿的心理问题。特殊儿童的心理治疗方法包括一般性治疗技术和特殊治疗技术，前者与成人心理治疗相似，适用于年龄较大、智力较好的儿童，包括认知疗法、行为治疗、家庭治疗等；特殊治疗方法适用于幼儿及年龄较小的儿童，主要方法如下。

（1）游戏治疗 利用游戏的手段对儿童的心理和行为障碍进行矫正与治疗，是一种利用非言语媒介手段进行心理健康教育的治疗技术。其基本理论认为，儿童的内心深处具有原始的东西，通过游戏分析法，能够发现孩子内心深处压抑着的体验和感受，而且可能给予儿童的成长发展以根本影响。游戏不仅可以降低焦虑和愿望的补偿满足，而且游戏对自我的发展也有重要影响。具体做法：为儿童创造游戏条件，他们可以做自己想做的任何事情，没有人和他争夺玩具，不需要遵守规则，以此来发泄儿童内心的各种抑郁，满足他们的各种欲望。成人则在另一屋中观察儿童游戏中的行为表现、运用玩具的情况，有时成人也出现在儿童面前，引导他们运用某种玩具，从中考查儿童所表现的潜在的体验，并给他们解释。通过这个过程，儿童潜意识经验就变成有意识的，从而能自我控制或抛弃它，而达到治疗的目的。

（2）沙盘游戏治疗 来访者（在这里指患儿）在心理咨询师的陪伴下，利用各种沙具（或称为玩偶、物件）和沙子，在沙箱中制作一个场景，然后通过心理咨询师和来访者之间的互动实现心理治疗的目的。具体做法：让来访者从摆放各种沙具的架子上自由挑选沙具，摆放在盛有细沙的沙盘里，创造一幅场景。在这一过程中，治疗师要创造一个自由且安全的环境，以一种包容的态度来对待来访者制作的场景，记录下沙具摆放的顺序及来访者挑选沙具的顺序和处理方式，最后与来访者围绕沙盘作品进行交流，了解来访者所表达的潜意识，并鼓励来访者对自己的作品进行体验和探索。已有研究证实沙盘游戏治疗在儿童脑瘫、孤独症、儿童行为问题、残疾儿童等领域有积极作用。

（3）艺术治疗 将艺术作为一种方法和手段，以此来治疗一些患者的躯体和心理疾病。在艺术治疗的关系中，个案透过艺术材料使内心感受得以视觉艺术的方式呈现，能通过创作释放不安的情绪，澄清旧有经验，将意念具体化，传达心理需求。具体过程如下：①初次接触治疗，治疗师要向来访者介绍和讲述艺术治疗的素材和艺术治疗过程等常识；②建立治疗联盟；③开始艺术创作，来访者借助艺术素材进行创作或进行游戏的过程；④分享和探索阶段，治疗师与来访者进行交流，倾听和感知来访者的心声，一起分享艺术创作的成果；⑤艺术创作的再体验阶段，来访者与治疗师再次分享和体验艺术的创作过程及欣赏作品。重读艺术作品可以让来访者做出更合理的解释，更贴近其心理的诠释；⑥治疗结束，治疗的结束意味着来访者重新认识自我，重拾信心迎接新的生活情境的挑战。

（4）感觉统合训练 感觉统合就是人体在环境内有效利用自身的感观，从外界获得不同的感觉信息（视、听、嗅、味、触、前庭和本体觉等）输入大脑，大脑对输入信息进行加工处理并做出适应性反应的能力。感觉统合不足或感觉统合失调就会影响大脑各功能区、感觉器官及身体的协调发挥，引发学习、生活等方面的问题。感统训练的目的在于运用游戏式的运动控制感觉的输入，特别是从前庭系统、肌肉关节及皮肤等刺激的感觉输入，使儿童能统合这些感觉，并同时做出适应性反应，从而改善儿童动作不协调、多动、情绪不稳定等问题，同时还可改善儿童的注意力、记忆力及推理能力等认知能力。该技术适用于大脑尚未发育成熟的婴幼儿，多用于孤独症、脑瘫儿童的多动症儿童等。

此外，儿童的成长离不开家庭，亲子关系直接影响着儿童的心理状态。良好的亲子关系是特殊儿童心理健康的重要保证。因此，在康复过程中要掌握好家长的心理反应及情绪变化，及时给予他们心理援助，帮助他们正确对待孩子患病或残疾的事实，调整心态，积极配合儿童的心理康复治疗。

考点提示 ▶ 特殊儿童的心理特征与心理康复。

二、青少年康复患者的心理特征与心理康复

（一）少年康复患者的心理特征与心理康复

少年期是幼稚与成熟、独立与依赖、主动与被动等矛盾交错的时期，他们既表现有成人的心理，又有孩童的幼稚与盲目，感情不易自控。少年患者由于疾病的痛苦和体弱、诊疗的不良刺激，可出现焦虑、抑郁、闷闷不乐、睡眠不良等表现。也有的患者怕耽误学习、怕留级等而导致顾虑过多。重病患者有悲观失望的痛苦和对死亡的探究心理。康复人员除精心治疗和给予患者细心照顾外，还要注意调整患者的情绪状态，尤其对慢性和重病患者应予以心理支持，鼓励其树立信心，保持乐观的情绪。应注意充实丰富患者的生活内容，如看小画书、讲故事、做游戏、下棋、看电视、听广播等，使患者不感到生活单调乏味。要尊重患者的人格，保护其自尊心，满足他们对疾病了解的需要，要亲切和蔼、恰如其分地给患者解释病情，指导他们以良好的情绪配合治疗和康复。

（二）青年康复患者的心理特征与心理康复

1. 青年康复患者的心理特征

（1）震惊和否认　青年阶段正是人生朝气蓬勃的时期，富于理想和抱负，对未来充满憧憬，对学校、职业、婚姻和家庭有美好的设想，而健康的体魄是实现这些愿望的基础。因此，青年人对于自己患病这一事实往往感到很大的震惊，很难接受，会显得格外紧张、焦虑和不安。疾病初期，他们一般不相信医生对疾病的诊断结果，否认自己得病，直到感到不舒服或体力不支时，才逐渐认同。

（2）主观感觉异常　青年人朝气蓬勃、活泼好动，住院后医院环境相对封闭，其活动将受到一定限制，而且一旦承认自己患病的事实，主观感觉会变得异常敏锐、好奇、有顾虑。

（3）情绪不稳定　青年个体对疾病的情绪反应强烈而不稳定，又不善于调节，病情稍有好转就盲目乐观，不想认真执行康复计划。但病程稍长或出现后遗症时，又易自暴自弃、悲观失望，从一个极端走向另一个极端，情绪变得异常敏感而捉摸不定。

（4）寂寞和孤独　青年人需要刺激感和新鲜感，生病后，离开熟悉的家庭和学校环境，住进陌生的医院，远离了家人、同学和朋友，默默忍受疾病的折磨。他们会感到茫然、孤独、寂寞和无聊，会因感知觉单调和获得外界信息的减少而更加烦闷、不安。

2. 青年康复患者的心理康复

（1）消除孤独感　青年人向群性强、重友谊，具有共同的语言和兴趣、爱好，康复人员最好把青年患者安排在同一时间进行康复训练，便于他们交流思想，增进友谊，激发他

们对生活的热情，有利于他们消除孤独感、空虚感。

（2）采用认知疗法　康复人员应针对青年人的性格、文化层次、经历的不同，采取消除疑虑、说服安慰、启发建议、激励鼓舞等方式，引导他们正确对待人生道路上的挫折，认识理想与现实之间的辩证关系，使患者发挥自身内在潜力，帮助他们客观地面对疾病。

（3）满足心理需求　康复人员应主动征询患者的疑问，及时解答，满足青年人探索心理的需要。

（4）尊重人格　康复人员应注意尊重他们的人格，调动患者积极性。对于他们主动配合康复计划的表现，应多加表扬鼓励，对不良行为要恰当地批评。

（5）关注情绪　青年患者心理活动错综复杂，变化无常，有明显的两极性。要密切观察其情绪状态，及时调整他们的心境，多给予心理支持，耐心疏导，预防可能发生的不良后果。

考点提示　青年康复患者的心理特征与心理康复。

三、中年康复患者的心理特征与心理康复

1. 中年康复患者的心理特征

（1）精神压力大　中年人是社会的中坚、家庭的主导，有较强的责任感，同时家庭负担也重，所以患病后精神压力大。轻者焦虑、抑郁，重者悲观、激愤。他们为自己的工作、事业的损失而忧虑，为今后能否坚持工作而担心。

（2）疑心重　中年人在体力和精力上都达到了顶点，开始向老年期过渡，体力的减弱使人感到"未老先衰"。有些中年人常常怀疑自己得了不治之症，对医生的治疗和仪器检查疑虑重重。

（3）行为退化　中年患者可表现行为退化，以自我为中心，希望医护人员多照顾自己。兴趣转移，情感脆弱，好发脾气。有的自主神经功能紊乱，出现更年期综合征。

（4）理智感强　中年人的道德感、理智感和美感都比较成熟，对现实有自己的见解，自我评价明确，自我意识发展有较高的水平，对挫折的耐受力和疾病的承受力较强，他们能较好地配合治疗和护理。

2. 中年康复患者的心理康复

（1）充分激发自身能动作用　中年人对现实有自己的见解，自我意识发展到较高水平，对躯体疼痛与精神挫折的忍耐力一般都较强，可以较好地配合治疗和康复。中年患者有很强的自主性、独立性，在进行康复时应充分发挥其自身的能动作用。

（2）支持性心理疏导　预后不良或患了绝症的中年人，往往陷于悲观失望的境地，认为生活已无希望，价值感丧失，产生绝望心理。康复过程中，对他们表示深切同情并给予开导是康复人员特别突出的任务。临床上常能见到不少中年患者，病前也很善于开导别人，但自己遭受疾病挫折后，反而不够理智。因此，有效地对此类患者进行心理调整和心理疏导，是整个治疗和护理工作的重要内容。

（3）行为矫正训练　中年人往往有较稳定的行为模式和不利于治疗的生活习惯，如爱熬夜、吸烟、喝酒、饮食嗜好等，对这些行为可借助适当的心理治疗加以矫正或训练。

（4）平稳度过更年期　对更年期患者，康复人员应引导患者正确认识衰老是不可抗拒的自然规律，指导患者正确对待更年期的生理变化，消除不必要的顾虑和思想负担，缓解紧张、

焦虑情绪。为患者创造良好的治疗和康复环境，教会患者调控自己的情绪，保持有规律的生活，鼓励其积极参加文娱活动、身体锻炼，提高机体的抗病能力，以平稳度过更年期。

（5）寻求社会支持，树立自信心　康复人员应积极主动向患者的家属、工作单位建议，妥善安排患者所牵挂的人和事，尽量减少患者在治疗养病期间的后顾之忧。此外，引导患者消除心理矛盾，解除猜疑，一旦产生某些症状，应消除对它们的恐惧和疑虑，树立治好疾病的信心。

考点提示　中年康复患者的心理特征与心理康复。

四、老年康复患者的心理特征与心理康复

1. 老年康复患者的心理特征

（1）否认　老年患者由于害怕自己年老体病，遭家人的嫌弃而拒绝承认有病，拒绝就医。

（2）强烈的自尊　老年患者一般自尊心较强，希望得到医生、康复人员的尊敬和关怀，当这些需求得到满足时，会感到愉快；一旦受到冷落，老年人会因病而失去"独立"能力而感到悲观，表现出不耐烦、易激惹、不服从安排、争强好胜等。

（3）恐惧和焦虑　由于老年人的各种功能下降，老年患者对病情的估计多比较悲观，某些疾病的急性期可给患者造成巨大的心理压力，对痊愈的信心不大，表现为焦虑不安。当意识到病情较重而死亡有可能来临时，可出现恐惧、易激惹等情绪反应。

（4）失落和孤独　老年人富于眷恋之情，常不愿离开自己温馨的家庭。此外，一些现代老年患者常因自己资历老、贡献大、经济好，在位时与退休后角色的反差，心里难免产生失落感。脾气就比较暴躁，顺从性较差，喜欢周围的人能尊重并恭顺他们，表现为自以为是、固执己见、独断专行、易激惹、好挑剔责备他人。有的老年患者特别害怕孤独寂寞，住院后，由于生活单调，远离家人和朋友，与家人及外界缺乏情感交流和心理沟通，孤独感和疏离感会加重，患者常常易产生被抛弃感。

（5）敏感和多疑　老年患者敏感多疑，经常恶性联想，推测自己的病情很严重，常把一些无关的症状和自己联系起来，又怀疑医护人员和亲人对自己隐瞒病情，周围一个细小的动作、一句无意的话语，都可能引起他的猜疑，加重其心理负担，从而影响治疗。

（6）疑老和悲观　老年人的心、脑及其他器官趋于衰退和功能下降，会常常感到力不从心和老而无用，由于病情反复、治疗效果不明显，从而产生悲观与自责。多表现为意志消沉、不愿与人交往或交谈，对治疗及疾病的转归表现漠然，不愿接受治疗和护理，消极地等待"最后的归宿"。

（7）抑郁　老年患者常见的一种负性情绪。研究表明，老年住院患者抑郁症状发生率为42%，且肾内及神经内科患者较其他患者抑郁症状更为突出。

2. 老年康复患者的心理康复

（1）建立良好的治疗关系　良好的治疗关系是取得医患相互信任、开展心理康复的前提条件。虽然许多老年人由于自己的尊严及独立的人格，有时很难拉下面子求助于康复治疗人员，但越来越多的患者希望得到康复治疗人员的帮助，他们的温暖、体贴、幽默等可对患者产生积极的影响。因此，康复治疗人员应在倾听、温暖、共情、尊重的基础上，与患者建立良好的治疗关系。

（2）心理支持疗法　主要包括认知疗法和行为治疗。①认知疗法：通过改变患者的认知过程和观念来纠正患者适应不良的行为。通过认知疗法，使患者改变自己不合理的思考方式，更新观念，保持年轻的心态，学会调控情绪，学习幽默谈吐，释放不良情绪。②行

为治疗：通过系统脱敏疗法、暴露疗法、厌恶疗法等纠正患者不良行为，通过模仿学习、强化法等帮助患者适应老年生活。

（3）家庭支持　家庭是老年人活动的主要场所和享受天伦之乐的地方，和睦的家庭气氛、融洽的家庭关系是消除老年人孤独、寂寞感，使他们感到幸福快乐、拥有良好情绪的重要保证。作为康复人员，要努力帮助老年康复患者营造融洽的代际关系，适时适度调适老年夫妻关系，对于丧偶老人，帮助他们正确对待再婚问题。

（4）社会支持　①加强人际交流：为了避免孤独和寂寞，老年人应走出家门，广交朋友，尤其是要有几个知己。通过交友，交流思想、排忧解难，得到真正的友谊和真诚的关心。②帮助适应社会角色：老年人离、退休后，在社会上、家庭中的角色和地位均与以往不同，生活空间也明显缩小。为了帮助老年人尽快适应离、退休生活，一方面老年人在离、退休前要有充分的心理准备；另一方面，离、退休后应重新调整和建立新的社会和家庭角色，培养新的兴趣和爱好，积极参与有意义的社会活动。

考点提示　老年康复患者的心理特征与心理康复。

本章小结

本章通过对康复患者的一般心理需要与心理反应、心理康复概述及不同年龄阶段康复患者的心理特征与心理康复的介绍，使学生了解康复患者的心理状态，学会对不同年龄阶段康复患者进行心理康复。学习重点是康复患者的一般心理需要与心理反应、不同年龄阶段康复患者的心理特征与心理康复；难点是不同年龄阶段康复患者的心理特征与心理康复。通过学习，使学生明白随着生物－心理－社会医学模式的建立，仅仅从生理角度帮助患者进行康复已经远远不能达到良好的效果，要从生物、心理、社会三个方面帮助患者康复，而其中心理康复的作用已经越来越重要。

习　题

扫码"练一练"

一、选择题

1. 康复患者一般的心理需要不包括（　　）

A. 生理需要　　　　　　　　　　B. 安全需要

C. 归属与爱的需要　　　　　　　D. 尊重的需要

E. 信息的需要

2. 通常情况下，康复患者的第一需要是（　　）

A. 生理需要　　　　　　　　　　B. 康复的需要

C. 归属与爱的需要　　　　　　　D. 尊重的需要

E. 自我实现的需要

3. 某患者，住院后总觉得医护人员瞧不起自己，在进行康复训练时不尽心尽力，这说明患者的哪一需要没有得到满足（　　）

A. 生理需要　　　　　　　　　　B. 安全需要

C. 归属与爱的需要   D. 尊重的需要

E. 自我实现的需要

4. 下列哪项不是康复患者常见的情绪反应（　　）

A. 焦虑   B. 抑郁

C. 恐惧   D. 愤怒

E. 感知觉异常

5. 下列哪项不是康复患者常见的认知反应（　　）

A. 感知觉异常   B. 记忆障碍

C. 自我评价降低   D. 恐惧

E. 猜疑

6. 下列哪项不是康复患者常见的行为反应（　　）

A. 逃避与回避   B. 退化与依赖

C. 自我评价降低   D. 无助与可怜

E. 物质滥用

7. 针对患儿的皮肤饥饿感，可采用的心理康复方法是（　　）

A. 认知疗法   B. 行为治疗

C. 抚触   D. 沙盘游戏治疗

E. 艺术治疗

8. 下列哪项不是特殊儿童的一般心理特征（　　）

A. 抑郁   B. 自卑

C. 孤僻   D. 依赖

E. 易激惹

9. 下列哪项不是特殊儿童常用的心理康复方法（　　）

A. 认知疗法   B. 游戏治疗

C. 感觉统合训练   D. 沙盘游戏治疗

E. 艺术治疗

10. 下列哪项不是老年患者常见的心理特征（　　）

A. 强烈的自尊   B. 理智感强

C. 失落和孤独   D. 敏感和多疑

E. 疑老和悲观

二、思考题

患者，女，48 岁，已婚，本科学历，患左乳腺增生 10 余年。起初，觉得不严重，没有重视，近 1 个月明显增大，被确诊为左乳腺癌。疾病确诊后，患者一直处于绝望中，情绪低落，高度恐慌，不能自拔，常说"死神已降临到自己头上"，对家人产生留恋、愧疚和牵挂之感。

思考：

1. 患者出现了哪些心理反应？

2. 如何对该患者进行心理康复？

（杨　阳）

第九章

临床常见病症患者的心理康复

学习目标

1. **掌握** 临床常见病症患者的心理特点及心理康复与治疗技术。
2. **熟悉** 临床常见病症患者的心理问题及影响因素。
3. **了解** 临床常见病症的病因与发病机制。
4. 具有识别临床常见病症患者不良心理状态并进行初步干预的能力。
5. 养成对临床常见病症患者不良心理状态敏锐的洞察力。

慢性疼痛、睡眠障碍以及各种难愈的心身功能性障碍，是康复科最常见病症，也是伤残患者的主要症状。这些临床常见病症由个体生理功能改变引起，但常常由于社会心理因素而加重，同时它们又会导致个体认知、情绪等心理活动进一步发生变化，进而影响生理的康复。如慢性疼痛患者常常会因疼痛而产生睡眠障碍，睡眠障碍会影响患者的精力状态，容易诱发焦虑抑郁等情绪障碍，这些情绪障碍又会影响患者对疼痛的感知和耐受力，于是形成恶性循环。因此这些临床病症的心理评估与干预必须引起康复工作人员的重视并进行及时的心理干预。

第一节　疼痛患者的心理康复

🩺 案例讨论

【案例】

张某，女，家政服务员，54 岁，主诉全身疼痛 1 年多。1 年前因工作时摔倒拉伤，曾经在当地医院骨伤科诊治。出院后患者开始辗转各医院求医，疼痛却未见缓解。在求医过程中，她越来越关注自己的病情，每天都被疼痛折磨得无法入睡，甚至感到漫漫长夜疼痛愈加严重。睡眠质量下降使她身心俱疲，久而久之开始恐惧夜幕的降临，躺下就开始担心无法入睡，并开始服用安眠药。近 1 个月来，患者每天必须服用 3mg 艾司唑仑才能入睡，白天偶发心动过速，又开始担心安眠药的副作用，痛苦不堪。

【讨论】

1. 试分析与该患者疼痛相关的心理社会因素？
2. 该患者的心理康复应该从什么方面入手？

一、疼痛患者的心理特点

疼痛是继呼吸、脉搏、体温、血压等四大生命体征之后的又一生命指征。根据国际疼痛研究学会（IASP）定义：疼痛是与实际或潜在的组织损伤相关联的不愉快感觉和情绪体验，或用这类组织损伤的词汇来描述的自觉症状。换言之，疼痛是一种机体内在的主观感觉和体验，同时还伴有不愉快的情感体验。它不仅是一个生理过程，同时也是一个复杂的心理过程。

（一）疼痛的临床类型

疼痛种类繁多，按发生及持续时间可分为急性疼痛（acute pain）和慢性疼痛（chronic pain）。

1. 急性疼痛　新近产生并持续时间较短的疼痛。急性疼痛通常与损伤或疾病有关，包括手术后疼痛，创伤、烧伤后疼痛，分娩痛，心绞痛、胆绞痛、肾绞痛等内脏痛，骨折痛，牙痛等。

2. 慢性疼痛　在受伤组织或器官痊愈之后仍持续存在的非恶性疼痛，临床上通常以 3 个月为病程标准，主要包括：①有明确的损伤等基础疾病，如慢性关节炎；②有相对明确的神经病理学基础，如带状疱疹后遗神经痛、幻肢痛和复杂性局部痛综合征；③特发性疼痛，包括骨骼肌肉痛综合征、非特异性面痛等。在评估时应仔细询问病史以排除癌性疼痛、精神病及其他重大躯体疾病。

慢性疼痛常有以下特点：①慢性疼痛作为症状综合征，其病因非常复杂，既可以是先天性的，也可以是后天性的；既可以是由躯体疾病所致，也可以由精神疾病引起。②疼痛常与其基础病变不相符或没有可以解释的器质性病变。③其发生、发展、持续或加重与心理因素如焦虑、抑郁、情绪应激等密切相关。④疼痛部位常常不只限于一处，可以是多个部位，慢性疼痛最常见的部位是头部，其次是腰腿部。⑤其表现形式多为持续性的钝性疼痛，可有不规则的波动。

考点提示　疼痛的临床类型。

（二）影响疼痛的因素

研究发现，疼痛的感受和忍耐程度受感觉、情感、认知评价影响，且与人的人格特征有关。

1. 年龄　一般儿童的疼痛感受性较高，特别是受到更多关注的儿童；成年人的疼痛感受性处于稳定水平；老年人的疼痛感受性也较高。

2. 社会文化背景　不同的社会文化背景使人对疼痛的感受和表达有所不同。在推崇勇敢和忍耐精神的文化氛围中，人更善于耐受疼痛。患者的文化教养也会影响其对疼痛的反应和表达方式。

3. 个人的经历　曾反复经受疼痛折磨的人会对疼痛产生恐惧心理，对疼痛的敏感性会增强。他人的疼痛经历也对人有一定作用，如手术患者的疼痛会对同病室将要做相同手术的患者带来恐惧心理，增强敏感性。

4. 注意　对疼痛的感受与人的注意力集中的程度密切相关。当注意力高度集中于某件事时，痛觉可以减轻甚至消失。

5. 情绪　可以改变患者对疼痛的反应，积极的情绪可以减轻疼痛，消极的情绪可使疼痛加剧。如恐惧、焦虑、悲伤、失望等消极情绪常使疼痛加剧，而疼痛加剧又会使情绪进一步恶化，形成恶性循环。反之，愉快和信心常可减轻患者的疼痛感受。

6. 人格　不同的人格特质可能改变疼痛程度的主观体验和疼痛持续的时间。性格外向和稳定的人疼痛阈限较高，耐受性强；内向和神经质的人，易受其他疼痛者的暗示。

（三）疼痛患者的心理状态

疼痛受多种因素的影响，这些因素会直接或间接地影响患者的疼痛强度及心理状态。了解各因素影响下的慢性疼痛患者常出现的心理状态，有的放矢地调节患者心理，使患者早日康复。

1. 睡眠障碍　疼痛患者经常出现的问题。疼痛本身容易影响入睡时间和睡眠质量，而睡眠不足导致的疲乏、精力不足和缺乏动力会影响患者的心境状态，加重患者的抑郁和焦虑。而身心疲乏和负性情绪又会影响患者的疼痛感知和对疼痛的耐受能力，形成恶性循环。

2. 抑郁　长期慢性疼痛常导致持续性心境低落，甚至感到"不会再快乐起来了"。抑郁障碍也容易导致人对疼痛的感知和对疼痛的耐受力。这两种因果关系的共同作用导致慢性疼痛患者常常会被发现处于抑郁情绪当中，甚至诊断为抑郁症。

3. 焦虑　受到慢性疼痛影响的患者常常具有对特定疼痛的恐惧 – 回避思维，如关节炎患者常常会避免活动受到病变影响的肢体，而一旦产生疼痛就会加重对下一次疼痛来临的担心。这些特点导致了慢性疼痛患者常常伴发各类焦虑障碍。

4. 物质滥用　止痛药，尤其是阿片类止痛药的长期使用往往带来成瘾、耐受性、依赖性等问题。

（四）疼痛的评定

疼痛是临床常见症状，简便实用的评定方法在病情的判断、指导治疗、观察评估和预后估计等方面十分重要，下面介绍 2 种与心理相关的疼痛评定方法。

1. 面部表情测量图　如 Wong – Baker 的面部表情疼痛量表，使用 6 张面孔来表征不同的疼痛程度，要求患者选择能够代表自己疼痛程度的表情。这种方法简单直观，主要适用于 3 岁及以上的儿童。

2. 疼痛特性的评定　适用于需要对疼痛特性进行评定、合并存在疼痛心理问题者。多采用多因素疼痛调查问卷评分法，根据疼痛的生理感觉、患者情感因素和认识成分等多方面因素设计而成。其中 McGill 疼痛问卷及简式 McGill 疼痛问卷（short – form of McGill pain questionnaire，SF – MPQ）较为常用。

McGill 疼痛问卷（McGill pain questionnaire，MPQ）是由 Melzack 和 Torgerson 在 1971 年提出的评定疼痛的方法，包括 4 类 20 组疼痛描述词，从感觉、情感、评价和其他相关类 4 个方面，以及现时疼痛强度进行较全面地评定。

简式 McGill 疼痛问卷由 11 个感觉类和 4 个情感类描述词以及现时疼痛强度（present pain intensity，PPI）和视觉模拟评分（VAS）组成，每个描述词以 0~3 分进行 4 个强度分级。SF – MPQ 对各种疼痛治疗产生的临床变化敏感，对癌痛等慢性疼痛也能量化评定，但所需时间较长。

二、疼痛患者的心理康复与治疗技术

疼痛，尤其是慢性疼痛，原因比较复杂，影响因素较多。所以，除对机体的组织损伤给予有效的治疗措施外，结合心理康复发挥心身的协同作用，具有良好的疗效。

1. 安慰剂与安慰剂效应　"安慰剂"一词从 18 世纪开始使用，作为模仿药物的代名词。

安慰剂效应是通过患者的信念起作用的。到目前为止，普遍认为安慰剂的作用取决于受试者的期望，依赖于患者自身的文化、背景、经验和人格。如果相信和服从医生疗效会提高，而对医生有敌意则会降低疗效。

2. 放松与生物反馈　放松是一种综合的生理反应，可以普遍降低交感神经系统及代谢活性，从而减轻疼痛。生物反馈则是对一个感觉信号（通常是视觉和听觉）的显示。目前最常用的是肌肉收缩疼痛中的 EMG 反馈，其次是偏头痛的血管反馈的应用。对于一些难治性疼痛，采取这种方法可以随意改变骨骼肌的紧张程度，放松肌肉，改变原来自主神经支配的器官的活动状态。

3. 认知行为疗法　1983 年，Turk 等人提出了"认知行为疗法"。强调一个人如何想，很大程度上决定他如何感觉和行为。重视患者的思想、情感、信念和行为的本质及其变化。认知 – 行为疗法直接关注认知过程，同样也注重情感、环境和感觉现象。有 100 多项关于多种类型疼痛的研究中，已经证明该方法的有效性，是一种很有前途的治疗方法。

4. 行为自我控制训练　帮助患者矫正不恰当的疼痛行为表现，如鼓励患者的积极行为表现，还可动员患者家属共同做好此项工作。

5. 呼吸止痛法　疼痛时深吸一口气，然后慢慢呼出，而后慢慢吸慢慢呼，呼吸时双目闭合，想象新鲜空气缓慢进入肺中。

6. 分散注意力　分散患者对疼痛的注意力，可使其疼痛处于抑制状态，减轻其疼痛的感受强度。如看电视、相互交谈、读书看报等，把注意力转移到其他事物上，疼痛就会减轻甚至消失。

7. 刺激健侧皮肤法　患侧疼痛时，可以刺激痛区对侧的健康皮肤，以分散患者对患处疼痛的注意，如左臂痛，可以刺激右臂，刺激的方法如按摩、捏挤、冷敷、涂清凉油等。

8. 暗示　当患者疼痛剧烈时，应让患者了解疼痛是机体的一种保护性反应，说明机体正处在调整状态，疼痛感是暂时的，鼓励患者增强与疼痛抗争的信心。消极暗示可引发或增加疼痛；积极暗示却能减轻或消除疼痛。故采用积极暗示可使患者放松、消除紧张，提高其痛阈值，对减轻疼痛或止痛有良好效果。如使用安慰剂，配合自我暗示法，或合理利用某些医生的权威均可有效缓解疼痛。

9. 指导想象　嘱患者集中注意力想象自己身处一个意境或风景，再配以优美音乐，可起到松弛和减轻疼痛的作用。做诱导性想象前，让患者先行有节律的深呼吸，通过自我意识集中注意力，放松全身各部分肌肉，对减轻疼痛强度、增加耐痛力具有良好效果。

知识链接

引导式音乐想象

引导式音乐想象治疗是接受式音乐治疗的方式之一，主要方法为患者在音乐治疗师的言语引导下聆听美好抒情并富于情景描绘特点的音乐进行想象。

音乐对人的情绪影响非常有力，因此在患者聆听音乐时给予言语引导，能够减轻或消除负面情绪，建立和强化安全感、放松感和良好的自我体验。对于慢性疼痛的患者，使用引导式音乐想象治疗能够减轻负面情绪，激发积极情绪，以减轻患者对疼痛的感受性并提高对疼痛的耐受力。

第二节　睡眠障碍患者的心理康复

案例讨论

【案例】

　　张某，女，21岁，某高校大二学生。主诉反复入睡困难2年余。患者自幼聪明伶俐，学习成绩一直很好，性格要强，认为自己是父母的骄傲，对自己要求很严格。高三时举家搬入新家，不料新房隔音不佳，隔壁邻居起居的声音常使患者无法入睡，每天睡觉前都会害怕无法睡着，渐渐发展到即使某日邻居未发出声音，患者也因害怕被惊醒而无法入睡。高考后，患者住到大学宿舍里，室友睡得较晚，患者无法入睡又不好意思提，就自己忍着，越忍越难受，等室友入睡后患者就睡不着了。于是入睡困难的情况越来越严重，每天都恐惧晚上的入睡，白天精神不佳，听课效率很低。

【讨论】

　　该患者出现了哪些异常心理状态？

　　睡眠障碍是指睡眠量的异常以及睡眠质量的异常或在睡眠时发生某些临床症状，如睡眠减少或睡眠过多、梦行症等。根据美国精神医学会DSM—Ⅳ对睡眠障碍的定义，睡眠障碍包括2个要点：①连续睡眠障碍时间长达1个月以上；②睡眠障碍的程度足以造成主观的疲惫、焦虑或客观的工作效率下降、角色功能损伤。

　　常见的睡眠障碍如下：①失眠，睡得太少或睡醒后觉得没睡够、难以入睡、半夜睡觉或睡眠质量不好；②嗜睡，睡得太多，整体睡眠时间已经足够，但是该清醒时还在打盹，例如"睡眠呼吸暂停综合征"的患者；③类睡症（parasomnia），睡眠时或前后出现异常的行为，如梦游、噩梦惊醒（梦魇）、遗尿、夜惊。

考点提示　常见睡眠障碍的种类。

一、睡眠障碍患者的心理特点

　　1. 焦虑　患者睡眠质量差，包括难以入睡、睡眠不深、易醒、多梦、早醒、醒后不易再睡、醒后不适感、疲乏，或白天困倦，由此引发患者焦虑。

　　2. 抑郁　精神紧张、焦虑、恐惧、兴奋等可引起短暂失眠，主要为入眠困难及易惊醒，精神因素解除后，失眠即可改善。神经衰弱患者常诉说入眠困难，睡眠不深、多梦，但脑电图记录上显示睡眠时间并不减少，而觉醒的时间和次数有所增加，这类患者常有头痛、头晕、健忘、乏力、易激动，长时间的睡眠障碍会引起患者抑郁。睡眠障碍往往会引起情绪不稳定，记忆力减退，免疫力降低，血压升高等症状。长此以往，将改变人们的生物节律，引发食欲减退、内分泌功能紊乱，如不能有效治疗会患上抑郁症等精神以及神经方面的疾病。

　　3. 恐惧　许多失眠患者都有"失眠期特性焦虑"，晚上一上床就害怕失眠，或是尽力去让自己快入睡，结果适得其反。人的大脑皮质的高级神经活动有兴奋与抑制两个过程。白天大脑皮质细胞处于兴奋状态，工作一天后，就需要休整，进入抑制状态而睡眠，待休整一夜后，又自然；转为清醒。大脑皮质的兴奋与抑制相互协调，交替形成周而复始的睡眠节律。"怕失眠，想入睡"本意是想睡，但"怕失眠，想入睡"的愿望，本身会使皮质细胞兴奋，因此，越怕失眠，越想入睡，脑细胞就越兴奋，故而就更加失眠，如此恶性循环而加重症状。

4. 精神活动效率下降　睡眠障碍妨碍社会功能，由于入睡困难、睡眠不深，甚至彻夜不眠或睡眠过多都会不同程度地影响人的精力，出现头痛、头晕、健忘、乏力、易激动等精神衰弱的症状，无法集中精力去完成日常工作及活动，使患者社会功能受到影响。

二、睡眠障碍患者的心理康复与治疗技术

睡眠障碍的治疗方法包括药物治疗、心理治疗和电睡眠等。以临床常见的睡眠障碍失眠症为例。

1. 支持性心理治疗　康复治疗师鼓励患者谈出自己的问题，听取叙述，然后提出建议、指导或劝告，帮助来访者渡过或克服危机。当患者面临压力、挫折等无法克服的困难和事件而导致失眠时，则应帮助他们面对现实、接受事实，并进行自我调适。最基本的治疗技巧有耐心倾听、解释指导、鼓励保证、语言暗示、摆正关系。

2. 认知行为疗法

（1）放松训练　各种心理社会因素引起的非器质性睡眠与觉醒障碍，常采用放松疗法，以摆脱困境，消除紧张、焦虑情绪。常见的方法有腹式呼吸放松法，渐进式肌肉放松训练、自我暗示。

📋 **知识链接**

渐进式肌肉放松训练

渐进式肌肉放松训练是指应用肌肉紧张和放松交替的锻炼以达到入睡时的深度松弛训练。

1. 找一个安静的地方，舒适地躺着或坐着，深呼吸三次，每次都慢慢地呼气。呼气时，想象身体的紧张开始消除。

2. 先使肌肉紧张，保持5~7秒，注意肌肉紧张时所产生的感觉。紧接着很快地使紧张的肌肉彻底放松，并细心体察放松时肌肉有什么感觉。每部分肌肉一张一弛做两遍，然后对那些感到未彻底放松的肌肉，依照上述方法再行训练。当使一部分肌肉进行一张一弛的训练时，尽量使其他肌肉保持放松。

3. 放松顺序：优势的手、前臂和肱二头肌—非优势的手、前臂和肱二头肌—前额—眼—颈和咽喉部（双臂向前，双臂向后，耸肩）—肩背部—胸—腹—臀部—大腿—小腿（脚尖向上，脚尖向下）—脚（内收外展）。

（2）刺激控制疗法　主要操作要点：①无论夜里睡了多久，每天都坚持在固定的时间起床；②只在卧室内睡眠，除了睡眠外，不在床上或卧室内做任何事情；③醒来后的15~20分钟一定要离开卧室；④在感到困倦时才上床。

（3）控制程序疗法　包括控制入睡时间、起床时间、觉醒刺激、每天最少需要睡眠时

间和紧张刺激。反常意向法，要求患者自己尽可能长时间地保持觉醒，目的是制止执意想要入睡而通常可能产生的相反意向。

（4）生物反馈法　有肌电图生物反馈和感觉运动皮质反馈两种，前者对有焦虑的入睡困难型失眠疗效较好，而后者对无焦虑的易醒型失眠疗效较好。

3. 药物治疗　通常采用镇静安眠类药物，应用安眠药物时要根据不同的失眠类型选择用药。对入睡和保持睡眠困难者可选用作用快的药物，如司可巴比妥（速可眠）、硝西泮等；对晨醒过早者可选用作用时间长的药物如巴比妥等。药物治疗一般在 1～2 周后就会减效，不宜长期应用，长期服用可致镇静安眠药依赖。应用大剂量安眠药在停药前应适当逐步减量，否则会产生严重的精神障碍与惊厥。对原因不明的失眠患者，应解除其顾虑，使患者明白人体在无特殊原因的情况下能自身调节而获得所需的睡眠。嗜睡症必要时可在医生指导下给予小剂量的精神兴奋药物，如苯丙胺和哌甲酯等。

4. 针对病因治疗　对伴有严重躯体疾病以及焦虑抑郁等心理障碍的失眠患者，在治疗失眠的同时应治疗与失眠互为因果的疾病，通过标本兼治可取得切实的效果。躯体疾病引起的睡眠障碍大多随着疾病的治疗而得到改善。如是精神病患者，应尽快控制精神症状；如因环境造成的失眠，应避免或消除周围环境中的不安静因素，如睡眠时他人的活动要轻柔，避免响声，勿大声说话等。

5. 养成良好的睡眠习惯　制订适宜的作息时间，白天起床活动，参加力所能及的体力劳动或体育锻炼，防止白天贪睡而夜间不眠。此外，睡前不喝浓茶、不服用兴奋剂（如咖啡等），睡前避免大脑皮质过度兴奋，如看惊险小说、电视及无休止的闲聊。

6. 其他　保持床铺平整、舒适、温暖，保持适宜的温度、湿度，空气流通。做好睡前的准备作，如洗脚、沐浴，对夜游者采取必要的医疗措施，以防发生意外。

第三节　言语、吞咽障碍患者的心理康复

扫码"学一学"

案例讨论

【案例】

李某，男，38 岁，爱运动，身体素质佳，从事程序开发工作。精力充沛，属工作狂型，做什么事情都不觉得累。患者 1 年前经历了母亲突发脑出血住院，之后护理加夜班导致患者在两个多月时间里平均每天睡眠不足 4 小时。母亲病故后，患者悲痛时会偷偷落泪，自觉嗓子"梗阻"。半年前，患者感觉喉痛并出现明显的喉部异物感，在医院被诊为感冒引起喉咙发炎，点滴阿奇霉素+替硝唑 5 天，嗓子见好。之后因喉部异物感致吞咽不畅反复求医，均未见明显异常。发病后患者体重明显下降，生活质量降低，工作效率降低，因反复求医却不能明确诊断，治疗也无明显效果，每天一到吃饭时间就很紧张，必须要遵循一定的流程进行才能缓解吞咽困难和喉部异物感。

【讨论】

该患者出现了哪些异常心理状态？

一、言语障碍患者的心理康复

言语障碍可分为器质性言语障碍及功能性言语障碍。器质性言语障碍包括失语症、构音障碍、儿童语言发育迟缓、发声障碍和口吃等。主要由于大脑损伤、大脑功能发育不全、神经肌肉病变、构音器官异常等原因造成。功能性言语障碍包括功能性构音障碍、功能性癔症、应激障碍、抑郁症、精神分裂症，不存在任何运动障碍、听力障碍和形态异常，由心理因素引起的言语障碍。

（一）言语障碍患者的心理特点

言语障碍出现后，患者的听说读写能力不同程度上受到影响，日常交流无法完成，而且突然的残疾会使患者无法接受，会表现出种种复杂的心理状态，表现形式如下。

1. 焦躁 多发生在疾病早期，患者突然失语和构音障碍，运动障碍，无法与人正常交流表达自己的意愿，不能适应角色改变而表现为焦虑不安、急躁，希望药到病除，易激惹，甚至对家人和医护人员发脾气。

2. 抑郁 患者因为言语障碍无法正常与人交流而感觉被人遗忘、忽略，表现为性格孤僻，对周围环境、家人和医护人员的关心表现淡漠。因为突然出现残疾，表现为不愉快、自我评价低、对周围环境缺乏兴趣，严重者则长时间、持久地闷闷不乐，自信心丧失、悲观失望、对生活失去兴趣，甚至出现自杀行为。

3. 孤独 患者因缺乏关爱，自己的想法和要求不能像以往一样自如地实现，不能通过语言向他人正常表达，使自己的日常所需得到满足，无法与人沟通而产生孤独感。

4. 抵触 患者经过早期药物治疗仍遗留残疾，而且康复疗程较长，恢复较慢，会认为本病无特效药，用药是一种浪费而拒绝服药、输液等药物治疗。

5. 失望 患者症状较重，用药治疗效果不佳，失去治疗的信心而表现为悲观、失望。

（二）言语障碍患者的心理康复与治疗技术

在言语障碍患者的心理康复中，由于语言交流有困难，可通过眼神、表情、行为来影响或改变患者的认知和情感，以减轻患者的痛苦，使其处于最佳心理状态，以利于疾病的治疗和康复，主要的心理康复措施如下。

1. 建立良好的治疗关系 治疗师与患者之间建立良好的治疗关系，取得患者的信任，是对言语障碍患者进行心理康复的先决条件和成功的关键。医护人员应有高度的责任心、熟练的操作技术，和蔼可亲的态度，细心观察患者的眼神、面部表情、动作，及时发现患者的需求和心理反应，及早处理解决。

2. 家庭心理支持 家属不良的心理往往会直接影响患者的心理状态，家属良好的心态，如稳定的情绪、关切的态度、精心的照顾，对患者起到鼓励和安抚作用，使其能在最佳心理状态下接受康复。

3. 培养患者表达自己需求、愿望的途径 患者虽然发生了言语障碍，很难通过言语方式实现正常的交流，但可用其他替代方式，如用眼神、面部表情、手势语、交流板等表达需求。

4. 有计划地进行语言功能康复训练 根据患者言语障碍类型、程度，患者的文化程度、性格等制订训练计划，并循序渐进地进行，对患者训练要进行耐心启发、指导和鼓励，帮助其克服自卑、害羞心理。

5. 社交心理治疗 把有言语障碍的患者聚集在一起，为患者提供一种积极的气氛及与其他患者接触的机会，每个患者都可以自由表达自己的情绪变化，并学会处理因失语症而造成的心理影响，互相鼓励、互相支持、互相学习，既加强了人际关系，也促进了整体康复。突破以往治疗中以治疗师为主、患者为辅的主动被动模式，使患者成为治疗的主体，充分调动患者的积极性。确定治疗目标，并根据难度分层次排列，使各种程度的患者能够在一个组中接受治疗。但在治疗中，患者的恢复程度各不相同，要及时调整患者心态，并调整小组。

考点提示 言语障碍的种类。

二、吞咽障碍患者的心理康复

吞咽障碍是指人体把食物（或液体）从口腔运送到胃的正常功能发生障碍，可由多种原因引起，其中，最常见于脑卒中，约占全部吞咽障碍的 25%。据文献报道，脑卒中急性期吞咽障碍的发生率为 41%，慢性期是 16%，脑干卒中的吞咽障碍的发生率高达 51%。此外，脑外伤、帕金森病、运动神经元疾病、口咽食管部恶性肿瘤等都可以导致吞咽障碍。并发吞咽障碍的患者因进食或进食方法不当，容易造成食物误吸、吸入性肺炎、营养不良、脱水甚至窒息，从而增加了患者的病死率。

（一）吞咽障碍患者的心理特点

吞咽障碍常见于口腔、咽、喉部的恶性肿瘤术后及脑卒中患者，患者最基本的生理需求受到影响，引发一系列的心理问题，多表现为烦躁、易怒、焦虑、抑郁、采取消极应对方式甚至拒食等，对患者的临床治疗和后继的康复都会产生影响，在治疗过程中表现为顾虑过多对预后的担心，普遍采取消极的应对方式，积极应对不足。患者可因吞咽障碍不能进食同时伴有部分感觉、运动障碍等症状而产生悲观、失望和厌世的绝望心理，致使生存信心下降，生活质量下降，病死率及致残率增加。不但影响患者的早期康复，甚至可使患者的生命受到威胁。

（二）吞咽障碍患者的心理康复与治疗技术

吞咽障碍患者的心理康复应贯穿治疗的全过程，做好心理调适是训练成功的基础和保证。临床观察显示，吞咽障碍患者在医护人员帮助下重享进食体验后，对进食困难的恐惧感消除或有所减轻，显示出心理指导和康复训练同步进行的重要性。

主要的心理康复措施如下。

1. 建立良好的治疗关系 有效的沟通和良好的医患关系，适时的健康教育和舒适的住院环境可以使患者增强自信心，积极配合治疗。采用心理支持疗法降低患者负性情绪，帮助患者正确面对疾病，学会向下比较，并认真回答患者提问，讲解有关疾病知识，介绍治疗进展，增进患者对疾病的了解及治疗的信心。

2. 心理支持 建立良好的家庭氛围和支持系统，对患者家属进行心理支持，降低其不良的心理反应，从而给患者积极的影响。

3. 针对病因治疗 对患者进行有计划的吞咽功能康复训练、增强吞咽功能，能够解除吞咽患者心理障碍的病因。康复训练时应以和蔼、认真、严肃的态度对待患者，训练时既要耐心地指导和鼓励又要严格要求，循序渐进地进行。如患者拒绝康复训练，则需给患者更多的心理支持、鼓励，进行目标引导、榜样示范，以此增强患者对康复训练的信心。

扫码"学一学"

第四节　排泄障碍患者的心理康复

排泄障碍主要有排尿障碍和排便障碍。排尿障碍主要包括尿频、尿急、尿失禁、尿潴留、不能正常诉说尿意；排便障碍主要包括大便失禁和便秘。抑郁、恐惧、高度紧张、情绪激动等会使大脑功能紊乱，致使排泄失控。此外，还受因病卧床、环境突然变化、场合不宜、饮食及水分摄入异常、运动不足等因素影响。

考点提示　排泄障碍的范畴。

一、排泄障碍患者的心理特点

1. 紧张、恐惧　当出现排泄障碍后，一方面，患者对突如其来的异常变化难以适应，加之不了解病情，担心病情严重、难以治愈而留下残疾，使自己的工作生活能力受到威胁，或担心经济负担加重，使自己陷入困境，从而成为家庭的累赘，害怕被家人遗弃；另一方面，排泄障碍可使患者感到痛苦、羞耻、困惑而丧失自信心，失去生活的意义，影响其日常生活及社会活动。

2. 烦躁、敏感　由于患者的日常工作、学习、生活和人际交往等受到严重影响，尤其是身体经常受到排泄物的污染导致潮湿及异味等刺激而未能及时得到特别照顾时，致使身体不适或痛苦，逐渐积累了烦躁情绪，最终产生愤怒。部分患者难以接受和顺应"患者角色"，不甘"任人摆布"。有的患病前有一定的社会地位和较好的家庭条件，有一定的优越感，当突然出现排泄障碍时，自尊心变得非常敏感，甚至别人不经意的一句话、一个表情、一个动作，都可给患者造成伤害。

3. 抑郁、焦虑　在长期的疾病治疗过程中，患者饱受排泄障碍带来的种种不便和痛苦，而且常常担忧康复的疗效和未来的生活，容易陷入抑郁、焦虑的情绪状态之中。尤其是年轻患者，怕别人另眼相看、鄙视自己，怕自己给他人带来麻烦，担心家庭、工作、婚姻、前途等会因此受到影响，对疾病的转归有强烈的心理期待。

知识拓展

老年性便秘

老年性便秘是老年人常见的排泄障碍。主要表现是排便次数减少和排便困难，许多患者的排便次数每周少于 2 次严重者长达 2～4 周才排便 1 次，主要病因是由于老年人的脏器功能已发生生理性衰退，肠道蠕动能力下降，易导致粪便滞留在肠道内，其直肠肌和腹肌亦发生萎缩，肌张力低下，致使排便无力，与老年人的运动量减少和膳食纤维摄入过少也有关系。

老年人本身容易因身体机能和社会功能的下降而导致自我效能感降低，而排便又是不愿意向子女和亲人启齿的问题，因此当老年性便秘的发生，老年人往往没有及时处理导致粪便长时间留存而结成硬块导致肠梗阻，或者大量使用泻药增加患结肠癌的风险。

因此，当老年人发生老年性便秘时，家人的支持与理解对于早期医疗干预意义重大。

4. 悲观、孤独 由于病情反复变化、疗效不佳，或由于家人、亲属或同事对其感情冷淡，缺乏同情和体贴，加之在医院这个特定的环境里暂时失去了往日家庭的"天伦之乐"，患者感觉到孤单，表现为沉默寡言、神志呆板、悲观失望、对生活失去信心，甚至产生轻生的念头。

二、排泄障碍患者的心理康复与治疗技术

1. 建立良好的治疗关系 康复治疗的基础是建立良好的医患关系，设身处地地站在患者的角度，深入了解患者的所思所想，给予充分的尊重和理解，帮助解决困难。告知患者通过正确治疗和科学锻炼，可逐渐得到康复，使患者摆脱烦恼，保持积极心态。鼓励患者要以宽容、豁达的心态面对疾病和生活，如此才有利于疾病康复。认真倾听患者的心理感受，适时地同情、关心、安慰、鼓励患者或通过一些身体语言如点头、手势、击掌等达到心理支持的目的。大量临床实践证明，高度的信任感、良好的医患关系是一切心理康复成功的保证。

2. 消除紧张恐惧心理 患者入院后尽量安排与同类疾病患者住在一个病房，病房内尽量家庭化，营造温馨轻松的氛围，配合精心的健康教育，让患者了解疾病的特点和转归，引导患者和病友交往，请治疗效果好的患者做示范教育，使患者减轻心理压力，保持情绪稳定，积极参与康复治疗。同时，要切实做好生活护理，帮助料理好日常生活，保持衣服、床铺整洁干燥，避免潮湿异味等不良刺激。对患者态度和蔼，做到微笑服务，尽量使用一些亲切的称呼，以缩短与患者之间的距离，增强信任感。

3. 家庭心理支持 做好患者家属亲友的工作，使患者家属能接受亲人的病症，给予充分的关爱和心理支持，使患者感受到来自亲人的力量，增加患者对生活的信心和亲友的眷恋，激发其对康复后美好生活的追求和向往。让患者及其重要亲人共同参与康复活动，适时给予患者及家属康复知识和技能的指导。

第五节 性功能障碍患者的心理康复

案例讨论

【案例】

王某，男，43岁，一次工伤后出现下半身截瘫，丧失劳动能力且无法与妻子进行夫妻生活。自从王某残疾后闷在家里，就开始胡思乱想，担心妻子离开自己。妻子和同事、朋友偶有聚会时，王某就担心妻子有了外遇。遂开始阻止妻子参加工作之余的任何社交活动。妻子苦不堪言。

【讨论】

性功能障碍可能对患者本人及其家庭关系产生哪些影响？

性功能障碍是指不能进行正常的性行为或在正常的性行为中不能获得满足，祖国医学常将其分为阳痿、早泄、遗精、不射精、阳强、阳冷、性欲亢进、性感异常等类型。临床常见的性功能障碍多数都无器质性病变，也即是说，性器官没有异常或病变，而是因为心

理因素造成的，因而在性学中常称性心理功能障碍。但有一些康复科常见病，如脊髓损伤、生殖器创伤、产后盆腔损伤等，也可能继发性功能障碍。因此，本节内容将讨论康复科常见性功能障碍患者的心理康复，包括男性勃起障碍和女性性欲望障碍。

一、男性勃起障碍

男性勃起障碍（erectile disorder，ED）又称阳痿（Impotence），是临床上最常见的男性性功能障碍。通常是指成年男性在有性刺激和性欲情况下，阴茎（持续至少 6 个月）不能勃起或勃起不坚，勃起时间短促，以致不能插入阴道完成性交过程，是最常见的一种男性性功能障碍。

（一）勃起功能障碍患者的病因

勃起障碍的病因较复杂，涉及神经、内分泌、血管系统、激素水平、心理状态等诸多因素。其中约 60% 的主要病因为精神心理因素，约有 30% 存在器质性病变。

1. 心理社会因素　ED 常见的心理因素以下 4 类：①个体发育中的性压抑；②对性的错误认识；③情感不和谐；④人际关系不协调。

2. 器质性因素　中枢系统、脊髓或外周组织和神经通路的疾病或损伤能够影响阴茎海绵体的功能。许多疾病都可以引起 ED。糖尿病患者 ED 的发生率较其他人高 2～5 倍；慢性肾功能衰竭患者由于尿毒症的影响，出现睾丸萎缩及睾酮水平下降，常发生 ED；骨盆骨折或瘫痪患者 ED 更为多见；手术后如前列腺摘除术，全膀胱切除术，直肠癌腹会阴联合切除术后都会发生 ED，甚至有些患者引起不可逆性生活丧失。

（二）勃起障碍患者的心理特点

男性功能障碍患者的心理特点主要是对于"性无能"的恐惧，进而影响伴侣或夫妻关系。因为对大部分男性而言，男性气质的自我概念都开始于对阴茎及其功能的关注。阴茎的不能勃起对男性的自我感和生活质量都有深刻的负面影响，进而可能影响伴侣双方的自尊和幸福感，甚至继发精神心理疾病。一旦患者勃起不能或勃起不充分而无法开始或维持性活动时，他就可能害怕下次性活动时再次出现勃起问题，即使进行病因治疗后，这种心理压力仍可能导致勃起问题持续存在。为了避免失败他们可能会对性活动产生逃避。久而久之，会出现性欲下降，甚至拒绝与伴侣亲密，这将会影响伴侣或夫妻关系。如果这种维持因素固化，即使是有效的药物治疗对他们也可能没有任何作用。

（三）勃起障碍患者的心理康复与治疗技术

ED 治疗首先要明确原因，才能作针对性治疗。如对非器质性障碍或疾病引起的 ED，应采用心理行为治疗。对由器质性疾病引起者应治疗其原发疾病，如糖尿病等。有些器质性 ED 病因不明确者，可使用阴茎假体植入手术。

勃起障碍常用心理康复与治疗技术包括以下内容。

1. 婚姻家庭咨询　ED 对夫妻关系具有破坏性的影响，可导致亲密接触和性活动的缺失，大部分夫妻可以从婚姻家庭咨询中获益。患者在接受其他治疗的同时可以根据他们的意愿选择是否接受婚姻家庭咨询。但是，当患者具有明显的社会心理和（或）夫妻关系问题时，应该要求进行正规的婚姻家庭咨询治疗。

2. 性心理行为训练　治疗 ED 的有效方法。即使是器质性 ED，在治疗原发疾病的基础上，也可用此法进行辅助或巩固治疗，以增进配偶性感交流，巩固疗效。该方法包括性心理训练、性行为训练和巩固训练阶段。

（1）性心理训练　开始训练时，配偶双方都要在医生的指导下学习科学的性知识，以消除对性行为的种种误解。ED患者往往对性交感到恐惧，这是一种操作性焦虑反应，通过神经肌肉渐进松弛训练，可减轻患者的焦虑，改变由焦虑引起的种种行为上的不适应表现。同时，使双方认识到要学会带着焦虑生活，以减轻其对性交的压力，并在训练过程中建立起良好的夫妻性爱关系。在性心理训练的过程中，为了使性交焦虑减轻到最低程度，应该完全停止性交。同时，配偶双方都要掌握松弛训练的方法，在出现焦虑时能够自己放松。如果有些患者和配偶的焦虑反应或抑郁反应较严重，可以在医生的指导下适当服用小剂量的抗焦虑或抗抑郁药物。用药原则是"小量、短程、随时调整剂量"。用药目标是将焦虑反应或抑郁反应降到中度以下。

（2）性行为训练　当配偶双方都对ED有了明确而一致的认识，有信心通过共同训练来克服，且情绪活动比较稳定时，即可进入性行为训练。性行为训练以"性感集中"为核心内容。

通过上述各阶段的训练，ED一般得到治愈。为了巩固疗效，应注意在以后的性生活中遵循性反应周期的基本规律，按照性心理行为训练中的基本活动进行。

二、女性性功能障碍

女性性功能障碍（female sexual dysfunction，FSD）是一种病因复杂的盆底功能障碍性疾病，总发生率为16%～57%。美国精神病学协会制定的DSM－V系统将FSD分为女性性欲－唤起障碍（female sexual interest-arousal disorder）、女性性高潮障碍（female orgasmic disorder）和性交疼痛障碍（genito-pelvic pain-penetration disorder）。

（一）性功能障碍患者的心理特点

对于男性和女性而言，性活动有着不同的功能与诱因。男性更愿意通过做爱来缓解自身压力以及感受性伴侣的力量，而女性较认可通过与伴侣做爱来表达其自身价值。而由于女性的性需求长期被社会文化环境所忽略，女性性欲望低下、性高潮障碍等性功能障碍常常难以得到重视，但这些障碍常常导致焦虑、抑郁等情绪障碍，进而影响患者与伴侣的关系。生殖器疼痛更会导致患者对性活动的恐惧与回避。

（二）性功能障碍的心理康复与治疗技术

盆底肌肉损伤是女性性功能障碍主要的器质性因素，因此，对女性性功能障碍进行干预首先要确认病因，使用电刺激、生物反馈、Kegel锻炼等疗法针对盆底肌肉的损伤进行病因治疗。同时，可以对患者进行心理干预。

女性性功能障碍常用心理康复与治疗技术如下。

1. 一般性教育　对妇女性功能的评估，首先应进行全面的临床问诊，查明患者性功能障碍的病因，确定诱发的原因、持续的时间及确定其痛苦的程度。应帮助患者与性伴侣了解生殖系统解剖和正常的性生理反应过程，让患者了解年龄增长和血管功能衰退所引起的性生理改变，强调一般健康状况与性功能的关系，并应向患者强调戒烟戒酒对维持或恢复性功能的重要性。女性形体差或自卑的问题也是导致其低性欲的因素之一，可以通过增加自我认识和提供积极的性体验加以改善。此外，由于性欲和性兴奋是交织在一起的，增强女性的性兴奋和性快乐技巧也会增加她的性动机。

2. 性疗法　一种专业的咨询或心理治疗，通过使用特定的技术来解决性欲、觉醒、性高潮和疼痛等问题。一般而言，性疗法是在个体、夫妇中进行的短期（约3个月）治疗。

性治疗通常包括心理教育、夫妇性敏感区认知和咨询。性治疗的核心是对夫妇进行性感集中疗法（sensate focus therapy），减少对性生活的回避和焦虑，提高性伙伴之间的性交流，应采用循序渐进的方式将双方重新引入性活动，增强彼此间亲密关系。

3. 认知行为治疗（CBT） 重点是识别和改变不正确的性行为和认知。不合理信念和错误思维方法是患者 FSD 之源，摆事实讲道理和布置作业，让患者纠正不合理的信念或错误推理方法，以达到治疗目的。

4. 基于正念的治疗（MBI） 治疗 FSD 潜在的有效方法。MBI 是将"注意当下"与"不作评判"作为核心思想与主要方法，MBI 与 CBT 不同之处是它专注于接受当前的思想和情绪，而 CBT 通常的目的是直接重构自己的思维。

5. 家庭系统治疗 出发点是基于性生活是家庭整体生活的组成部分。FSD 的产生与夫妇双方均有关系，因而夫妇双方应加强交流，女方更应主动提出自己的喜好，在性生活中积极参与主动配合。夫妇双方作为一个整体需加强沟通，互相主动以治疗 FSD。

考点提示 性功能障碍患者的常用心理康复技术。

本 章 小 结

本章介绍了康复科几种常见临床病症的心理特点及其常用心理康复技术。本章重点是常见临床病症的心理特点；难点是常见临床病症的常用心理康复技术。通过本章内容的学习，学生应该具备识别临床常见病症患者不良心理状态并进行初步干预的能力。

习 题

一、选择题

1. 疼痛是与实际或潜在的组织损伤相关联的（   ）

A. 愉快感觉和情绪体验　　　　　　　　B. 愉快感觉和躯体体验

C. 不愉快感觉和情绪体验　　　　　　　D. 不愉快感觉和躯体体验

E. 愉快感觉和空想体验

2. 慢性疼痛一般是指非恶性疼痛持续（   ）

A. 两周以上　　　　B. 一个月以上　　　　C. 三个月以上　　　　D. 半年以上

E. 一年以上

3. 与疼痛的感受密切相关的是注意的（   ）

A. 分配　　　　　　B. 稳定性　　　　　　C. 起伏　　　　　　D. 集中

E. 分散

4. wong－baker 的面部表情疼痛量表的适用年龄（   ）

A. 2 岁以上　　　　B. 3 岁以上　　　　　C. 4 岁以上　　　　　D. 5 岁以上

E. 6 岁以上

5. McGill 疼痛问卷包括 4 类 20 组疼痛描述词，对疼痛强度评定是从哪几个方面（   ）

A. 感觉、情感、评价和其他相关类　　　　B. 感觉、知觉、情感和其他相关类

扫码"练一练"

C. 感觉、情感、注意和其他相关类　　　　D. 情绪、情感、评价和其他相关类

E. 知觉、情绪、评价和其他相关类

6. 睡眠障碍中，难以入睡属于哪种类型的睡眠障碍（　　　）

A. 失眠　　　　　　　B. 嗜睡　　　　　　　C. 类睡症　　　　　　　D. 梦游

E. 睡眠过多

7. 以下哪种心理特点不属于睡眠障碍患者的常见心理特点（　　　）

A. 焦虑　　　　　　　B. 抑郁　　　　　　　C. 精神活动效率下降

D. 拒绝治疗　　　　　E. 恐惧

8. 失语症属于（　　　）

A. 功能性言语障碍　　B. 器质性言语障碍　　C. 吞咽障碍　　　　　D. 排泄障碍

E. 睡眠障碍

9. 建立言语之外的交流方式以满足表达需求是何种功能障碍患者的重要支持治疗方式
（　　　）

A. 慢性疼痛　　　　　B. 睡眠障碍　　　　　C. 言语障碍　　　　　D. 吞咽障碍

E. 排泄障碍

10. 男性勃起功能障碍通常指在有性刺激和性欲的情况下，阴茎不能勃起或勃起不坚，
以至于不能完成性交过程，持续至少（　　　）

A. 一周　　　　　　　B. 两周　　　　　　　C. 一个月　　　　　　　D. 三个月

E. 六个月

二、思考题

王某，女，32岁，职业为演员。患者生育后并发盆底肌肉松弛，导致日常稍一咳嗽或
大笑即出现漏尿等情况，虽然一直进行盆底肌康复训练，症状有好转但并未完全缓解。一
次出席某业内颁奖晚会时，患者晚礼服上渗出尿液的照片被拍下并在网上传播，导致其公
众形象大受影响。于是患者不敢再参加公众活动，甚至不敢出门怕再被拍到尴尬照片。患
者非常担心身体无法痊愈，更加频繁地参加康复训练，但收效反而不如之前。患者陷入了
绝望中，感到痊愈无望，近一周已停止康复训练，对年仅2岁的儿子也感觉"爱不起来"，
对生活失去信心，甚至产生轻生的念头。

思考：

1. 该患者处于何种临床常见病症？

2. 该患者出现了哪些心理反应？

3. 该患者可以如何进行心理康复？

（李倩雯）

第十章

神经系统疾病患者的心理康复

学习目标 ···

1. **掌握** 脑血管意外、脊髓损伤、周围神经损伤和帕金森病患者心理康复与治疗技术。
2. **熟悉** 脑血管意外、脊髓损伤、周围神经损伤和帕金森病患者的心理特点。
3. **了解** 脑血管意外、脊髓损伤、周围神经损伤和帕金森病患者的概述。
4. 具有在临床医学实践中关注、运用神经系统疾病患者心理康复知识的能力。
5. 养成生理－心理－社会医学模式下的健康观与疾病观。

第一节　脑血管意外患者的心理康复

🩺 案例讨论 ·····································

【案例】

患者，男，65岁，退休工人，因家庭琐事与家人争吵，生气时突然剧烈头痛，继而很快昏迷。送医后经抢救脱离危险，但血管堵塞压迫过久导致右侧肢体偏瘫、双手无力、吞咽困难。患者情绪处于极度恐慌和抑郁中，终日卧在床上一动不动，生活不能自理均由儿女照顾，固执地认为自己就是一"瘫子"无脸见人，并有自杀倾向，拒绝所有检查和治疗。

【讨论】

1. 该脑血管意外患者的心理特点？
2. 运用康复心理学知识能给予该患者的专业帮助？

扫码"学一学"

一、脑血管意外患者的概述

脑血管意外（cerebral vascular accident，CVA）又称脑卒中，是指由于脑部血管突然破裂或因血管阻塞，导致局部或全脑神经功能障碍和以肢体偏瘫、言语障碍等症状为特点的一组急性脑血管疾病。

脑血管意外是老年人的常见病、多发病，其发病率死亡率和致残率均很高。据我国流行病学调查，脑血管意外的发病率为200/100万。每年新发脑血管意外病例150万，每年死于脑血管意外者约130万，存活者中约75%致残。近年来，随着脑血管意外早期诊治技术水平的提高和康复医学的早期介入，脑血管意外的死亡率降低，患者的后遗症的恢复率明显提高。但是，由于脑血管意外本身是一个较大的急性生活事件，可使患者处于强烈的心理应激状态，加之患者日后出现的各种残疾和由此引发一系列问题，心理问题复杂而严重。因此，在脑血管意外患者的全面康复过程中，心理康复治疗是极其重要的措施之一，并贯穿始终。

二、脑血管意外患者的心理特点

1. 恐慌 患者主要的心理障碍。由于脑血管意外多呈急性发病，使患者在很短时间内失去了生活自理的能力，肢体功能部分或完全丧失。面对这种由正常人突然变成患者，甚至残疾人的巨大角色转换，患者首先表现出恐惧心理。另外，患者对脑卒中发生、发展及转归缺乏了解，甚至存在错误的认知也是造成恐惧的重要原因。主要表现如下。

（1）情绪紧张不安，患者整日心烦意乱、忧心忡忡。对外界刺激异常敏感，常常难以入睡，多梦易惊，易激惹。

（2）坐立不安，来回踱步，搓手顿足，面容紧张，可见眼睑、面肌或手指震颤肌肉紧张或抽搐。

（3）出现自主神经功能亢进症状，如头昏、头晕、心悸、气促、多汗、口干、面部发红或苍白、胃肠道不适等。

2. 忧虑 脑血管意外患者最为关心的问题是偏瘫发生的原因、治疗方法及最终的疗效。当患者详细了解了这些问题后，常对能否恢复肢体功能、生活自理、重返家庭和社会表现出不同程度的忧虑。特别是在康复期药物和康复治疗效果不明显或病情反复，在病情加重时尤为显著，治疗经费、家庭问题及亲朋好友的态度等也可造成或加重患者忧虑状态。

3. 失落 脑血管意外患者发病后的常见症状。患者表现为感觉到由于患病失去了往日的健康生活方式、社会和经济地位，即使通过康复治疗也难以重新开始原来的生活。因此情绪消沉，失去战胜疾病的信心，看不到未来的希望。不积极配合医务人员的治疗和康复训练，有的甚至消极地抵触，放弃康复治疗。

4. 抑郁 患者情绪低落、心情沉重，轻者郁郁寡欢、苦恼忧愁，重者悲观绝望，主观感觉生活失去意义和希望。常可出现睡眠障碍、食欲减退、体重减轻。患者思考问题困难，思维内容消极悲观，往往不客观地用批判的眼光、消极否定的态度看待自己和过分贬低自己，甚至在过度的自责中难以自拔而产生轻生的意念和举动。

三、脑血管意外患者的心理康复与治疗技术

脑血管意外患者发病后各种功能障碍的康复需要一个较长的过程，康复的效果又受到多种因素的影响，甚至不能完全康复。因此患者的心理问题将伴随疾病的始终，而心理方面的情感障碍反过来必然会影响患者治疗的积极性和康复效果。所以，在康复治疗的过程中，治疗师不仅要开展躯体功能障碍的治疗，还要对患者病前的性格、生活经历职业情况家庭状况、经济状况及社会适应能力等进行深入的了解和分析，及时发现和解决患者的心理问题，实现身心全面康复，帮助其早日回归家庭和社会。

1. 建立融洽的治疗关系 有效的心理康复必须建立在医患双方融洽的治疗关系基础之上。

（1）康复治疗人员为了解除患者及家属在发病初期的紧张恐慌和焦虑心理，在入院时应热情周到地接待，让其尽快适应陌生的医院环境。同时，共同制订康复计划和选择康复治疗方法；在康复训练开始后，客观正确地判断功能障碍的预后，并告知患者。

（2）对于患者在康复治疗过程中因种种不适或错误认知所引发不尊重、不理解以及愤怒情绪，有时甚至是对康复治疗人员的攻击性行为。康复人员应宽容地对待，并努力帮助患者克服这种不良情绪。

（3）康复治疗人员能耐心倾听患者因长期的残疾折磨所导致的种种苦恼和抱怨，成为患者内心痛苦的倾诉对象，并能进行正确的疏导。

2. 建立心理防卫机制 人的一生会遭遇许多日常生活中的突发事件，使我们毫无防备之下产生生理和心理的应激，影响健康。因此，对待种种意外和不测，我们应拥有自我保护意识，这样可树立勇气去适应困难和寻求新的出路，应付人生的各种不幸遭遇。脑血管意外患者更需要自我保护，同时医务人员和家属要不断地从言语和行动上给予支持鼓励，让患者认识到疾病本身并不可怕，可怕的是自己在疾病面前的退却。这样，有助于预防和治疗患者的不良心理，解除疾病的约束，促进早日康复。

3. 纠正错误认知 人类的各种行为都是在长时期生活中不断学习而来，有些行为是良好的认知，对人类生存有重要意义；有些行为是不健康的负性认知有损于健康或对健康造成障碍。所以，错误的认知活动，会歪曲客观事实，导致负性情绪的发生，干扰和阻碍脑血管意外患者康复过程的进行，影响治疗效果和预后。康复治疗人员要向患者及家属宣传医学卫生保健知识、康复治疗知识和技术，指导他们正确求医和开展康复训练，保持乐观情绪，积极配合治疗，摒弃愚昧落后的行为。

4. 安慰和鼓励患者 患者容易对治疗和未来生活失去信心而出现消极悲观的情绪，表现哭泣不止，乞求医务人员的救治。此时，康复治疗人员应安慰疏导患者消除其种种不良情绪，保持情绪平稳，并告知情绪波动可致使血压突然升高，再次发生脑卒中导致病情恶化，更难治愈。同时，对这类患者进行鼓励和安慰，给予同情及支持，指出其存在的各种有利因素，列举治疗成功的病例，帮助患者振作精神，建立信心提高自觉训练的积极性，让患者主动参与康复训练。

5. 行为治疗 人的行为是对一定外界刺激的反应，这种反应往往是通过学习获得的。对脑卒中后遗症患者，通过针灸、理疗时电刺激对肢体肌肉的反应，不断强化患者的肢体功能，使患者处于正强化之中，并制定一个切合实际的大目标，作为鼓励患者的奋斗目标，扎根于患者头脑之中，激发起他们基本的治疗动机。并时刻自觉地把自己的训练与目标联系起来，正面鼓励。同时，要将大目标分解成若干小步骤，即较易达到的小目标，及时进行信息反馈。当基本上达到一个小目标时，就必须及时给予肯定和强化鼓励，使患者感到对平时训练所付出的认可，从而产生一种实现目标后的胜利感和战胜疾病的成就感，鼓舞信心，振奋精神，使其自觉地进入下一阶段的小目标。

6. 满足身心需要 在脑血管意外患者的整个康复过程中康复治疗人员还必须注重满足患者生理需要，如环境舒适睡眠安静，饮食可口冷暖适宜、解除病痛等，并注意满足患者的心理社会需求，如安全、关爱和被尊重、归属与亲情等。如果这些需要满足了，对患者能产生积极的诱导作用，解除患者的忧虑情绪和失落心理，促使患者心情舒畅，对生活充满信心，使患者提高康复训练效果和日常自理能力，改善生活质量。

第二节　脊髓损伤患者的心理康复

一、脊髓损伤患者的概述

脊髓损伤是康复医学科的常见病，其患者多为青壮年男性。由于脊髓损伤在一瞬间使患者的正常生活发生了巨大变化，他们将面临肢体瘫痪、大小便功能障碍、依赖他人的处境，并且在外表、体力、能力、日常生活、工作、经济地位、人际关系等方面处于尴尬的境地，因此损伤后患者往往有着巨大的心理反应过程和存在严重的心理问题，是康复心理学的重要研究领域之一。

二、脊髓损伤患者的心理特点

1. 震惊期　一种感情上的休克，多发生在伤后听到或意识到自己的伤病的严重程度后，不能正视和接受现实而采取回避现实的状况。患者的临床表现有思维反应迟钝，行为表现为不知所措、沉默，对周围人或事件无感觉、无反应，感情和身体的麻木可持续数秒或数天。

2. 否认期　避免休克心理出现更大精神痛苦的防御机制之一。拒绝承认所处境况及其影响，是个体用于应付痛苦情感的一种基本方式。临床上表现为患者一方面对自己的病情缺乏全面客观的了解，不相信现实；另一方面又希望用科学方法治疗疾病，对病情产生部分或完全的曲解，以逃避心理负担与痛苦。具体如下：对康复期望值过高，超出身体恢复的可能性；不承认终身残疾，不愿别人提及他的真实病情，不愿接触有关残疾的一切事物；有的患者出现攻击行为，如发脾气、摔东西、骂人，并伴有忧伤、悲观、苦闷情绪。

3. 抑郁期　随着患者对病情的了解，其心理防线逐渐瓦解，出现了消极情绪反应。患者开始考虑将如何面对残疾及生活问题，紧张焦虑、抑郁悲伤、忧愁的情感占主导地位，对生活彻底失去信心。临床表现有患者情绪低落、心情压抑、悲观；对外界环境反应迟钝、感情麻木、记忆力下降、注意力不集中、少言寡语，易激动、脾气暴躁，将自己的愤怒情绪转移、发泄到家属或医务人员身上；无用感增强，自暴自弃，放弃治疗，严重者可产生失助感和绝望情绪，甚至有自杀倾向或行为。

4. 反对独立期　随着患者抑郁症状的基本缓解，病情已趋于稳定，行动心理基本默认，接受自己的残疾，并开始为自己今后的生活作具体打算。临床表现：经济或生活上尽可能依靠家人、单位或社会，不想通过自己的努力；不愿出院，反对自己照顾自己；懒散乏力，满足现状，不愿参加康复训练等。

5. 适应期　随着时间的推移，患者对身体残疾逐渐适应，能以一种积极的心态回归家庭和社会，建立起新的社会适应行为。临床表现：承认自己有不同程度的残疾，了解功能障碍康复的可能性；放弃不切合实际的想法，接受现实；生活上努力做到自理，尽可能少依靠别人；根据自身残疾特长及社会环境等因素来选择适当的新职业；焦虑、抑郁、恐惧情绪基本消失，常可见到愉快的表情，能积极配合康复治疗。

三、脊髓损伤患者的心理康复与治疗技术

心理康复是治疗者应用心理学的原则与方法。治疗患者的各种心理困扰，包括情绪、认知与行为等问题。心理治疗在于解决患者所面对的心理障碍，减少焦虑、抑郁、恐慌等精神症状，改善患者的非适应社会的行为，建立良好的人际关系，促进人格的正常成长，较好地面对人生。脊髓损伤患者的心理康复措施有支持性心理疗法、认知行为疗法、建立心理康复系统等，治疗要根据患者的心理特点以及心理障碍的临床表现，选择适当的方法进行干预。

1. 损伤部位以下感觉与知觉的康复 从身体结构和功能上看，脊髓损伤患者在损伤截面以下肢体感觉的部分与全部丧失，会造成患者严重的心理问题，并对患者的身体移动、本体感觉等造成障碍，在此水平上的心理康复，可以帮助患者重建或在不同感觉间建立代偿性功能。感觉统合性训练是一种较好的知觉功能训练方法。

2. 支持性心理治疗 从心理层面上看，脊髓损伤患者常常会出现严重的心理与情绪障碍，以致患者个人不能以正常的方式独立进行其他康复活动或干扰其日常心理活动，心理康复要针对患者的心理特点与情绪变化方式，采用支持性心理康复方法，使患者有一种健康的心理状态，帮助患者建立信心，保持正常的心理活动水平。

3. 认知行为疗法 脊髓损伤患者要面临的一个重要问题是其性功能障碍并由此而导致的心理障碍。对于完全性损伤的男性患者而言，该心理问题更为严重，常常可能导致家庭破裂以及严重的心理压力，许多患者不愿意也不知道如何应对由此面产生的问题。因此，心理康复要帮助患者重建自信心，建立新的性生活认知和行为方式。

4. 协调医患、家庭和社会关系 脊髓损伤患者在康复治疗过程中，医患之间、患者家庭成员间以及患者与社会其他成员之间可能发生冲突。社会层面上可能会出现社会活动能力障碍，此种障碍会影响到患者的生活、学习和工作。康复治疗人员可以运用心理康复的方法，协调各种关系，促进患者回归社会。

5. 建立心理康复系统 心理康复是一整套全面系统的方法体系。对于脊髓损伤患者面言，心理康复体系主要包括个体心理调节机制，有关人员的协助比较系统，专家协助机制以及社区辅助支持系统。

（1）个体心理调节机制 在心理康复的过程中让脊髓损伤患者通过接受系统的心理干预，逐渐适应生活、学习、家庭或者工作等方面发生的变化，主动面对出现的各种困难，并在此基础上形成一种积极的心理调节机制，以应付可能出现的各种心理问题，保持心理的健康。

（2）建立有关人员协助比较系统 脊髓损伤后患者生活在一定的群体之中，相关人员的态度对于其心理状态有着重要的影响，特别是家属同事或者病友等关系比较密切人员的态度对于其心理状态的影响是十分重要的。因此，心理康复不仅要重视患者本身的心理及其变化，也要注意这些人员的心理辅导工作，让他们理解残疾造成的心理问题，并且要解除由于家庭与小团体中出现残疾者而造成的心理压力，从而为脊髓损伤患者的心理康复创造一种良好的心理氛围。

（3）建立专家协助机制 心理康复是一个长期的调节过程，脊髓损伤患者在这个过程中要借助于专家的指导与帮助，逐渐摆脱消极心理的影响，建立起积极心态。心理康复师是接受专门训练的人员，他们必须掌握心理咨询与治疗的理论与方法，拥有从事心理治疗

的技能与临床经验，并且要有极为敏感的观察力与分析问题和解决问题的能力。心理治疗不同于其他临床医疗，有其特殊性的一面，只有经过专门训练的人员才能从事此项工作。

（4）建立社区辅助支持系统　这是指在残疾的康复过程中，脊髓损伤造成的残疾常常是伴随脊髓损伤患者一生的过程，当脊髓损伤患者回归家庭与社会后，社区辅助系统的支持就显得非常重要，要发挥社区中有关专家与相关人员的作用，在脊髓损伤患者出现心理问题的时候，随时给予必要的支持与帮助，从而能够更好地为脊髓损伤患者的心理康复提供保障。

6. 开展心理健康教育

（1）震惊阶段的心理健康教育　由于患者情感麻木，思维反应迟钝，所以周围人的关心和安慰，可以给患者积极的支持。医护人员要合理运用心理防御机制，运用体贴性的语言，向患者正面解释脊髓损伤的知识。收集对患者恢复有利的信息，让他们相信脊髓损伤的恢复仍有希望，缓解患者对残疾的恐惧感，减轻其心理压力。同时，指导家属或朋友给予患者更多的关心和照顾。

（2）否认阶段的心理健康教育　对处于否认期的患者。要顺其自然，不要操之过急，允许患者有一个适应、领悟的过程，逐渐接受残疾的现实。要认真倾听他们的想法，注意建立良好的医患关系。对有较强自制力又愿意接受帮助的患者，可在患者情绪较平静后，有计划、有策略地逐步向患者透露病情，使其在不知不觉中，逐步接受自己的病情。有些不太愿意接受帮助的患者，则鼓励他们多接触病友，逐渐从周围病友、医护人员处了解病情。对于只相信药物治疗、手术治疗，甚至偏方、秘方，对康复治疗不了解、不接受的患者，可举出一些错失康复治疗时机的典型病例给他们听，实事求是地宣传脊髓损伤的康复知识，使他们明白康复治疗的重要性，早日接受康复治疗。

（3）抑郁阶段的心理健康教育　由于脊髓损伤患者有自杀意念者大部分发生在抑郁期，所以预防自杀是抑郁期健康教育的重点，一些患者表面装得若无其事，其实可能对自杀已有准备，所以要求医护人员、家属、陪护密切注意患者的情绪变化，防止意外事件的发生。抑郁期患者一般都有自卑心理，无法正确评价自己的价值，对残疾生活过分悲观所以要引导患者积极面对残疾的现实，让患者逐步明白残疾并不等于残废，脊髓损伤只要坚持康复，可以重新回归家庭和社会，还可以用角色转换的方式让患者自己思考，让他放弃轻生的念头。有研究显示夫妻感情是否和睦与脊髓损伤患者自杀意念的产生密切相关。夫妻不和睦者自杀意念明显增加。所以，这个时期亲人的关心和照顾非常关键。

（4）对抗独立阶段心理健康教育　该期患者的情况比较复杂。心理障碍的关键是与所处社会环境之间协调不当，在行为上表现不适应，对治疗易产生抵触情绪。要对患者的行为表示同情和理解，不要一味指责。可以和患者将心比心进行交谈，劝患者认真思考一下，假如为了有依靠，自己什么也不动，也不参加康复训练，日后受到影响的最终是自己。建议患者一边和单位或肇事方谈判，一边做好康复训练，这样才能一举两得，既康复了身体又解决了问题，有条件的话可以帮助患者和单位协商，争取做出对患者有利的结果，这对患者的康复很重要。

（5）适应阶段心理健康教育　适应期最突出的心理障碍是患者面对新生活感到选择职业困难。多数患者已无法从事原来的工作，需要重新选择。因此，求职咨询和职前培训已成为主要问题治疗者应在这方面给患者提供信息，同时帮助他看到自己的潜能，扬长避短，努力适应环境。其次，患者残疾后多数在医院或家中长期治疗休息，很少接触社会，对重返社会心理压力较大，害怕旁人讽刺和嘲笑，所以在出院之前要帮助他们学习一些人际交往技巧，学会处理残疾生活可能遇到的一些特殊情况，指导他们处理好和家人的关系。可以指导患者改造家中的条件，以适应轮椅在家中自由通行，帮助患者制订生活自理训练和家中康复训练计划，以保持康复治疗的效果。

作为心理健康教育工作者，一定要注意辨别患者的情绪变化，准确判断他们的心理特点，有的放矢，灵活掌握心理健康教育策略，只有这样才能给患者行之有效的帮助。

第三节　周围神经损伤患者的心理康复

扫码"学一学"

一、周围神经损伤患者的概述

周围神经病损是指周围运动感觉和自主神经的结构和功能障碍。临床上发病率较高，损伤后功能障碍比较严重。近年来，随着医学不断进步，使周围神经病损伤的治疗效果大大提高，但功能障碍的恢复离不开康复治疗和心理康复。积极的、合适的康复处理不仅能预防或减轻并发症，而且能促进神经的修复与再生，最快地恢复失用的功能，减少残疾的发生。

二、周围神经损伤患者的心理特点

1. 急躁　周围神经损伤后患者出现各种功能障碍，使原来正常的生活受到严重影响，临床治疗又增加了患者的经济负担，因此患者一方面非常担心病损对今后生活的影响，另一方面希望病情尽快好转，恢复到以前的生活状态，尽量减少家庭的经济负担，表现出急躁心理，饮食欠佳，睡眠障碍。

2. 焦虑　经过一段时间的康复治疗后，功能障碍恢复缓慢或效果甚微，以至于使患者看不到康复治疗的希望和失去完全康复的信心，患者开始怀疑康复治疗是否有效功能恢复是否有望，并担忧未来的生活状况，内心极度焦虑、恐慌。

3. 忧郁　当患者主观感觉功能障碍康复无望时，患者对自己目前的心理和躯体的健康状况难以接受而感到不满，错误地认为自己只能恢复到现在这个程度，病情预后较差，可能会导致终身残疾，因此心理忧郁、悲观失望、闷闷不乐、少言寡语。

4. 躁狂　当患者感到自己今后可能是一个废人。以前的一切将去不复返时，患者心理极不平衡，表现为躁狂、愤怒、容易冲动或责怪、怨恨他人。

三、周围神经损伤患者的心理康复与治疗技术

1. 认知疗法　周围神经损伤后，患者对机体出现的运动障碍感觉障碍、反射障碍及自主神经功能紊乱所引起的皮肤发红、皮温升高、潮湿、角化过度等并发症一无所知，感到恐惧和无从适应，对康复治疗机理和作用也不甚了解。因此，为了让患者了解病情，消除患者不必要的恐慌、茫然心理，康复人员应向患者详细介绍周围神经损伤的病因、病理变化、临床表现，以及康复治疗的机制、作用和疾病的预后，并协同患者制订康复治疗计划，以取得患者的支持、理解和主动参与。

2. 支持性心理治疗　在与患者建立良好治疗关系的基础上，认真听取患者的倾诉。诚

恳地与其交谈，耐心启发开导患者，使之充分认识到情绪、心态对康复治疗的影响。信心是与康复效果紧密相关的，在得到患者及其家属认可和信任的基础上，鼓励他们树立康复的信心，帮助其减轻因周围神经损伤造成急躁、焦虑、忧郁、躁狂心理，调动患者的主观能动性，配合医生积极主动地进行康复治疗、功能训练和心理调整。

3. 行为干预疗法 心理康复师帮助患者树立积极主动治疗，坚持治疗的意识；指导患者如何进行心理保健，克服因伤痛而不愿进行适当活动和训练等，不利于疾病恢复的不良行为；提供有助于患者神经功能恢复的合理饮食、平衡营养的办法。

4. 心理暗示疗法 康复治疗人员运用自己专业知识和患者对自己的信任，明确告知患者的周围神经损伤只要坚持正确的康复治疗是可以逐步恢复或完全康复的，否则只能最终导致肌肉萎缩、关节挛缩、功能丧失、肢体残疾，并举实例让患者基本了解康复治疗的过程和机制，以及请治疗成功的患者进行示范和现身说法，让患者亲眼看到康复治疗的效果和希望，从而主动消除不良心态，积极投入康复治疗。

第四节　帕金森病患者的心理康复

扫码"学一学"

一、帕金森病患者的概述

帕金森病，又称震颤麻痹，是锥体外系疾病中最常见的疾病，尤其在中老年人发病率较高。其临床特征主要是静止性震颤、肌强直、运动缓慢和姿势反应异常。由于该病的病因至今不清，临床亦无有效的预防和治疗方法，患者一旦患病，病情往往进行性发展，因此致残率较高，患者的日常生活活动由此严重受到影响，并可导致各种心理障碍。随着近几十年来社会老龄化的进程加速和帕金森病发病率的逐渐提高，帕金森病越来越受到医学界的重视，其心理康复也逐渐成为康复医学领域的一个重要研究对象。

二、帕金森病患者的心理特点

1. 认知功能的改变 患者认知功能受损是广泛的。包括抽象概括力、理解力、词汇表达力、观察力等的减退，运动速度缓慢，综合技能减退，视觉分析能力下降等。合并认知功能减退的患者，多为年龄较大、发病年龄也较大者。但是，患者智力受损程度与年龄因素之间的关系较弱，而与受教育程度及其临床功能障碍程度关系较为密切，大多数研究结果显示：患者运动障碍越严重，其智力损害的程度越严重，两者呈正相关。

2. 情感障碍 抑郁情绪已成为帕金森病患者常见症状，这种抑郁本质上基本属于反应性的，始于患者得知其所患疾病性质之后不久，或后来作为对残疾状态带来的功能受限与不适的心理反应而发生。发生抑郁的患者中，女性患者尤甚，有时抑郁重至足以导致自杀。有研究认为抑郁可使认知功能恶化，甚至抑郁是发生痴呆的有关因素之一。

3. 人格改变 患者表现为外向，探索性和好奇心较差，组织纪律性、目标指向性欠缺等，这种消极的人格变化是由疾病本身而不是年龄引起的，是疾病促进了这种在正常人晚年才会出现的人格变化。一般认为患者出现的倾向于多疑，易怒及自私自利的人格改变是患者的易感人格与患者的心理和社会应激之间相互作用的产物。

4. 精神病性表现 个别帕金森病患者可出现精神病性症状，如幻觉、妄想等，多由药

物引起，或者是对其发生的中毒性表现。

三、帕金森病患者的心理康复与治疗技术

1. 建立良好的治疗关系

（1）康复治疗人员应尽力营造一种关怀、温暖、真诚的气氛，与患者建立良好的治疗关系，给患者安全感，这样有利于患者对自我的客观认识和评价，并愿意接受医护人员的指导，学习新好行为，树立正确的人生观。

（2）给予积极关注，耐心倾听患者心声，理解患者疾苦，协助他们表达自己的思想感受，了解问题所在，然后通过良好的沟通技巧，有目的地与患者交谈，共同分析造成各种烦恼的原因，指导患者冷静客观地分析问题。交谈中康复治疗人员要避免说教，多增加患者的自主行为，从面使其掌握解决生活中困难的技巧。

（3）与个别患者交谈时，要注意说话的词汇、语调、面部表情、姿态等因素，把握好交谈主题、节奏及时间，避免患者产生厌倦。如当患者处于低落迟缓状态时，康复人员应多用激励性语言提出一些简短的问题，语气要坚定，并以实际行动使其感到有人在关心照顾他，增强其生活信心；当面对烦躁、焦虑患者时头脑要冷静，降低说话语调，帮助患者稳定情绪，有效地处理问题；对康复期患者，要多给予鼓励和支持，使患者对未来产生美好憧憬，重建良好生活态度和行为方式，消除不良情绪困扰，积极参与到康复活动中来。

2. 创设舒适休养环境 从患者的实际情况出发，合理安排娱乐活动，如阅读、听音乐、跑步等均可分散患者对疾病的注意力，消除因疾病产生的失助、焦虑、抑郁、恐惧等不良情绪。因此，康复治疗人员应从患者的病室环境、家庭环境、社区环境等方面着手，努力为患者营造优美、舒适的休养环境，达到改善患者心理健康的目的。

3. 教会患者适应疾病的方法 用通俗易懂的语言向患者和家属讲解有关本病的症状、发展、预后、康复等方面的知识。帮助患者正确认识自己的疾病。由于精神因素引起的失眠，应指导患者养成良好的睡眠习惯，教会患者放松的方法，如肌肉放松训练，以达到减少紧张，改善睡眠的目的，必要时用暗示疗法代替安眠药物，既满足了患者的心理需要，又防止产生药物依赖。

4. 满足患者的需要 由于患者的自理能力差康复治疗人员除关心帮助患者外，还要发挥社会支持系统的作用，通过对家属的接触，了解其照护方式，对不良之处进行指导。鼓励患者尽可能地进行体力活动，培养业余爱好，用体疗训练可使其更好地从事行走、进食等日常活动，但要注意安全，防止发生摔伤等意外。

5. 改变不良个性和行为习惯 康复治疗人员对患者进行个性测定，然后说明其与疾病发生的关系，对他们进行心理训练：对患者进行正面教育，耐心解释，帮助他们认识自己的人格缺陷，激发他们用积极的态度面对现实，用自己的力量、信心和勇气，提高自己的生活自理能力和心理承受能力。

6. 建立良好社会支持 提高患者的支持利用度，增加家庭、社会的关心支持，可让患者有心理归属感。康复治疗人员要让患者相信医院、家庭、社会已形成一个支持性社会网络，给其无限的温暖和帮助，以增强其治疗信心。治疗过程中，积极为患者创造良好的交流机会，进行心理疏导，调整重建患者的良好人际关系，鼓励患者与他人积极接触，并动员患者亲属、朋友及同事给予他们精神上和生活上的大力支持。例如，通过夫妻间亲密关系，相互依存，可减轻患者孤独、空虚感；通过与孩子接触可产生生活乐趣，增强其责任

感；通过病友间交谈，可模仿成功者的信念、态度和行为，通过与朋友、同事间的接触交流，可增加其安全感等；通过有效利用各种心理干预措施，使患者身心调整到最佳治疗状态，避免生活枯燥，减轻或清除抑郁症状。

7. 药物治疗的心理康复 药物治疗是帕金森病最基本、最重要的手段，所以要做好患者用药过程中的心理康复，以达到良好的治疗效果。首先向患者介绍药物的名称、作用、不良反应、用药方法及注意事项等特点，让患者了解此类药物宜从小剂量开始，逐渐递增，不可盲目追求临床疗效而影响长期治疗计划的实施，使患者服从医嘱，不要乱求医，或提出一些干扰治疗的离奇要求。同时，要关心患者躯体情况。及时解决身体不适如心悸、便秘、睡眠差等情况。再者，在用药过程中，还要认真观察患者的情绪反应，如有无疑虑、沮丧、绝望等心理，了解其心理阻抗的原因，及时给予解决并注意观察用药疗效及不良反应，防止意外事故的发生。

本 章 小 结

本章通过对神经系统疾病患者的心理特点及心理康复技术的介绍，使学生了解脑血管意外、脊髓损伤、周围神经损伤和帕金森病患者的概述，熟悉脑血管意外、脊髓损伤、周围神经损伤和帕金森病患者的心理特点，掌握脑血管意外、脊髓损伤、周围神经损伤和帕金森病患者心理康复与治疗技术。学习重点是神经系统疾病患者的一般心理需要与心理特点；难点是脑血管意外、脊髓损伤、周围神经损伤和帕金森病患者的心理康复技术。通过学习，使学生具有在神经系统疾病临床医学实践中关注、运用康复心理学知识的能力。养成生理－心理－社会医学模式下的健康观与疾病观，要从生物、心理、社会三个方面帮助患者康复。

习 题

扫码"练一练"

一、选择题

1. 关于脑血管意外患者的表述不正确的是（   ）

A. 发病后社会关系受到干扰，基本需要得不到满足

B. 不积极配合医务人员的治疗和康复训练

C. 心理障碍可能与中枢神经损伤后机体内分泌的改变有关

D. 多数为 B 型人格

E. 出现自主神经功能亢进症状

2. 以下表述中属于脑血管意外患者心理特点的是（   ）

A. 失落   B. 抑郁   C. 恐慌   D. 抑郁

E. 敏感多疑

3. 脑血管意外患者的心理治疗手段包括（   ）

A. 纠正错误认知   B. 建立心理防卫机制

C. 建立融洽的治疗关系   D. 安慰和鼓励患者

E. 行为治疗

4. 关于脊髓损伤患者的表述不正确是（   ）

A. 多为青壮年男性

B. 否认期对康复期望值过高，超出身体恢复的可能性

C. 不会出现消极情绪反应

D. 需要心理康复

E. 患者对脊髓损伤、预后和自我的错误认知是导致心理障碍重要因素之一

5. 脊髓损伤患者的心理特点分为哪几个时期（　　　）

A. 失落期　　　　　　B. 震惊期　　　　　　C. 否认期　　　　　　D. 抑郁期

E. 反对独立期

6. 脊髓损伤患者的心理治疗手段包括（　　　）

A. 支持性心理疗法　　　　　　　　　　B. 认知行为疗法

C. 开展心理健康教育　　　　　　　　　D. 建立心理康复系统

E. 协调医患、家庭和社会关系

7. 对于脊髓损伤患者面言，心理康复体系主要包括（　　　）

A. 建立社区辅助支持系统　　　　　　　B. 建立有关人员协助比较系统

C. 个体心理调节机制　　　　　　　　　D. 建立团体心理辅导系统

E. 建立专家协助机制

8. 以下表述中不属于周围神经损伤患者心理特点的是（　　　）

A. 急躁　　　　　　B. 忧郁　　　　　　C. 焦虑　　　　　　D. 自残报复

E. 狂躁

9. 周围神经损伤后，患者对机体出现的运动障碍感觉障碍、反射障碍及自主神经功能紊乱所引起的皮肤发红、皮温升高、潮湿、角化过度等并发症一无所知，感到恐惧和无从适应，对康复治疗机制和作用也不甚了解。以下关于医护人员采用认知疗法对周围神经损伤患者进行干预的表述不正确的是（　　　）

A. 医护人员应取得患者的支持、理解和主动参与

B. 医护人员应向患者详细介绍周围神经损伤的病因、病理变化、临床表现

C. 医护人员应告诉患者康复治疗的机制、作用和疾病的预后

D. 医护人员协同患者制订康复治疗计划

E. 医护人员应提供有助于患者神经功能恢复的合理饮食、平衡营养的办法

10. 周围神经损伤患者的治疗方法包括（　　　）

A. 认知疗法　　　B. 行为干预疗法　　　C. 心理暗示疗法　　　D. 精神分析疗法

E. 支持性心理治疗

11. 以下关于帕金森病患者表述不正确是（　　　）

A. 由于病理生理的因素产生了一系列功能障碍

B. 可导致各种心理障碍

C. 临床特征主要是静止性震颤、肌强直、运动缓慢和姿势反应异常

D. 在年轻男性中发病率较高

E. 帕金森病的病因至今不清，目前也没有有效的治疗和预防方法

12. 以下表述中不属于帕金森病患者心理特点的是（　　　）

A. 情感障碍　　　B. 认知功能的改变　　　C. 人格改变　　　D. 精神病性表现

E. 神经症性表现

13. 帕金森病患者的治疗方法包括（　　　）

A. 建立良好的治疗关系　　　　B. 创设舒适休养环境
C. 满足患者的需要　　　　　　D. 建立良好社会支持
E. 教会患者适应疾病的方法

二、思考题

患者，男，20 岁，与友人一同游泳，在浅水区跳水致头部撞击湖底。因其四肢不能活动，朋友将其拖到岸上，并呼叫救护车将其送往医院。脊柱 X 线检查：枢椎齿状突骨折。入院当天患者情绪低落、心情压抑、悲观，睡眠障碍。患者担心将来无法进行正常的运动、吃饭、睡觉、行走，给家人带来沉重负担，有严重的心理压力。

思考：

1. 该患者心理特点是什么？
2. 如何对该患者进行心理康复？

（王小许）

第十一章

运动系统疾病患者的心理康复

学习目标

1. **掌握**　运动系统疾病患者的心理康复与治疗技术。
2. **熟悉**　运动系统疾病患者的心理特点、心理反应。
3. **了解**　运动系统疾病患者家属的心理特点。
4. 具有在临床医学实践中关注、运用运动系统疾病患者心理康复知识的能力。
5. 养成生理－心理－社会医学模式下的健康观与疾病观。

第一节　截肢患者的心理康复

案例讨论

【案例】

患者，男，16岁，某中学初三学生。因意外事故导致右下肢截肢，病情不稳定，伤口未愈合，一直在引流，同时有高烧。患者疼痛明显，情绪处于极度恐慌和焦虑不安中，易激惹，很难入睡。患者担心将来别人叫自己"跛子"，无脸见人，有自杀念头。患者母亲情绪受其影响，自责、自罪感明显，别人一接近她就会反复陈述自己害了孩子，如果孩子不跟着自己就不会这样了，抑郁、无助感明显，独处时经常郁郁寡欢，伤心落泪。

【讨论】

1. 该截肢患者及家属的心理特点？
2. 运用康复心理学知识能给予该患者及家属什么样的专业帮助？

截肢是临床骨外科的一种常见手术，它通过切除病变、坏死的部分或全部肢体，以减少疾病或创伤对于身体深部组织的损害，从而减轻严重的疾病状态。

造成截肢的原因主要有严重的创伤、肿瘤、周围血管疾患和感染。在发达国家，最常见的原因是动脉粥样硬化闭塞性疾病和糖尿病的并发症（占50%～90%），其次是创伤、肿瘤和其他疾病。在我国，外伤是截肢的主要原因，但近年因血管疾病而截肢者逐渐增加，平均截肢年龄逐年增高。

虽然为保全生命不得已而为之，但截肢患者的心理创伤远远大于身体的创伤，可能会影响患者终生。截肢患者术后一周产生恐惧、焦虑、自卑、强烈的挫败感、不平等负性情

扫码"学一学"

绪，甚至绝望或者自杀的可能性均高于一般人群。因此，做好截肢患者的心理分析及心理康复，有利于患者正视现实，加强自我认同感，树立生活的信心，可以使患者积极康复，配合治疗，早日回归家庭和社会。

一、截肢患者的心理特点

截肢引起的疼痛一般会在半个月后消失，但是，适应截肢后的生活，必将给患者造成巨大的心理压力。截肢患者心理特点主要包括以下几点。

1. 否认、抵触　这种状态一般出现在患者对突如其来的创伤所造成的后果一时之间不能接受，缺乏心理承受能力之时，往往采取否认的态度，强烈要求转上级医院诊治，祈求保全自己的肢体，表现为不承认出现的事实，对保留患肢仍抱有强烈的渴望及幻想。

2. 焦虑、抑郁　患者术后失去肢体的完整性，生存能力、社会适应能力在很大程度上丧失，生活压力加重，生理需要和安全需要得不到满足，觉得自己是废人，郁郁寡欢，封闭自我，悲观失望，产生焦虑、抑郁的心理。这种心理反应常表现在患者的异常行为上，如对医院没尽力保住其手或腿的埋怨、郁郁寡欢、厌世，感到无望、无助等。

3. 恐惧、绝望　恐惧是人和动物共有的基本情绪，是企图摆脱已经明确的特定危险的逃避情绪。截肢患者突然间必须强迫自己去接受已经截肢这个残酷的现实，产生严重而强烈的心理刺激和极大的精神压力，对前途迷茫、失去安全感，对未来不自信。极度恐惧和绝望往往会使患者产生寻死心理。截肢患者术后绝望或者自杀的可能性均高于一般人群。

4. 消极、依赖　术后患者生活处理能力受到一定的限制，经过痛苦的心理煎熬后，患者面对残疾的现实，自我价值感丧失，没有独立生活的信心，部分患者对治疗失去信心甚至不愿继续治疗，出现消极、依赖心理。表现为一切事都依赖他人的帮助和替代，不肯进行艰苦训练，或者故意呻吟不止，希望得到亲人朋友的关心和照顾。

5. 失衡、报复　患者对周围人的目光非常敏感，残缺的肢体、假肢或人工关节的响声都会使患者感到不快，往往表现为烦躁不安，易激惹，易怒，情绪冲动，有的患者把其失衡情绪发泄到家人和医护人员身上，甚至出现愤怒或攻击性行为。

6. 敏感、多疑　由于患者依赖性增强和自信心减弱，对自己能力表示怀疑，因而变得敏感多疑，易曲解他人的意思，患者表现为听到医务人员与家属低语，就会认为自己的病情恶化，对治疗方案不信任，对躯体出现的细微变化都怀疑猜测，或主观做出不准确的判断。

📋 知识拓展

幻肢是指截肢后的患者感觉现实中已经缺失的肢体存在于自己的肢体中的现象。约70%以上的患者有幻肢感。

幻肢痛指患者感到被切断的肢体仍在，且在该处发生疼痛。疼痛多在断肢的远端出现，疼痛性质有多种，如电击样、切割样、撕裂样或烧伤样等。表现为持续性疼痛，且呈发作性加重，各种药物治疗往往无效。对幻肢痛的发生原理，目前原因并不明了。

二、截肢患者的心理康复与治疗技术

截肢者的心理状态不同于健康人，特别是在截肢后，现实地降低生活和工作要求，甚至重新调整生活目标的过程都需要医务人员的帮助。截肢患者心理康复的目的在于帮助患者迅速度过心理危机，认识自我价值，重塑自尊、自信、自立，正视现实，积极投入恢复训练，医护人员应关注截肢患者的心理康复，对患者正视现实、适应生活有重要意义。医护人员首先应理解患者的各种不良情绪和行为，提供适当的环境，帮助患者消除愤怒的情绪，克服适应不良的行为，适应肢体残缺的自我，发挥最大的潜能，充分利用残存的功能，回归社会。

1. 支持性心理治疗 截肢患者因突如其来的灾难，常表现出极度的恐惧和痛苦，对患者进行指导、保证、劝解、疏导是对截肢患者心理康复的关键。医护人员应主动关心和陪伴患者，充分尊重、理解患者，鼓励其倾诉烦恼和苦闷，并认真倾听患者的诉说，接受患者合理的情感和行为宣泄方式，使患者产生亲切感。关注患者情绪的变化，防止极端情绪反应的患者出现意外。此外，鼓励患者多与医护人员和家属沟通，主动寻求有效的社会支持和康复信息，提高社会支持利用度，从而提高社会适应能力，最终帮助患者摆脱社会焦虑和自卑心理，以最好的心态重新开始生活。

2. 认知重建 对于因躯体缺失导致的自我概念降低，医护人员应了解患者的心理变化，热情与患者交流，帮助其接受现实，摆脱害怕社交、自卑、孤独等困境，树立积极的人生态度，使其认识到即使失去机体，依然可以成为对社会有用的人，对在伤残条件下也能创造美好生活的前景抱有信心；教会患者重新认识自己的身体，重新评价他人的反应，学会适应并接受这些改变，重新适应自我概念，可让同一类的伤残患者住在一起，形成病房小群体，通过相互沟通和积极互相影响，提高患者的康复动机和自信心。

3. 放松疗法 截肢患者心理康复的常用方法，对于缓解截肢患者的恐惧和焦虑等情绪、改善睡眠质量、减轻疼痛、树立战胜病魔的信心具有重要作用。运用放松训练，可增进神经、内分泌及自主神经系统功能的调节，提高机体的功能，从而达到增进心理康复的目的，尤其对于幻肢疼痛的患者。放松疗法主要包括渐进性肌肉放松、自然训练、自我催眠、静默或冥想和生物反馈辅助下的放松。在对截肢患者进行放松训练时，要结合他们的具体情况选择放松的方法和程序，我国的气功、印度的瑜伽术等，都是以放松为目的的自我控制训练。

4. 患者家属的心理干预 截肢患者的家属因截肢的发生也将出现一系列的心理变化，他们同样需要接受和适应家庭成员截肢的现实，同时还要给予患者生活上和心理上的援助。因此，医务人员还必须关注家属的心理问题，并与家属一起，为患者创造一个安定的康复环境，共同制订回归家庭、回归社会的计划。

5. 康复指导 专业的康复指导和健康宣传教育要贯穿住院的全过程。向患者介绍一些有关假肢安装和截肢患者康复的知识，特别是要了解康复的含义不是健康的恢复，而应当是能力的恢复：①介绍现代康复医学的理论和成功经验，引导患者积极思考，使其感觉有希望；②对于已有的康复成果及时给予鼓励，如能拄拐行走等；③鼓励患者积极参加物理治疗、作业治疗、文体活动，这些措施有助于分散其注意力，改善负性情绪，提高其自信心；④鼓励参加社交，参加残疾人的群体活动，同命运者的共同讨论、交流经验、互相鼓励，有益于培养其自强不息的精神，及早回归社会。此外，培养兴趣与爱好，尽早安排临

时性假肢，早期下地不仅能防止卧床引发的并发症，促进残肢定型，有利于正式假肢的装配，更重要的是可促进患者心理康复。另外，截肢患者在手术后康复期很大程度上依赖于家庭护理，因此动员其家属和朋友多关心、体贴患者，帮助患者进行康复功能锻炼，鼓励树立生活的信心。

扫码"学一学"

第二节　骨折患者的心理康复

骨折是指骨结构的连续性完全或部分断裂。它是日常生活中最为常见的疾病之一，常因外伤使健康骨骼受不同外力的作用而断裂。

骨折在治疗中常需较长时间的固定受伤部位，甚至限制卧床，如果患者长期卧床可产生焦虑、抑郁、对病痛的耐受力下降、失眠等一系列的心理变化，需要对患者进行心理康复治疗。

一、骨折患者的心理特点

1. 急性应激障碍　骨折多由创伤导致，常伴有创伤后急性应激障碍，多在伤后数小时或数天内发作，精神症状可持续 1 个月以上。主要表现为反复出现创伤性体验及反复出现创伤性内容的噩梦，不由自主地回想事故经历、睡眠混乱、情感麻木或激惹反应。由此导致患者自控力下降，产生愤怒、恐惧、对抗、自伤或对他人的暴力攻击性行为。

2. 情绪休克　一种心理防御反应。患者表现为出乎意料的镇静，对病情淡漠，言语简单，很少与人交谈，既不呻吟，也不抱怨，对治疗反应平淡、无动于衷。

3. 紧张、恐惧　由于骨折发生突然，且多由于意外事件发生，如车祸、摔伤等，患者往往没有心理准备，一时无法进入患者角色，并且骨折部位的剧烈疼痛可导致患者出现紧张烦躁，加之医院的环境和生疏的人群，往往易导致紧张、恐惧的情绪。

4. 焦虑、忧郁　骨折患者疼痛剧烈，患者情绪不稳，担心是否需要手术、手术的安全性、是否会留下后遗症、是否会影响今后的工作和生活，因而出现焦虑、忧郁情绪。临床多表现为焦虑不安、心神不宁，甚至悔恨交集、自责自罪、沮丧失望等。个别严重患者，情绪恶劣，怨天尤人，容易激惹，无故发怒。

5. 病态性依赖　经过一场异常强大的伤痛折磨，患者几乎失去了主观意见，变得被动顺从。主要表现为患者对家属和医务人员的过分依赖，情感脆弱，甚至带有幼稚色彩。表现为愿意听从指导，接受帮助，当失去周围人的支持时，患者会表现为忧郁、自怜、疑虑重重，这种心理可能会导致患者不做主观努力，功能恢复延长，工伤、交通事故等致伤者容易出现病态性依赖心理，表现出与骨折程度不符合的症状，使病程大为延长，严重者可发展成为终生的社会"残疾"。

二、骨折患者的心理康复与治疗技术

1. 支持性心理治疗　对骨折患者采用和蔼的态度和亲切的语言进行指导、解释、鼓励和安慰，建立良好的治疗关系，消除患者的陌生感，加强患者心理活动的防御能力，耐心倾听患者的倾诉，及时解答患者疑问，化解负性情绪，使患者思想上由消极转为积极，情绪上由悲观转为乐观，行为上由被动转为主动，促进并保持心理平衡。同时，做好患者家属、单位领导的工作，适当解决患者的实际困难，尽可能使患者在以后的生活中淡化或消除骨折造成的心理影响。

2. 暗示疗法　用语言、文字、表情、手势等作为暗示手段，转移患者的负性心理因素，减轻对疼痛的主观体验。充分调动患者的主观能动性，培养积极情绪。

3. 放松疗法　术前对患者进行放松训练，配合心理指导，稳定情绪，放松肌肉，使患者能耐受手术，加速机体康复，术中做各种操作要稳、准、轻、快，尽量减少对患者的不良刺激，尽量缩短手术时间，减少患者痛苦和创伤打击，满足患者的安全需要。采取放松疗法，消除患者的负性情绪，保持心理平衡。

4. 认知疗法　用通俗易懂的语言、生动有趣的画册、图像、书籍等资料给患者讲解骨折治疗和康复方面的知识，使患者对骨折及其康复建立正确的认知，消除或缓解因疾病认知偏差导致的心理问题。

5. 加强疼痛干预　患者的心理创伤是严重的，从心理护理角度讲，在骨折的早期局部多疼痛，患者烦躁不安、易怒、呻吟不止，有的大喊大叫，此时医护人员必须有耐心和同情患者，切忌训斥患者，不能认为患者娇气、忍耐性差、置之不理，而应向其解释骨折的早期反应、骨折的愈合过程，使恐惧和紧张心理得以缓解。为避免形成药物依赖、疼痛预警效应下降等，因此首先考虑采用非药物干预，包括听歌、聊天等，并告诉患者，疼痛是一种正常的机体生理反应。可指导患者采用冥想放松，此方法不需要器材，无场地和时间的限制，非常受患者欢迎。

6. 骨折后期患者的心理康复　骨折后期易出现关节强直，患者往往会担心残疾畸形，所以，要了解此期患者的情绪变化，认真倾听患者提出的问题，耐心讲解并强调功能锻炼的重要性，对心理负担重的患者做好安慰，对患者不切实际的想法要加以疏导，使患者既不盲目乐观，又对康复充满信息，以良好的心态，乐观、积极、科学地进行功能锻炼。

本章小结

本章通过对运动系统疾病患者的心理特点及心理康复技术的介绍，使学生了解截肢患者及骨折患者的心理状态，学会对运动系统疾病患者进行心理康复技术。学习重点是运动系统疾病患者的一般心理需要与心理特点；难点是截肢患者及骨折患者的心理康复技术。通过学习，使学生具有在运动系统疾病临床医学实践中关注、运用康复心理学知识的能力。养成生理－心理－社会医学模式下的健康观与疾病观，要从生物、心理、社会三个方面帮助患者康复。

习　题

一、选择题

1. 关于截肢患者的表述不正确的是（　　）

A. 往往心理创伤大于身体创伤　　　B. 易绝望或自杀

C. 易产生缺失肢体仍然存在的幻觉　　D. 术后不会有心理创伤

E. 易导致患者家属发生一系列心理变化

扫码"练一练"

2. 以下表述中属于截肢患者心理特点的是（　　　）

A. 否认抵触　　　　B. 焦虑抑郁　　　　C. 恐惧绝望　　　　D. 消极依赖

E. 敏感多疑

3. 对截肢患者运用放松疗法主要包括（　　　）

A. 渐进性肌肉放松　　　　　　　　　B. 自然训练

C. 自我催眠　　　　　　　　　　　　D. 静默或冥想

E. 生物反馈辅助下的放松

4. 截肢患者的心理治疗手段包括（　　　）

A. 支持性心理治疗　B. 认知重建　　　C. 放松疗法　　　D. 家属心理干预

E. 康复指导

5. 关于骨折患者的表述不正确是（　　　）

A. 恢复病程较长　　　　　　　　　　B. 担心残疾畸形

C. 不会出现心理压力　　　　　　　　D. 需要心理康复

E.发生突然

6. 以下表述中不属于骨折患者心理特点的是（　　　）

A. 情绪休克　　　　B. 紧张恐惧　　　　C. 焦虑忧郁　　　　D. 病态依赖

E. 自残报复

7. 患者在骨折的早期局部多疼痛，患者烦躁不安、易怒、呻吟不止，有的大喊大叫。以下关于医护人员对骨折患者进行疼痛干预的表述不正确的是（　　　）

A. 医护人员对烦躁不安、呻吟不止、大喊大叫的患者可训斥、置之不理

B. 医护人员应向患者解释骨折的早期反应和愈合过程，缓解患者恐惧、紧张心理

C. 医护人员应告诉患者，疼痛是一种正常的机体生理反应

D. 医护人员可指导患者采用冥想放松等方法帮助患者减轻疼痛

E. 为避免患者形成药物依赖，医护人员应首先考虑采用非药物干预

8. 骨折患者的治疗方法包括（　　　）

A. 认知疗法　　　　B. 放松疗法　　　　C. 加强疼痛干预　　　D. 暗示疗法

E. 支持性心理治疗

9. 以下关于幻肢痛表述不正确是（　　　）

A. 幻肢痛指患者感到被切断的肢体仍在，且在该处发生疼痛

B. 幻肢痛多在断肢的近端出现

C. 幻肢痛性质有多种，如电击样、切割样、撕裂样或烧伤样等

D. 幻肢痛表现为持续性疼痛，且呈发作性加重，各种药物治疗往往无效

E. 对幻肢痛的发生原理，目前原因并不明了

10. 以下关于截肢患者康复指导表述正确的是（　　　）

A. 专业的康复指导和健康宣传教育要贯穿住院的全过程

B. 向患者介绍现代康复医学的理论和成功经验，引导患者积极思考，使其感觉有希望

C. 对于已有的康复成果及时给予鼓励

D. 鼓励患者积极参加物理治疗、作业治疗、文体活动等

E. 鼓励患者参加社交，参加残疾人的群体活动等

二、思考题

患者，女，40岁，钢琴教师。因不慎滑倒导致右手腕骨断裂，患者疼痛明显，情绪低落、焦虑不安，易激惹，入睡困难。患者担心将来手部功能受损，影响工作，有严重的心理压力。

思考：

1. 骨折患者心理特点是什么？
2. 如何对该患者进行心理康复？

（任佳伟）

第十二章

代谢和营养疾病患者的心理康复

学习目标

1. **掌握** 代谢和营养疾病患者的心理康复与治疗技术。
2. **熟悉** 代谢和营养疾病患者的心理特点。
3. **了解** 代谢和营养疾病患者家属的心理特点、常见心理问题。
4. 具有识别代谢和营养疾病患者不良心理状态，并进行心理康复治疗的能力。
5. 养成面对代谢和营养疾病的健康观、疾病观和整体观。

代谢和营养疾病是由于人体中维持正常生命活动及保证生长和生殖所需的外源物质，如水、矿物质、碳水化合物（糖）、脂肪、蛋白质和维生素等六类代谢紊乱所导致的疾病。临床上这类疾病以血糖、脂质和蛋白质代谢失常最为多见。代谢和营养疾病的发生发展往往是一个缓慢的进程，患者的心理行为特点在康复的过程中会伴随病程的改变而变化。如何提升代谢和营养疾病患者的心理健康水平，使患者不仅能够带病延年，而且能够共享在家庭和社会中的幸福感，改善他们的生存质量，帮助他们走向更加和谐幸福的生活，成为康复心理治疗领域的一个新热点。

扫码"学一学"

第一节 糖尿病患者的心理康复

案例讨论

【案例】

张某，女，35岁，商场售货员。3个月前，患者的一位同事因糖尿病足提前病退，上个月到医院体检患者也被确诊为糖尿病。该患者现在感觉特别糟糕，晚上入睡困难，上班时也会走神，对顾客没有耐心，经常会因为自己的服务态度被投诉，和同事也没有交流的兴趣，听到与糖有关的话题，就心烦气躁。担心糖尿病足、眼底出血、尿毒症等灾难随时降临。

【讨论】

1. 目前该患者主要心理特点是什么？
2. 运用康复心理学知识如何给予该患者专业的心理帮助？

糖尿病是由于胰岛素分泌缺陷和（或）胰岛素作用障碍所致的以高血糖为特征的代谢性疾病。糖尿病患者可出现多尿、多饮、多食和体重减轻的典型的"三多一少"和乏力、视力下降等代谢紊乱症状，长期存在的高血糖甚则导致各种组织，特别是眼、肾、心脏、血管、神经的慢性损害和功能障碍。

现代医学研究表明，糖尿病是遗传和环境因素共同作用的结果，心理因素可通过大脑边缘系统和自主神经影响胰岛素分泌。当个体处于紧张、焦虑、恐惧或受惊吓等应激状态时，交感神经兴奋，肾上腺素分泌增加间接抑制胰岛素的分泌和释放，使血糖升高。

虽然糖尿病是慢性病，人们可以带病延年，但是，糖尿病患者的心理创伤伴随着病情的进展而发生变化。因此做好糖尿病患者的心理康复有利于患者正视现实加强自我认同感，树立生活的信心，可以使患者积极康复，配合治疗，积极融入家庭和社会。

一、糖尿病患者的心理特点

糖尿病患者的心理反应取决于多重因素，根据基础病情的严重程度、生活经历、社会支持、对疾病的认知等不同，糖尿病患者主要表现为失望、无所适从、悲哀、愁闷，对生活和未来丧失信心，适应外界能力下降等，呈现不同的心理特点。主要包括以下内容。

1. 焦虑、抑郁　由于糖尿病是一种难以治愈的终身性疾病，至今尚未找到根治的药物和治疗方法，尤其是随着病程进展还会出现多种并发症。所以，个体一旦被确诊患有糖尿病，可直接导致其产生抑郁、焦虑、悲观、失望等心理特点。

2. 激动、愤怒　对于青少年糖尿病患者而言，由于糖尿病一方面可能会影响患者与同龄人之间的正常交往，阻滞了青少年阶段的心理发展；另一方面，必须坚持的饮食控制和药物治疗对于成长中的青少年是沉重的精神负担。所以青少年糖尿病患者还会出现激动、愤怒等心理特点。

3. 怀疑、抵触　有些患者怀疑糖尿病的疾病诊断，拒绝改变饮食习惯和不良的生活方式；有些患者因为糖尿病早期症状较轻或无症状，即认为患糖尿病只是血糖高，对身体并无严重影响，因而易出现怀疑、抵触心理，拒绝治疗；有些患者不愿意自己的生活方式与他人不同，也易拒绝胰岛素治疗和血糖检查，或放弃精心安排的治疗饮食。长期的不遵医行为，会妨碍患者进行适当的自我监护，导致病情加重。

4. 厌世　随着病程迁延，机体多个系统受到累及，可引发较严重的并发症，若治疗效果欠佳，患者很可能拒绝治疗，自暴自弃甚至可能悲观厌世，主要表现为对周围的人或事表现的冷漠、无动于衷。

二、糖尿病患者的心理康复与治疗技术

目前，糖尿病还缺乏病因学支持的治疗方法。但是在临床中已经认识到：对糖尿病患者进行心理干预，是治疗本病的关键因素之一。专家认为：只有采用饮食、运动、药物、教育、心理治疗的综治疗手段，才能有效控制症状、减少并发症。

1. 健康教育　通过有计划、有目的的教育活动，帮助患者掌握疾病的相关知识，重建对疾病的合理认知，树立战胜疾病的信心；改变不健康的生活行为方式，预防疾病、促进健康、提高生活质量。具体措施：①教育前评估。了解患者对糖尿病的认知、需求及相关的不良行为和习惯。②制订教育计划。根据评估的情况，精选教学内容，确定教育方式、方法和手段，制订详尽、科学的教育计划，并坚持实施。教育内容包括自我血糖监测技术、

如何控制糖尿病、坚持药物治疗的益处、运动治疗方法、饮食治疗等五个方面。③效果评估。除进行健康教育终末评估外，还应通过医患交流、知识问答等形式，将效果评估贯穿于整个健康教育全过程，以便及时发现问题并采取有效的应对措施，保证健康教育的连贯性和实效性。

2. 情绪疏导　情绪可影响糖尿病患者的血糖变化，重视糖尿病患者的情绪疏导有利于疾病的转归。具体方法：①帮助患者正视糖尿病。虽然目前糖尿病不能根治，但是糖尿病的病情进展是完全可以得到控制的，患者可以像正常人一样生活、工作和学习，并享受正常寿命；②及时向患者反馈积极的信息，如血糖控制有效，病情好转等，使其看到希望；③理解倾听，为患者提供倾诉的机会，帮助患者缓解负性情绪，防止心理障碍的发生；④移情易性，鼓励患者多参与户外活动、娱乐活动，将注意力从疾病转移到其他方面，保持愉快、乐观心情。

3. 心理支持　鼓励患者参加"糖尿病病友俱乐部"，寻求来自病友的支持，互相交流抗病经验和体会，互相督促和鼓励建立有益于健康的生活方式；学会积极地带病延年；从同伴那里获得与糖尿病抗争的力量。此外，鼓励患者积极寻求来自社会、家庭、朋友或同事的各种支持，增强信心。

4. 运动康复　适当的运动锻炼可减轻体重，促进肌肉利用糖原，降低血糖，从而达到稳定病情的目的。因此，应根据患者的年龄、病情、用药情况、生活习惯和爱好等，鼓励其参与低、中等强度的有氧运动，如散步、慢跑、健身操、太极拳、气功、骑自行车、游泳等。特别要注意，开始锻炼时，应注意运动的时间、强度和频度，只要不超负荷，便可进行；此外，可随着体质的增强适当增加运动量，延长活动时间，每天锻炼1～3次，每次15～30分钟。

第二节　肥胖症患者的心理康复

扫码"学一学"

当进食能量大于人体消耗量，过剩的能量以脂肪的形式储存在体内，引起体内的脂肪细胞数量增多和体积增大，使体重超过标准体重20%，或体重指数≥20%，或体重指数≥25%国外男性以27，女性以25为高限称为肥胖症。

肥胖症分为单纯性肥胖、继发性肥胖和药物性肥胖。其中，单纯性肥胖是各种肥胖症中最常见的一种，包括体质性肥胖和获得性肥胖。

肥胖症的病因不明，一般认为有若干因素需要考虑，如遗传、神经系统、饮食生活习惯、代谢紊乱，特别是能量供需失调，以及内分泌调节功能失常等。具体的发病机制是一致的，即能量摄入量多于机体消耗量，过剩的能量以脂肪形式贮存于机体，脂肪组织增多，导致肥胖症。

检测肥胖实际上就是检测体内的脂肪总量和脂肪的分布情况，一般通过身体的外表特征测量值间接反映体内脂肪含量和分布，这些指标包括体重指数（BMI）、腰围（WC）和腰臀比（WH－R）等。研究和试验中则采用更精确的方法，如计算X线体层摄影（CT）和核磁共振成像（MRI）测量脂肪含量。

知识拓展

肥胖症与体重指数

肥胖症与体重指数有关，体重指数能直接反映绝大部分成人体内脂肪的百分比，但应注意肥胖症并非单纯的体重增加。如对于肌肉非常发达的健美爱好者或者孕妇等特殊群体的体重指数并不能诊断为肥胖症。另外，近年来有学者提出"正常体重代谢性肥胖"的概念，对某些个体虽然体重在正常范围，但存在高胰岛素血症和胰岛素抵抗，有易患2型糖尿病、高甘油三酯血症和冠心病的倾向，因此肥胖症应全面衡量。

一、肥胖症患者的心理特点

1. 焦虑、抑郁　肥胖症患者在反复减肥失败的情况下，会对减肥丧失信心，可直接导致其产生抑郁、焦虑、悲观、失望等心理问题。

2. 自卑、敏感　肥胖症影响美观，对女性的心理影响会较大，会影响患者的人际交往，尤其是青少年，一方面是影响与同龄人之间的正常交往，会阻滞其心理发展；另一方面，必须坚持的饮食控制对于成长中的青少年是沉重的精神负担。容易曲解他人的意思，患者表现为听到医务人员与家属低语，就会认为在嘲笑自己，出现自卑、敏感等心理问题。

3. 否认、怀疑　有些患者不在乎肥胖症的疾病诊断，拒绝改变饮食习惯和不良的生活方式；有的肥胖症患者希望有轻松减肥之法。一旦使用了某一种减肥法，经过一段时间没有明显的效果，就会怀疑自己：这种减肥努力不值得或没有适合自己的减肥方法。其实努力减肥不仅可以变美，而且可以减少因为肥胖症带来的疾病。

二、肥胖症患者的心理康复与治疗技术

1. 自我奖励　肥胖症患者可利用自我奖励的办法来坚定自己减肥的决心。①奖励除了食物以外的各种各样的物品，比如每坚持减肥一天，就往储蓄罐丢一个硬币，奖励自己买喜欢的东西。②奖励可以对体重反复评估，然后将每点进步进行具体的量化。比如体重每减轻1千克就往口袋里装上1千克东西，并时常提提那个口袋，看看有多重，这重量就是以前你身上多余的脂肪。③对于青少年肥胖症患者可以通过写减肥日记，定期称体重，制定自我奖励标准。如果体重减轻了，家长就按照标准进行奖励。

2. 厌恶疗法　通过一些方法，使肥胖症患者对肥胖产生厌恶感，避免过食。比如在冰箱旁，贴上因体态肥胖而遭人嘲笑的漫画，或者把自己大腹便便的照片置于餐桌上，一边看照片，一边吃饭，让自己面临美味佳肴，正欲狼吞虎咽之时，马上受到反面刺激，从而抑制食欲。

3. 心理支持　肥胖症患者应尽量避免单独进食，应和家人或朋友一起吃。在亲朋好友当中，"聘请"几个对自己有影响力的"监督员"。或者参加"减肥俱乐部"，通过病友之间的互相鼓励与监督，取长补短，共渡难关。

4. 代替进食　"胖人喝口凉水都发胖"肥胖者常常抱怨。研究者发现，有些人仅是想象食物的形象、气味，都会引起食欲。为此，研究者建议用其他行为来代替进食，也许能够消除这种反应。比如进行一次轻快的散步，喝一杯水或者坚持不进食，直到这类想象对食欲不起作用为止。

5. 移情易性　当肥胖症患者无法摆脱强烈的食欲诱惑时，移情易性，即把注意力转移到另一个具有吸引力的东西或某一项活动上去，而不是长久地去关注美食。需要说明的是，转移法的效果取决于转移对象本身吸引力的大小。

6. 控制进食速度　如果肥胖症患者学会了细嚼慢咽，他就会有时间对所吃的东西加以品味，并且到时间会自然停止。如果吃饭速度快，可以让自己吃完一小份后暂停一会儿，然后再吃另一份。这两种方法并非引导肥胖症患者少吃，而是帮助他们掌握忍耐饥饿的技巧，用这些方法使他们逐渐确定合理的食量。

7. 心理暗示　心理学研究显示，如果你说"做不到"某件事，比如减轻体重，你就不会有很大的毅力。即使你很努力了，但只要有一点挫折或失败，就会半途而废。倘若你具有信心，很肯定地说："我有决心减轻体重。"那么不管时间多久，"苗条"是指日可待的。如果你的体重过重，一定是你的"心理"击败了你，因为"身体"是依照"心理"的指示而改变的。这种心理暗示的作用在现实生活中随处可见。因此我们说，心理暗示是很重要的，在运用各种方法进行减肥健身时，配合心理暗示疗法，一定会让成功离你更近一些。生活中有人用此法配合其他减肥方法取得了非常好的效果。

本 章 小 结

本章通过对代谢和营养疾病患者的心理特点及心理康复技术的介绍，使学生了解糖尿病患者及肥胖症患者的心理状态，学会相应的心理康复技术对代谢和营养疾病患者进行心理康复治疗。学习重点是代谢和营养疾病患者的一般心理需要与心理特点；难点是糖尿病患者及肥胖症患者的心理康复技术。通过学习，使学生具有识别代谢和营养疾病患者不良心理状态并进行初步心理康复治疗的能力，在养成的健康观、疾病观和整体观思维的指导下帮助患者心理康复。

扫码"练一练"

习 题

一、选择题

1. 关于糖尿病患者的表述不正确的是（　　　）

A. 是以高血糖为特征的代谢性疾病

B. 可出现多尿、多饮、多食和体重减轻

C. 易产生视力下降

D. 长期可导致眼、肾、心脏、血管、神经的慢性损害

E. 不能带病延年

2. 关于糖尿病的表述不正确是（　　　）

A. 慢性病　　　　　　　　　　　　　B. 担心残疾畸形

C. 不会出现心理压力　　　　　　　　D. 需要心理康复

E. 发生突然

3. 以下表述中不属于肥胖症患者心理特点的是（　　　）

A. 情绪休克　　　　B. 自卑　　　　C. 焦虑忧郁　　　　D. 怀疑否认

E. 敏感

4. 糖尿病患者的心理治疗手段包括（　　）

A. 健康教育　　　　B. 情绪疏导　　　　C. 心理支持　　　　D. 运动康复

E. 以上都不是

5. 以下表述中属于糖尿病患者心理特点的是（　　）

A. 激动愤怒　　　　B. 焦虑抑郁　　　　C. 怀疑抵触　　　　D. 厌世

E. 情绪休克

6. 以下关于糖尿病患者健康教育的内容表述正确的是（　　）

A. 自我血糖监测技术　　　　　　　　B. 如何控制糖尿病

C. 坚持药物治疗的益处　　　　　　　D. 运动治疗方法

E. 饮食治疗

7. 肥胖症患者的病因应从以下几方面进行考虑（　　）

A. 遗传　　　　B. 神经系统疾病　　　　C. 饮食生活习惯　　　　D. 能量供需失调

E. 内分泌调节失常

8. 肥胖症患者的治疗方法包括（　　）

A. 自我奖励　　　　B. 厌恶疗法　　　　C. 心理支持　　　　D. 代替进食

E. 控制进食速度

9. 以下关于肥胖症监测指标不包括（　　）

A. 体重指数　　　　　　　　　　　　B. 腰围

C. 腰臀比　　　　　　　　　　　　　D. 计算机 X 线体层摄影

E. 核磁共振成像

10. 以下关于肥胖症患者自我奖励表述正确的是（　　）

A. 奖励除了食物以外的各种各样的物品

B. 奖励包括食物在内的各种各样的物品

C. 对于已有的康复成果及时给予鼓励

D. 奖励可以对体重反复评估，然后将每点进步进行具体的量化

E. 青少年肥胖症患者可以通过写减肥日记，制定自我奖励标准

二、思考题

患者，女，15 岁，初中生。因生病服用糖皮质激素导致肥胖症，患者情绪低落，在与同学的人际交往中自卑敏感，因为体育成绩屡次不达标，对上体育课有比较严重的抵触心理。

思考：

1. 青少年肥胖症患者心理特点是什么？

2. 如何对该患者进行心理康复？

（侯　丽）

附　　录

附录一　症状自评量表（SCL–90）

（一）量表正文

指导语：以下列出了有些人可能会有的问题，请仔细阅读每一条，独立地、不受任何人影响地自我评定，一般根据最近一星期以内下述情况影响你的实际感觉，在测试题的五个选项中选择适合你的选项。

	没有	很轻	中等	偏重	严重
1. 头痛					
2. 严重神经过敏，心神不定					
3. 头脑中有不必要的想法或字句盘旋					
4. 头晕或昏倒					
5. 对异性的兴趣减退					
6. 对旁人责备求全					
7. 感到别人能控制你的思想					
8. 责怪别人制造麻烦					
9. 忘记性大					
10. 担心自己的衣饰整齐及仪态的端庄					
11. 容易烦恼和激动					
12. 胸痛					
13. 害怕空旷的场所或街道					
14. 感到自己精力下降，活动减慢					
15. 想结束自己的生命					
16. 听到旁人听不到的声音					
17. 发抖					
18. 感到大多数人都不可信任					
19. 胃口不好					
20. 容易哭泣					
21. 同异性相处时感到害羞、不自在					
22. 感到受骗，中了圈套或有人想抓你					
23. 无缘无故地感觉到害怕					
24. 自己不能控制地大发脾气					
25. 怕单独出门					
26. 经常责怪自己					
27. 腰痛					

	没有	很轻	中等	偏重	严重
28. 感到难以完成任务					
29. 感到孤独					
30. 感到苦闷					
31. 过分担忧					
32. 对事物不感兴趣					
33. 感到害怕					
34. 感情容易受到伤害					
35. 旁人能知道你的私下想法					
36. 感到别人不理解你、不同情你					
37. 感到人们对你不友好、不喜欢你					
38. 做事情必须做得很慢以保证做正确					
39. 心跳得厉害					
40. 恶心或胃不舒服					
41. 感到比不上别人					
42. 肌肉酸痛					
43. 感到有人在监视你、谈论你					
44. 难以入睡					
45. 做事必须反复检查					
46. 难以做出决定					
47. 怕乘电车、公共汽车、地铁或火车					
48. 呼吸困难					
49. 一阵阵发冷或发热					
50. 因为感到害怕而避开某些东西、场合或活动					
51. 脑子变空了					
52. 身体发麻或刺痛					
53. 喉咙有梗塞感					
54. 感到前途没有希望					
55. 不能集中注意力					
56. 感到身体的某一部分软弱无力					
57. 感到紧张或容易紧张					
58. 感到手或脚发重					
59. 感到死亡的事					
60. 吃得太多					
61. 当别人看着你或谈论你时感到不自在					
62. 有一些不属于你自己的看法					
63. 有想打人或伤害他人的冲动					
64. 醒得太早					
65. 必须反复洗手、点数目或触摸某些东西					
66. 睡得不稳不深					

续表

	没有	很轻	中等	偏重	严重
67. 有想摔坏或破坏东西的冲动					
68. 有一些别人没有的想法或念头					
69. 感到对别人神经过敏					
70. 在商场或电影院等人多的地方感到不自在					
71. 感到任何事情都很困难					
72. 一阵阵恐惧或惊恐					
73. 感到在公共场合吃东西很不舒服					
74. 经常与人争论					
75. 单独一个人时神经很紧张					
76. 别人对你的成绩没有做出恰当的评论					
77. 即使和别人在一起也感到孤独					
78. 感到坐立不安、心神不定					
79. 感到自己没有什么价值					
80. 感到熟悉的东西变陌生或不像真的					
81. 大叫或摔东西					
82. 害怕会在公共场合昏倒					
83. 感到别人想占你便宜					
84. 为一些有关"性"的想法而苦恼					
85. 你认为应该因为自己的过错而受惩罚					
86. 感到要赶快把事情做完					
87. 感到自己的身体有严重问题					
88. 从未感到和其他人亲近					
89. 感到自己有罪					
90. 感到自己的脑子有毛病					

（二）计分

1. 各维度所属题项

（1）躯体化　1，4，12，27，40，42，48，49，52，53，56，58

（2）强迫症状　3，9，10，28，38，45，46，51，55，65

（3）人际关系敏感　6，21，34，36，37，41，61，69，73

（4）抑郁　5，14，15，20，22，26，29，30，31，32，54，71，79

（5）焦虑　2，17，23，33，39，57，72，78，80，86

（6）敌对　11，24，63，67，74，81

（7）恐怖　13，25，47，50，70，75，82

（8）偏执　8，18，43，68，76，83

（9）精神病性　7，16，35，62，77，84，85，87，88，90

（10）其他　19，44，59，60，64，66，89

2. 赋值 每个题项的 5 个选项"没有""很轻""中等""偏重"和"严重"分别计分为 1、2、3、4、5 分。注意，也有研究分别计为 0、1、2、3、4，在解释时会有不同，下文解释是针对 1、2、3、4、5 计分的。

3. 总分

（1）总分 90 个项目所得分之和。

（2）总症状指数 也称总均分，是将总分除以 90。

（3）阳性项目数 评为 2～5 分的项目数。

（4）阳性症状均分 总分减去阴性项目（评为 1 的项目）总分，再除以阳性项目数。

4. 因子分 SCL－90 包括 10 个因子，每一个因子反映出患者的某方面症状痛苦情况，通过因子分可了解症状分布特点。因子分＝组成某一因子的各项目总分/组成某一因子的项目数。

（三）评分标准及分数解释

1. 评分标准

（1）总分超过 160 的，提示阳性症状。

（2）阳性项目数超过 43 的（43 项 2 分以上），提示有问题。

（3）因子分≤2 为正常，2～2.9 为轻度，3～3.8 为中度，3.9 及以上为重度。

2. 分数解释

（1）如果你是认真完成这个测验的。你得到这个结果也可能是由于测验的误差引起的。比如说，测验的信效度区分度本身；测试者没有完全让你理解测验的指导语；在完成量表的时候有人干扰；或者没有在规定的时间内完成。

（2）可能反应你最近的一些心理状况。这个测量在中国 16 周岁以上的人群，超过 160 分，是你觉得心理可能有某种不适；超过 200 分，就是你感觉有中度症状；超过 250 才有比较严重的心理问题。对于单项因子，2～2.9 为轻度，3～3.8 为中度，3.9 及以上为重度。

（3）测验的分数可能只代表你最近的状态，需要科学合理地理解这个分数的意义。如果你觉得有不适，尽可能去寻求专业心理帮助。

（李明芳）

附录二　抑郁自评量表（SDS）和焦虑自评量表（SAS）

抑郁自评量表（SDS）和焦虑自评量表（SAS）是同一个学者编制的自评量表，其指导语、计分与解释均相近。

（一）量表正文

指导语：请仔细阅读下面 20 个题项，根据您最近一星期的实际情况，在右侧适当的方格里划上一个"√"，每一题项有 4 个方格，分别表示：1 没有或很少时间；2 少部分时间；3 相当多时间；4 绝大多数或全部时间。

抑郁自评表（SDS）

	1	2	3	4
1. 我觉得闷闷不乐，情绪低沉	☐	☐	☐	☐
*2. 我觉得一天之中早晨最好	☐	☐	☐	☐
3. 我一阵阵哭出来或觉得想哭	☐	☐	☐	☐
4. 我晚上睡眠不好	☐	☐	☐	☐
*5. 我吃得跟平常一样多	☐	☐	☐	☐
*6. 我与异性密切接触时和以往一样感到愉快	☐	☐	☐	☐
7. 我发觉我的体重在下降	☐	☐	☐	☐
8. 我有便秘的苦恼	☐	☐	☐	☐
9. 我心跳比平时快	☐	☐	☐	☐
10. 我无缘无故地感到疲乏	☐	☐	☐	☐
*11. 我的头脑跟平常一样清楚	☐	☐	☐	☐
*12. 我做事情像平时一样不感到困难	☐	☐	☐	☐
13. 我坐卧不安，难以保持平静	☐	☐	☐	☐
*14. 我对未来感到有希望	☐	☐	☐	☐
15. 我比平时更容易激怒	☐	☐	☐	☐
*16. 我觉得决定什么事都很容易	☐	☐	☐	☐
*17. 我感到自己是有用的和不可缺少的人	☐	☐	☐	☐
*18. 我的生活很有意义	☐	☐	☐	☐
19. 假如我死了别人会过得更好	☐	☐	☐	☐
*20. 我仍旧喜爱自己平时喜爱的东西	☐	☐	☐	☐

注：* 为反向计分题。

指导语：请仔细阅读下面 20 个题项，根据您最近一星期的实际情况，在右侧适当的方格里划上一个"√"，每一题项有 4 个方格，分别表示：1 没有或很少时间；2 少部分时间；3 相当多时间；4 绝大多数或全部时间。

焦虑自评量表（SAS）

	1	2	3	4
1. 我觉得比平常容易紧张或着急	□	□	□	□
2. 我无缘无故地感到害怕	□	□	□	□
3. 我容易心烦意乱或觉得惊恐	□	□	□	□
4. 我觉得我可能将要发疯	□	□	□	□
*5. 我觉得一切都很好，也不会发生什么不幸	□	□	□	□
6. 我的手脚发抖打颤	□	□	□	□
7. 我因为头痛、颈痛和背痛而苦恼	□	□	□	□
8. 我感觉容易衰弱和疲乏	□	□	□	□
*9. 我觉得心平气和，并容易安静坐着	□	□	□	□
10. 我觉得心跳得很快	□	□	□	□
11. 我因为一阵阵头晕而苦恼	□	□	□	□
12. 我有晕倒发作，或觉得要晕倒	□	□	□	□
*13. 我吸气和呼气都感到容易	□	□	□	□
14. 我感觉手脚麻木和刺痛	□	□	□	□
15. 我因为胃痛和消化不良而苦恼	□	□	□	□
16. 我常常要小便	□	□	□	□
*17. 我的手脚常常是干燥温暖的	□	□	□	□
18. 我脸红发热	□	□	□	□
*19. 我容易入睡并且一夜睡得很好	□	□	□	□
20. 我做噩梦	□	□	□	□

注：* 为反向计分题。

（二）计分

若为正向评分，每题原始分数依次为 1、2、3、4，反向评分则为 4、3、2、1。将 20 个题项的得分相加得到粗分，用粗分乘以 1.25 取整数部分得到标准分。

（三）评分标准及分数解释

标准分越高，抑郁或焦虑的程度越重（见下表）。

SDS 和 SAS 的评估标准

SDS		SAS	
程度	标准分	程度	标准分
正常范围	≤53	正常范围	≤50
轻度抑郁	53～62	轻度焦虑	50～59
中度抑郁	63～72	中度焦虑	60～69
重度抑郁	≥72	重度焦虑	≥70

（李明芳）

参考答案

第一章

选择题参考答案

1. C　2. D　3. A　4. E　5. E　6. B　7. B　8. D

第二章

选择题参考答案

1. D　2. B　3. E　4. A　5. B　6. D　7. B　8. B　9. B　10. B　11. C
12. D

第三章

选择题参考答案

1. C　2. D　3. D　4. D　5. A　6. D　7. A　8. D　9. D　10. B
11. D　12. B　13. D　14. B　15. C　16. C

第四章

选择题参考答案

1. D　2. B　3. A　4. D　5. C　6. B　7. C　8. B　9. B　10. C
11. B　12. C　13. B

第五章

选择题参考答案

1. C　2. C　3. B　4. E　5. D　6. D　7. B

第六章

选择题参考答案

1. D　2. E　3. C　4. E　5. B　6. E　7. B　8. A　9. B　10. E
11. C　12. B　13. A　14. D　15. B

第七章

选择题参考答案

1. C　2. C　3. A　4. A　5. D　6. C　7. C　8. E　9. B　10. D　11. B

第八章

选择题参考答案

1. A   2. B   3. D   4. E   5. D   6. C   7. C   8. A   9. A   10. B

第九章

选择题参考答案

1. C   2. C   3. D   4. B   5. A   6. A   7. D   8. B   9. C   10. E

第十章

选择题参考答案

1. D   2. ABCD   3. ABCDE   4. C   5. BCDE   6. ABCDE   7. ABCE

8. D   9. E   10. ABCE   11. D   12. D   13. ABCDE

第十一章

选择题参考答案

1. D   2. ABCDE   3. ABCDE   4. ABCDE   5. C

6. E   7. A   8. ABCDE   9. B   10. ABCDE

第十二章

选择题参考答案

1. E   2. CE   3. A   4. ABCD   5. ABCD

6. ABCDE   7. ABCDE   8. ABCDE   9. ABCDE   10. ACDE

参考文献

1. 姚树桥，杨彦春. 医学心理学 [M]. 6 版. 北京：人民卫生出版社，2013.

2. 周郁秋，张渝成. 康复心理学 [M]. 2 版. 北京：人民卫生出版社，2014.

3. 陈国福. 医学心理学 [M]. 上海：上海科学技术出版社，2012.

4. 徐传庚，宾映初. 心理护理学 [M]. 2 版. 北京：中国医药科技出版社，2012.

5. 汪启荣. 护理心理学基础 [M]. 3 版. 北京：人民卫生出版社，2018

6. 马存根. 医学心理学与精神病学 [M]. 北京：人民卫生出版社，2013.

7. 张道龙. 精神障碍诊断与统计手册（案头参考书）[M]. 5 版. 北京：北京大学出版社，2014.

8. 郝伟. 精神病学 [M]. 6 版. 北京：人民卫生出版社，2008.

9. 理查德·格里格. 心理学与生活 [M]. 16 版. 北京：人民邮电出版社，2005.

10. 达菲. 心理学改变生活 [M]. 8 版. 北京：世界图书出版公司，2006.

11. 张绍岚，何小花. 疾病康复 [M]. 北京：人民卫生出版社，2016.

12. 郭力，李廷俊. 肥胖症预防与调养 [M]. 北京：中国中医药出版社，2016.

13. 李静，宋为群. 康复心理学 [M]. 2 版. 北京：人民卫生出版社，2018.

14. 朱红华，温优良. 康复心理学 [M]. 2 版. 上海：复旦大学出版社，2017.